도구 활용 요가

도구를 활용한 아헹가 요가 수련 안내서

Volume 1: 서서 하는 아사나

Eyal Shifroni, ph. D 지음

이수진 옮김

인도 푸네 아헹가요가연구소(RIMYI)의
대스승(Yogacharya) B.K.S. 아헹가, Geeta S. 아헹가와
Prashant S. 아헹가의 가르침을 바탕으로 함

대성의학사

PROPS FOR YOGA: A Guide to Iyengar Yoga Practice with Props
Volume 1: Standing Asanas
Eyal Shifroni, Ph.D.
Co-Author: Michael Sela

감사의 말

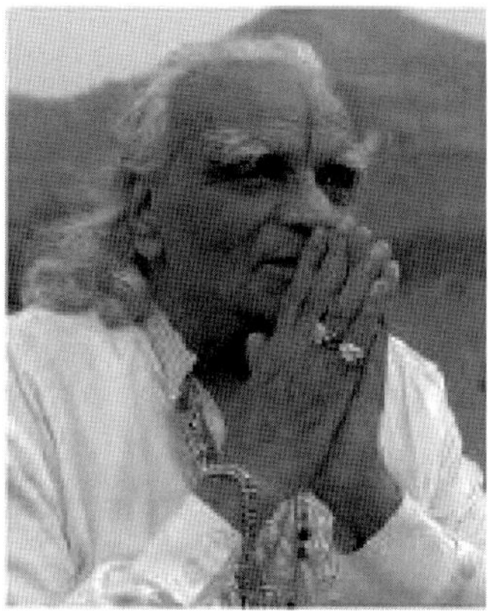

1918 - 2014

이 책에 소개된 모든 지식의 원천은 아헹가 요가 방법을 창시한, 이제는 고인이 되신 나의 스승, 우리가 즐겨 부르던 요가차리아(Yogacharia) B.K.S 아헹가으로부터 나온 것이다. 요가 수련에서의 도구 사용은 아헹가 선생님에 의해 소개되었다. 시간의 흐름과 함께 그가 발명하고 개조한 다양한 기구들은 수련을 풍요롭게 하고, 모든 사람들이 요가로부터 이로운 선물을 받을 수 있게 하였다. 나는 나의 존경하는 스승님(Guruji)께 나의 개인적인 선생님으로서만이 아니라 수백만의 사람들이 요가에 접근 가능하게 하신 것에 깊은 존경과 감사를 표하고 싶다.

스승님은 나의 이전 책인 『의자 활용 요가(A Chair for Yoga)』의 원고를 친절히 검토해주셨고, 통찰력 있는 의견을 주시고 제안을 하셨다. 2014년 8월 아헹가 요가연구소(RIMYI)[1]에 방문했을 때, 나는 이 책의 원고를 보여드리기로 이미 계획했었다. 불행하게도 선생님의 건강악화로 이 계획은 불가능한 것이 되었다. 그러나 나는 B.K.S 아헹가께서 그의 육신을 떠나신 8월 20일, 그의 장례식에 참석할 수 있는 특혜를 누렸고, 나의 스승님께서 그의 여정을 떠나기 전에 마지막 인사를 할 수 있는 기회를 얻었다. 나의 인생에 깊게 감명을 주시고 그가 개발한 독창적인 방법을 통해 이 세상에 요가의 선물을 주신 그에게 늘 감사할 것이다. 나는 이 책을 그를 기리기 위해 헌정한다!

나는 운좋게 일반 요가와 도구를 이용한 특정한 요가에서도 빛을 발한 많은 훌륭한 선생님들을 만나 그들의 깊은 지식을 공유했다. 무엇보다도 Prashant와 Geeta Iyengar에게 아헹가요가연구소(RIMYI)에서의 지속적인 지도와 영감에 감사한다. 두 번째로 나의 친구이자 선생님인 뭄바이(Mumbai) 출신의 Jawahar Bangera께 감사드린다. 그는 기꺼이 이 책의 초안을 검토하고 유용한 의견과 제안에 많이 기여하였다.

나는 다른 선생님들로부터도 많은 것을 배웠다. 너무 많아서 그들의 이름을 여기에 다 나열할 수 없다. 그러나 나는 그들 한 분 한 분 모두에게 은혜를 입었고 모두에게 감사의 인사를 표하고 싶다.

『의자 활용 요가』는 전세계의 수련자들, 선생님들과 같은 많은 사람들로부터 열성적인 반응을 받았다. 이는 요가가 국적, 문화, 종교, 나이에 상관없이 모든 사람들에게 어떻게 연결되어 있는지를 직접 느낄 수 있는 따뜻한 경험이었다. 간단하고 진심을 담은 후기와 반응들을 보여주는 이 네트워크는 요가를 통해서 우리 모두가 보편적 의식(마하트, Mahat)을 공유하고 있음을 의미한다. 여러분

1 Ramamani Iyengar Memorial Yoga Institute, 인도 푸네에 위치한 아헹가의 자택이자 가르침의 장소

들로부터 받은 피드백과 요청들은 이 책을 쓰는 데 큰 동기가 되었다.

『도구 요가』의 이 두 번째 인쇄는 첫 번째 인쇄본(2014년 11월)과 비교해 약간 개선되었다. 가장 큰 변화는 변형들의 제목에서 더 많은 정보를 알 수 있게 된 것이다.

이 안내서를 구상하고 전하게 된 것은 나의 친구이자 동료인 Michael Sela 덕분이다. 그는 이것을 상상하고 이 책의 구조를 형성하는 데 도움을 줬다. Michael은 문장들을 계속해서 검토했고, 문장들의 정확성과 매끄러운 흐름에 상당히 기여했다. 나는 그의 협력에 대해 깊게 감사를 표하고 싶다.
나와 함께 Zichron-Ya'akov센터에서 요가를 가르치는 Ravit Moar과 Eleanor Jakovitz에게 이 책의 사진 촬영에 많은 시간을 할애해 준 것에 감사한다.

우리 센터에 있는 모든 선생님들이 많은 유익한 아이디어와 피드백을 나에게 주었다. 그들 모두에게 감사한다. 또한 이 책의 원고를 읽고 유용한 의견과 제안들을 해준 나의 동료인 Ephrat Michelson, Sara Tal, Nancy Gardosh and Noa Zweig에게 감사한다. Nancy 또한 나의 영어를 수정하기 위해 문장들을 주의 깊게 검토하고 격려가 되는 피드백을 제공해주었다.

나는 도구를 사용하는 새로운 아이디어를 수업중에 시도해보고 이를 발전시켜 나갈 수 있게 도와준 많은 수련자들에게도 감사를 전한다. 나의 아이디어를 시도해보고자 하는 그들의 의지와 열성적인 피드백은 나에게 이 책을 집필하게 만들었다.

그리고 마지막으로 내 아내, Hagit에게, 이 책(그리고 다른 많은 것들)을 집필할 수 있게 해준 그녀의 끊임없는 사랑과 격려에 감사한다.

Contents

소개글

요가는 정신적 깨달음과 변화의 한 방법으로써 고대의 현자에 의해 드러났다. 이는 현자들(리시, Rishis)과 스승들(Gurus)의 승계를 통해 우리에게도 전달되었다. 파탄잘리의 『요가 수트라』, 『바가바드 기타』 그리고 『시바 상히타』와 같은 문서에서는 요가의 본질, 요기(yogi, 요가수련자)의 상태와 요기의 수행을 정의 내리고 묘사하고 있다. 이러한 고대의 문서들은 시간이 흐르면서 나의 스승인 요가차리아(Yogacharia) B.K.S 아헹가의 여러 책을 포함하여 많은 해설서로 진보하였다.

요가는 단지 하나의 철학이 아니다. 그것은 목적, 행동, 감성과 헌신을 가지고 여행의 길을 떠나는 하나의 현실적인 철학이다. 우리의 수련에 요가 수트라를 적용시키는 것만으로도 우리의 삶은 중요하고 완전한 의미를 가지게 된다. 단지 이 문서들의 이론적인 학습으로는 자유와 변화에 이를 수 없을 것이다. 아헹가는 아사나(자세)와 프라나야마(호흡법) 수련을 통해 우리의 참자아가 내면에 있다는 것을 알 수 있게 하였고(요가의 상태), 자아성찰을 통해 우리의 몸과 마음을 변화시킬 수 있게 노력하였다.

아사나는 단지 운동이 아니다. 이것은 우리의 몸과 마음을 탐구하고 우리의 한계, 성향 그리고 잠재력을 알 수 있게 해준다. 아헹가는 아사나 수련을 예술과 과학의 경지로 발달시켰다. 그는 저서 『요가나무(The Tress of Yoga)』에서 아래와 같이 서술했다.

"마하트마 간디(Mahatma Gandhi)는 요가의 모든 면을 수련하지 않았다. 그는 단지 요가의 원칙 중의 2개, 비폭력과 진실만을 따랐고 이 2개만으로 그는 자신의 본성을 지배하고 인도의 독립을 성취했다. 만약 야마(Yama, 금계)가 마하트마 간디를 매우 훌륭하고, 순결하고, 정직하고, 신성하게 만들 수 있었다면, 요가의 또 하나의 가지인 아사나를 통해서는 정신적으로 최고의 경지에 도달할 수는 없을까? 여러분들 중 다수는 아사나 수행이 육체적인 수련법이라고 말할지도 모른다. 하지만 만약 당신들이 아사나의 깊이를 알지도 못한 채 이렇게 말한다면, 당신들은 요가의 은혜를 이미 잃은 것이나 마찬가지다."[2]

이 책에서, 그는 3번째와 4번째 가지인(아사나와 프라나야마)의 깊은 학습을 통해서 아쉬탕가 요가의 8개 가지를 어떻게 표현하고 수련하는지를 보여준다. 물론, 아사나를 신체적 운동으로 수련하는 것만으로도 이익이 된다. 당신의 몸을 유연하고, 건강하고 가볍게 유지해준다. 하지만 수련중에 마음을 탐구하고 관

2 『The Tree of Yoga』 '아사나의 깊이(The depth of asana)' 중

찰하지 않는다면, 당신은 지성을 발전시키고 의식을 고양시킬 기회를 놓치게 될 것이다(여기서의 지성은 단지 IQ 수준이 아닌 자아와 주변을 편견 없이 인지하고, 자신의 진실됨과 가치에 따라 올바른 방향을 향해 능숙하게 행동할 수 있는 능력을 의미한다).

B.K.S 아헹가의 아사나 수련에서의 도구 사용은 우리가 그의 방식을 이해하는 데 도움을 준다. 광범위한 도구들은 모든 연령대와 건강에 문제가 있는 사람들이 요가 수련에 접근할 수 있게 해주는 수단이 된다. B.K.S 아헹가의 자세한 설명과 고대 요기들의 문헌해석과 함께 도구들은 '요가는 모두를 위한 것이다'라는 그의 비전을 수백만의 사람들이 깨달을 수 있게 도와준다.

도구 사용에 관하여

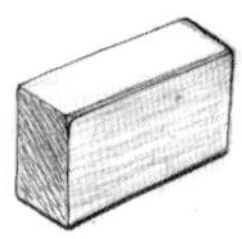

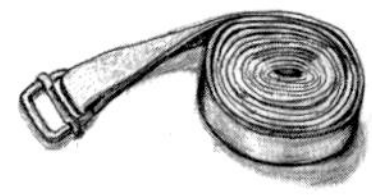

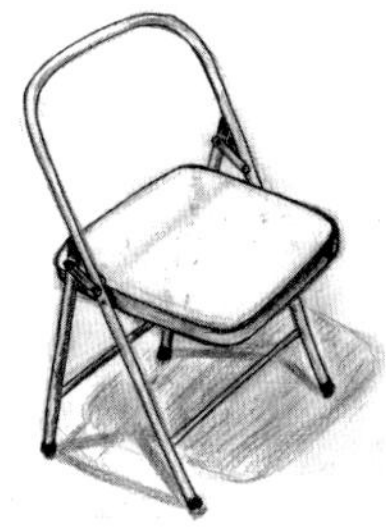

이것은 아헹가가 어떻게 그리고 왜 그의 요가 수련과 가르침에 도구를 소개하게 되었는지를 설명한다.

"나는 나의 수련을 개선하고 완벽하게 하는 다양한 방법들을 시도하는 데 사로잡혀 있었다. 길에 널린 돌이나 블록을 집어들곤 했고 그것들을 나의 아사나 마스터를 위한 '지치대'와 '무게 견디기'로 사용했다…. 도구들은 아사나를 쉽게 할 수 있게 도와준다. … 도구를 이용하면 뇌가 비활성화된 상태를 유지하기 때문에 수련자들은 좀 더 빠르게 아사나를 이해하고 학습할 수 있다. 비활성화된 뇌를 통해서 수련자들은 그들의 몸과 마음을 의식하는 것을 배울 수 있다. **도구는 독학을 위한 안내서이다.**[3] 도구는 실수 없이 정확하게 하도록 도와준다."(『영광스러운 70년[70 Glorious yearsog]』, Yogacharia B.K.S 아헹가, 391쪽)

크리스틴피사노는 아래와 같이 덧붙인다.

"그러므로 우리가 아사나의 영역을 펼치고 수련함에 있어서 도구는 너무 어려운, 특정한 아사나를 익힐 수 있게 해준다. 도구는 아사나의 정확한 손짓(무드라, Mudra)과 몸의 자세(브하바, bhava)에 대한 이해를 돕는다. 도구는 우리가 한 아사나에서 더 오랜 시간 머물 수 있게 해주기 때문에 (에너지가) 몸의 탐험되지 않은 부분까지도 더 깊게 침투할 수 있게 해준다."[4]

3 살아 있을 때 작가에 의해 강조된

4 『영웅의 사색(The hero's Contemplation)』

도구가 아헹가 요가의 중요한 특징이기는 하지만 그것이 본질을 혼돈해서는 안 된다. 도구는 아사나의 정렬, 안정성, 정확성, 장기간의 자세 유지와 같은, 마지막 단계에 도달하기 위한 하나의 수단이다.

여기서 다루고 있는 도구사용은 아사나에 대한 이해를 깊고 높게 하기 위해서 몸의 각 부위와 아사나의 다른 면들을 직접적으로 자각하게 하기 위한 목적을 가지고 있다. 동시에 수련자들은 도구에 대한 의존성이 커지는 것에 경각심을 가져야 한다. 오히려 도구는 성숙되고 주의 깊은 아사나 수련을 추구하기 위해 지적으로 쓰여야 한다.

아헹가는 계속해서 서술한다.

"도구 사용에 대한 찬반양론에서 비판적 견해 중 하나는 수련자가 자세를 독립적으로 하려는 의지의 부족과 도구 사용 습관화이다. 이것이 도구의 잘못인가? 분명히 아니다! 도구는 아사나를 느끼기 위한 것이다. 그러나 나는 결코 그것을 영원히 사용해야 한다고 말한 적이 없다. 도구는 방향을 제시할 뿐이다. 방향감을 잡으면, 나는 제자들이 아사나를 독립적으로 하기를 원한다. … 도구는 아사나의 방향감, 정렬 그리고 이해를 주기 위한 것임을 의미한다."[5]

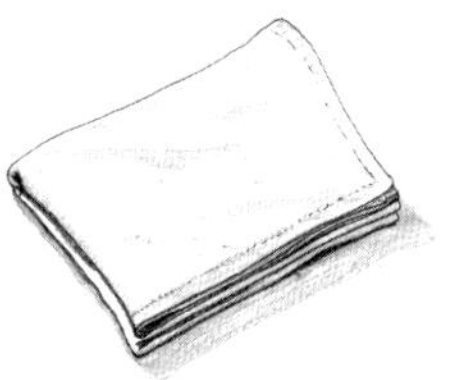
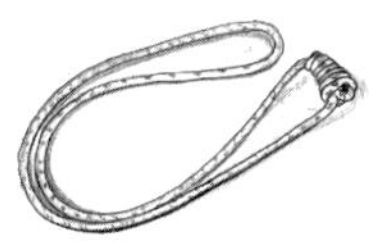
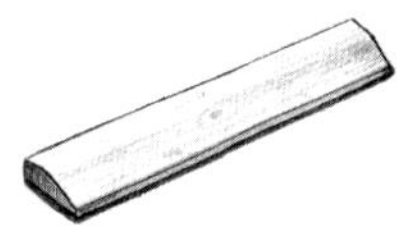
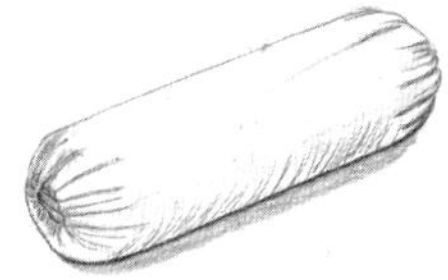

궁극적으로 몸과 마음 또한 '구도자를 자신의 참된 빛으로 이끄는 데' 도와주는 외부적인 도구이다(『파탄잘리 요가 수트라』 1장 3절). 혹은 피사노가 표현한 것처럼,

"… 도구는 순수하게 주관적인 방식으로 아사나의 진정한 본질을 가리키는 외부의 파도로 여겨질 수 있다. 그러므로 항상 외부적 도구와 몸 자체를 도구로 사용하는 것 사이에는 어떤 흔들림이 존재할 것이다. 궁극적으로 몸과 마음은 그 자체로 하나의 외부적인 도구일 뿐이다."[6]

종합해보면, 도구는 모든 사람들이 신체의 한계 없이 자신의 사나다(수행, Sdhana- 요가 탐구와 수련)를 가능하게 만들어준다. 도구 사용으로 수련자는 충분히 아래와 같이 할 수 있다.

- 독립적으로 수행하기 힘든 아사나를 하기
- 연습하는 동안 정확한 정렬에 도달하고 유지하기
- 어려운 아사나에서 좀 더 오래 머물고 이완하기, 그리하여 완전한 이익을 획득하기
- 아사나를 깊은 수준에서 탐구하고 조사하기
- 질병, 부상 혹은 만성적 고통의 컨디션을 개선하고 지속적인 수련하기

5 앞과 같은 책

6 앞과 같은 책

이 안내서에 관하여

이 안내서는 나의 35년 요가 수행(Yoga Sadhana)의 결실이다. 이는 나의 집, 즉 아헹가요가연구소에서 Geeta 아헹가와 Prashant 아헹가와 함께, 이스라엘과 전 세계에서 참여하고 주도한 수많은 워크숍에서, 이스라엘에 위치한 나의 아헹가요가센터에서 선생님과 수련자들과 함께한 지속적인 수련여행과 연구에 의해 진화해왔다.

종종 수업이나 워크숍을 준비할 때, 나는 도구를 사용한 아사나 수련에서 그 본질을 강조할 수 있는 새로운 방법을 찾는다. 나는 수많은 동료들과 유사한 필요를 공유한다고 믿는다. 도구 요가는 이러한 필요를 다루기 위한 나의 소소한 시도이다.

'아헹가행법'의 기초를 다룬 책 『Light on Yoga(요가디피카)』가 최초로 출판된 이래로, 근본적이고 이제는 고전이 된 문헌에 내장된 지식의 산물을 설명하고 정교하게 만들어내기 위한 시도로 많은 책들이 쓰여지고 있다. 가장 눈에 띄는 것은 B.K.S 아헹가가 저술한 아름다운 책 『요가-전체론적인 건강으로 향하는 길(Yoga- the Path to Holistic Health)』이다. Geeta의 『여성을 위한 보석(A Gem for Women)』과 소책자 『행동요가, 예비 중급자와 중급자-1코스(Yoga in Action, Preliminary and intermediate-1 Courses)』는 몸에 대한 지식을 덧붙인 중요한 부가물이다. Silva, Mira & Shyam Mehta의 『아헹가행법의 요가』와 같은 책에서, 그 방법들을 더욱 명확하고 구체화됐다. 그러나 이 책들 중의 대부분은 대중을 위해 씌어졌고 대개 기초적인 도구 사용법을 다루었다. 특히 요가 테라피를 위한 도구 사용을 보여주는 몇몇 책도 있다. 이 안내서는 주로 지도자와 아헹가행법의 수련 경험이 많은 이들을 위해 고안되었다. 도구를 사용해서 어떻게 전통적인 아사나에서 요구되는 기본적인 움직임을 더욱 철저히 배우고 도달할 수 있는지 보여주고 설명하였다. 몇몇 변형은 이미 잘 알려져 있을 수도 있지만, 많은 것들이 지금까지 문서화되지 않은 새롭고 획기적인 방법들이다.

나의 이전의 책인 『의자 활용 요가』는 많은 아사나 수련에서 한 개의 도구를 사용하는 데 중점을 두었다. 반면에 이 책은 훨씬 더 적은 아사나를 다루지만 도구를 다양하게 다루는 방법을 보여준다. 블록, 벨트, 담요, 벽, 볼스터, 로프 등과 같이 흔히 이용 가능한 도구들을 이용하여 (일어날 수 있는) 논쟁을 단순화시켰다.

이번 책은 도구 요가 시리즈의 1편이다. 서서 하는 아사나를 다루고 하나의 수련 시퀀스를 포함한다. 다음 편은 다른 아사나 그룹에 중점을 둘 것이다. 각각은 다양한 길이와 수준의 수련 시퀀스를 포함할 것이다. 이 시퀀스들은 일련의 수련 과정을 완수하기 위해 구체적으로 어떤 도구를 사용해야 하는지 보여줄 것이다. 이 책에 포함된 시퀀스(부록 참조)는 서서 하는 자세, 역자세와 후굴 자세에서 블록 사용법을 소개한다.

이 안내서의 구조

도구 요가 안내서에서 이번 편은 한 가지 주제를 담고 있다. 서서 하는 자세가 그것이다.
이 책은 많은 대표적인 아사나에 대한 짧은 소개로 시작한다. 각각의 자세에 대해 다양한 도구들을 사용한 많은 변형들이 제공된다. 각각의 변형은 다음에 나오는 순서를 따른다.

a. 사용한 도구
b. 짧은 소개
c. 단계별 지시사항
d. 이 변형 수련의 효과
e. Tips: 이 변형에서 관찰되는 특이점
f. 적용: 이 도구가 사용된 방식으로 다른 어떤 아사나에서도 적용되는지

많은 사진들이 첨부된 단계별 지시사항(c 파트)은 몸을 제위치에 놓고 도구를 사용하는 데 필요한 기술적 정보를 제공한다. 효과 부분에서는 왜 이 특정한 변형이 주어졌는지 설명한다. 그 특정한 방식으로 도구를 사용함으로써 무엇을 배울 수 있는지 혹은 정렬에서 흔히 하는 실수를 어떻게 피할 수 있는지를 말해준다. Tip 부분에서는 바라던 효과를 얻기 위해서 아사나에서 머무는 동안 해야 하는 정신적인 행위뿐만 아니라 육체적인 행동과 관련된 약간의 힌트를 준다.

Note: 아사나 수련은 많은 수준에서 작용한다. 우리가 설명하는 것은 대개 눈에 보이고 분명한 수준인 안나마야코샤(구조적 해부학적 몸)와 관련이 있다. 그러나 아사나는 유기적 생리막(프라나마야코샤)과 심리막(마노마야코샤)을 포함하는 더 내부의 코샤에 깊게 영향을 미친다. 실용적인 안내서인 이 책은 수련의 기술적인 면에 중점을 두고 있다. 이것은 수련의 더 깊은 효과가 덜 중요하다는 것을 의미하는 것은 아니다. 이러한 내부적인 효과에 관한 추구와 연구는 당신(독자)에게 남겨둔다.

이 안내서의 사용법

이 안내서를 사용할 때 다음 사항을 명심해야 한다.

- 이 안내서는 공인된 아헹가 요가 지도자를 대신해서 배울 수 있는 대용물이 아니다. 아헹가행법의 중요한 세부 사항을 이 책에서는 충분히 다루고 있지 않다. 그러므로 이 안내서가 아사나를 공부하고 탐험하는 것을 도와줄 수 있지만, 어떤 안내서도 당신을 관찰하고 변형 동작을 하는 동안에 당신이 할지도 모르는 실수를 바로잡아 줄 수 없음을 기억해야 한다.

- 비교와 분석하기: 한 자세를 도구를 가지고, 그리고 도구 없이 여러 번 한다. 도구를 가지고 자세를 할 때 느끼는 바를 관찰하고 나서 도구 없이도 이러한 느낌을 만들어내려고 시도해보자. 도구를 습관적으로 사용하지 말고 오히려 도구들을 창의적이고 혁신적인 배움의 방식으로 사용해보자. 이해를 강화하기 위해서 효과를 연구하고 비교해보자. 도구에 대한 의존도를 발전시키지 말자. 오히려 그것들을 주의해서 사용해야 한다. 항상 생생하게 깨어 있자.

- 사실 가능성은 무한하다. 도구를 활용하는 새로운 방법을 찾기 위해 당신의 상상력과 창의력을 사용하자.

또한 다음 사항들을 주목해야 한다.

1. 확실히 하기 위해서, 각각의 변형에서 우리는 하나의 도구를 사용하거나 한 아사나에서 하나의 특정한 방식으로 작용하는 데 중점을 두었다. 그러나 몇몇 변형은 조합하거나 연속적으로 수련이 가능하다. 혼란을 피하기 위해, 우리는 그러한 조합을 보여주지는 않고 당신 스스로 시도해보기를 격려한다.

2. 이 안내서의 소재에 빠른 접근을 가능하게 하기 위해서 자세한 색인과 목차를 사용했다. 색인은 아사나와 사용된 도구에 따른 변형 참조를 포함하고 있다. 당신이 특정한 도구를 사용한 변형을 보기를 원할 때 유용하다.

3. 짝을 이루어서 할 때, 가능한 한 같은 성, 비슷한 체형과 유연성을 가진 파트너를 추천한다. 상대방을 도와줄 때는 항상 조심하고 신중해야 한다.

4. 안내서는 단지 도구로 무엇을 할 수 있는지에 대한 예시를 보여줄 뿐이다. 특히 의자를 활용한 변형의 수는 제한적이다. 아헹가 요가 수련에서 의자의 광범위한 사용에 관해서는 『의자 활용 요가』(의자를 이용한 아헹가 요가 수련의 완전한 지침서)를 참고하기 바란다.

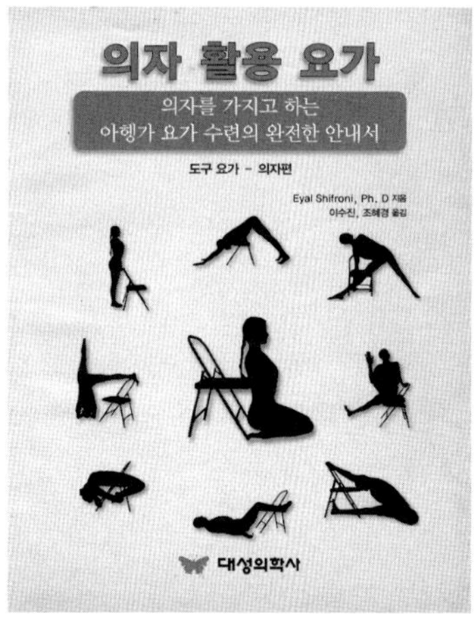

서서 하는 자세에 대해

서서 하는 자세(아사나)는 아헹가 요가수행의 기본이다. 이 자세들은 몸을 강하게 해주며 유연성을 발달시키고 보다 고급 아사나에 요구되는 근육을 만들어준다. 초급자는 하체를 활성화시키기 위해 다리를 사용하는 법과 상체를 활성화시키기 위해 팔을 사용하는 법을 배운다. 다리와 서혜부의 근육을 신장시키는 것으로 우리는 둔부에 자유로운 움직임을 얻는다. 견갑대 동작을 이룸으로써, 어깨는 유연성을 얻고 가슴은 넓어진다. 이는 호흡과 순환을 향상시키고 신체를 생생하고 밝게 유지시키며 마음을 신선하게 한다.

서서 하는 자세는 요가 아사나를 배우기 위한 좋은 시작이다. 교실 환경에서, 서서 하는 자세는 수련자들과 교사가 서로를 가장 쉽게 볼 수 있게 한다. 외부적 활동은 더 많이 관여하고, 정신적으로는 적게 요구한다. 수련자들의 도전과 보상 또한 다른 자세 수업보다 더 즉각적이다.

서서 하는 자세는 정렬의 기초를 소개하기에 이상적이다. 서 있을 때, 우리의 시야는 넓어지고 우리를 둘러싸고 있는 공간을 더 잘 자각할 수 있다. 여기에서 우리는 우리 몸을 바닥과 벽에 근거해 위치를 확인하고 그에 따라 사지 배열을 수정하여 우리 자신을 정렬하는 법을 배운다.
이런 점에서, 서서 하는 자세는 우리를 비칼파(환상, 망상)와 비파리아야(잘못된 지식, 환영)로부터 프라마나(바른 지식)로 이끌 수 있다.

서서 하는 자세는 우리의 요소를 모두 활성화하고 통합하는 법을 가르쳐준다. 우리는 발로 뿌리내리고 기초한다(흙). 우리는 우리 안의 흐름과 동작을 느낀다(물). 우리는 에너지와 열의를 생성하고 방출한다(불). 우리는 가슴을 열고 이완시켜, 지속되고 방해받지 않는 호흡을 하여 가벼움을 가져온다(공기). 우리는 내장과 몸 안의 공간에 대한 자각을 발달시킨다(에테르).

서서 하는 자세는 도전적이며 보상적이다. 서서 하는 자세는 의지력, 힘, 인내심, 체력을 발달시킨다. 이 모든 것은 요가의 기본요소들이다. 만약 당신이 상급 수련자일지라도, 이 자세들을 수행 과정에서 제외하지 마라. 항상 기본으로 돌아오라!

타다아사나(Tadasana)

타다아사나에 대해

타다아사나는 모든 초보자들이 배우는 자세이다. 그리고 우리는 항상 이 자세로 돌아온다. 이 자세를 수련할수록, 이 자세가 가진 세부사항에 더 많은 것을 배운다. 이 자세는 균형감, 견고함, 높이와 신장, 내면의 확장뿐 아니라 외면으로부터 오는 압축성을 창조한다. 일반적으로 아래의 변형 자세들은 똑바로 서서 하는 다른 자세들에 적용 가능하다. 예를 들면 우르드바 하스타아사나, 우르드바 나마스카라아사나, 우르드바 받당굴리야아사나 등이다.

타다아사나는 또한 사마스띠티로 불린다. 산스크리트어에서, Tad는 산을 의미하고 Sama는 견고함과 균등함을 의미한다. sthiti는 상태를 의미한다. 이러한 자세는 균형과 균등함을 가진 산의 높이와 견고성을 동반한다. 사마스띠티의 의미 중 하나는 '움직이지 않고 똑바로 서기'이다. 당신이 다리를 모으고 똑바로 설 때, 당신의 몸무게가 한쪽 발에서 다른 쪽으로 어떻게 이동하는지 살펴보자. 이는 눈을 감고 할 때 좀 더 분명해진다. 시야와 균형은 강력하게 연관되어 있다.

눈을 뜬 채로 하지만 초점 없이 응시를 하고, 눈높이 그대로 앞을 본다. 그리고 견갑골을 마음속으로 관찰해본다. 안구의 움직임이나 긴장감을 푼다. 눈이 더 잠잠하고 부드러워지면, 마치 발뒤꿈치를 관찰하는 것처럼 마음의 응시를 아래로 내린다. 당신의 무게가 두 발뒤꿈치에 고르게 분배되었는지 확인하라. 한쪽 발뒤꿈치에서 다른 쪽으로 무게를 옮기지 않고 균등하고 견고하게 자세를 유지할 수 있는가? 이러한 관찰을 통해 겉보기에는 쉬워 보이는 이 자세가 당신에게 다른 경험을 선사할 것이다! 이것은 명상 자세가 될 수 있다!

가끔은 5분이나 혹은 그 이상 자세를 유지하라. 이것은 육체적으로 어렵지 않다. 그러나 정신적으로는 흥미로운 도전이 될 것이다!

Tips

- 눈을 뜨고 하되, 어떤 특정한 대상을 보지 않는다. 바다가 하늘을 만나는 먼 지평선을 바라보고 있다고 상상하라.
- 시야의 영역을 넓히고, 눈을 부드럽게 하라. 마치 귀로 보는 것처럼, 몸의 내적 상태와 움직임을 관찰하면서 고막을 이완시키며 두개골 뒤쪽으로 멀어지듯 한다.
- 뇌의 위쪽이 뇌의 아랫부분으로 사라지게 둔다. 그런 다음 뇌가 밑으로 내려가 심장센터로 사라지게 한다.

주의

척추측만증을 가진 사람들은 척추를 벽모서리에 기대고 쉬어야 한다(이 자세의 변형 14 보기).

만약 당신이 어지러워지곤 한다면, 벽에 기댄 채 자세를 한다.

발과 다리

바닥에 집중하고 타다아사나를 시작한다. 발, 다리, 골반대가 이 자세의 그라운딩과 자세가 가진 흙의 요소를 명확하게 해줄 것이다.

타다아사나
변형 1

도구
블록

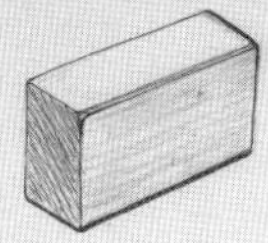

발 활성화하기: 발 사이에 블록 두기

→ 두 다리를 약간 벌리고 선다. 평편한 블록을 다리 사이에 두고, 발 안쪽이 닿게 한다.

> 오른발의 발가락 둔덕을 들어올리고 구부리는데, 손가락을 사용해 발가락을 펴고, 발가락 둔덕의 피부가 잘 펼쳐지게 한다. 발가락을 펼쳐서, 엄지발가락은 블록에 닿게, 작은 발가락들은 바깥쪽으로 향하게 한다.

> 엄지발가락 둔덕을 누르고, 발뒤꿈치 안쪽은 바닥으로, 발목 안쪽은 안으로 기울어지지 않게 들어올린다.

> 발가락의 '목'(발허리뼈)도 바닥으로 누른다.

> 오른발 뒤꿈치를 들고, 뒤로 밀어 발의 아치 부분과 멀어지게 해서 발뒤꿈치 바깥쪽이 아래로 눌리게 한다. 발뒤꿈치는 넓어지고 발목의 안과 밖(좌우)은 수직을 이룬다.

> 이제 똑바로 선다. 오른쪽과 왼쪽 다리의 느낌이 어떻게 다른지 느껴본다.

> 왼발에도 같은 동작을 해본다.

> 발 바깥쪽에 힘을 주어 블록을 눌러본다.

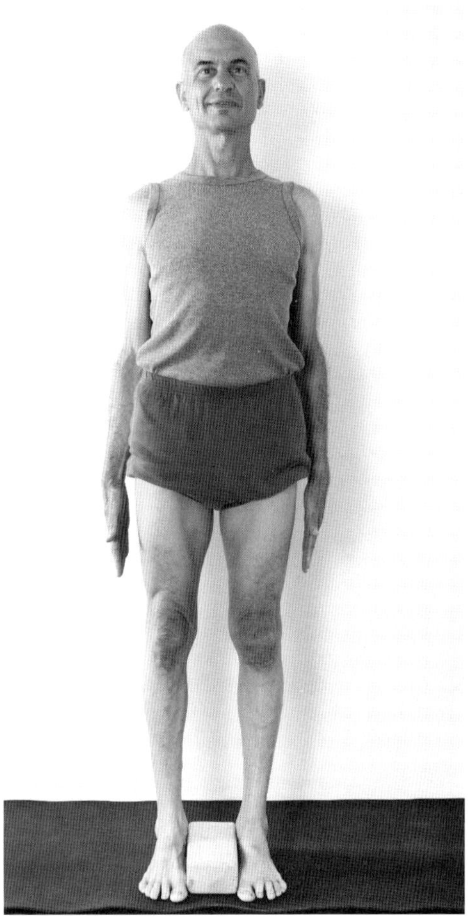

효과

발의 감각과 균형을 향상시키고 균형과 안정성을 발달시킨다. 블록의 저항력이 발과 발목을 활성화시킨다. 또한 다리 전체의 동작을 향상시키고 발의 아치 부분(발바닥의 중심, 오목한 부분)을 들어올리는 것에 대해 가르쳐준다. 첫 번째로 한 발을 정렬시키고 난 후에는 두 다리의 차이가 확연하게 달라진 것을 관찰할 수 있을 것이다. 이것은 타다아사나의 기본에 대한 정확한 느낌을 알려줄 것이다.

Tips

✔ 바깥쪽 발뒤꿈치가 '작은 타다아사나'를 하고 있는지 체크하라. 즉, 똑바로 서 있는지, 바닥과 수직을 이루고 있는지 확인하라. 그러고나서 두 발 안의 오목한 부분과 안쪽 발목이 들려 있는지 체크하라.

✔ 발가락 끝을 바닥으로 누르지 마라. 이것은 발가락을 구부러지게 할 것이다. 발가락을 앞쪽으로 뻗는 동안, 발허리뼈를 발뒤꿈치 쪽으로 적극적으로 움직여본다.

✔ 발바닥의 피부를 펼쳐본다. 마치 '어머니인 대지'를 발바닥의 모든 세포로 느끼는 것처럼.

✔ 두 발과 다리의 모양을 관찰한다. 두 다리가 대칭인가?

✔ 어느 쪽 발에 좀 더 많은 체중이 실리는지 살펴본다. 그리고 어느 쪽의 시야가 더 날카로운지 체크하라. 발과 눈에 연관이 있는가?

타다아사나 변형 2

도구
블록
벨트 1~2개

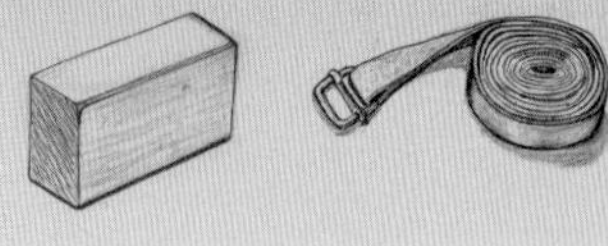

무릎 활성화하기: 무릎 사이에 블록 끼우기

→ 무릎 사이에 블록을 끼우고 유지하기

> 바깥쪽 무릎을 뒤로 움직이면서 안쪽 무릎은 블록을 누른다.
자, 이제 바깥쪽 무릎을 앞으로 향하게 하지 않고서 안쪽 무릎을 뒤쪽으로 움직인다.

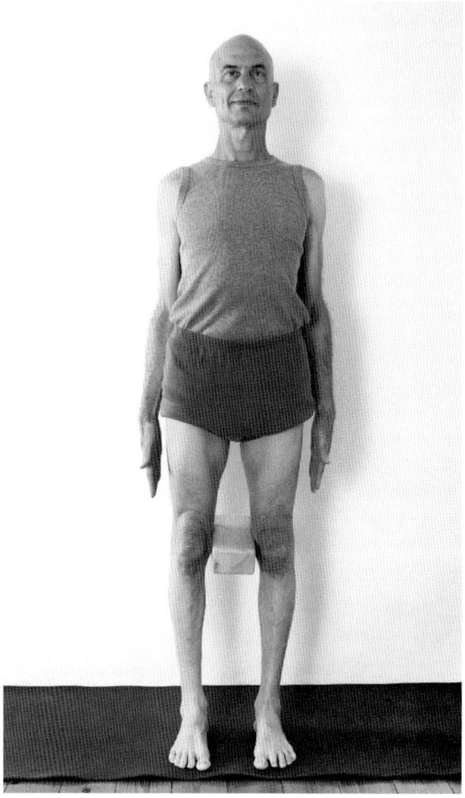

> 오자형 다리를 가진 사람들에게는 정강이 가운데에 벨트를 묶는 것이 유용하다. 허벅지 중간에 벨트를 하나 더 묶을 수 있다.

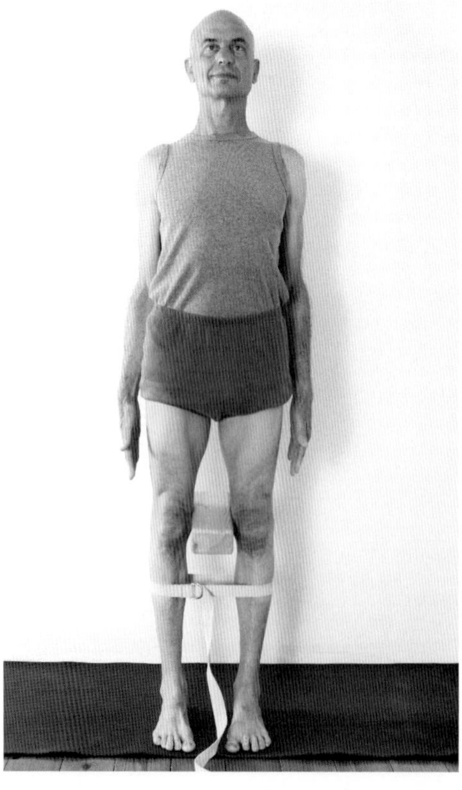

효과

블록의 저항성이 무릎을 활성화시키고, 허벅지의 자각을 날카롭게 한다. 오다리나 엑스자형 다리는 점점 교정이 될 것이다.

Tips

- ✔ 무릎의 바깥쪽 인대를 뒤로 움직이는 법을 배우자. 허벅지 윗부분을 안쪽으로 회전시켜 균형을 맞추고, 무릎이 부딪히는 증상을 교정하기 위함이다.
- ✔ 슬개골을 들어올린 후, 무릎을 안쪽으로 밀고, 무릎 뒤쪽을 편다.

타다아사나 변형 3

도구
블록

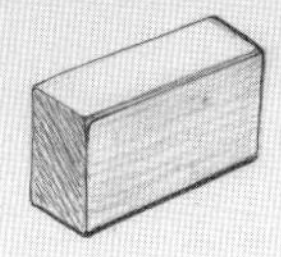

허벅지 활성화하기: 허벅지 사이에 블록 끼우기

> 다리를 살짝 벌리고 선다. 블록을 세로로 허벅지 사이에 끼우고 두 다리로 누른다. 블록의 압력이 허벅지의 모든 접촉면에 고르게 될 때까지 두 발을 서로 가깝게 움직인다.

> 블록을 뒤쪽으로 밀듯이 허벅지 앞면을 안으로 회전시킨다.

> 동시에 엉덩이 근육을 아래로 편다. 마치 블록을 앞으로 미는 것처럼 꼬리뼈를 안으로 밀어 블록을 향하게 한다.

> 허벅지 앞면을 뒤로 움직인다.

> 사진과 같이 블록을 허벅지 사이에 두고, 허벅지를 벨트로 묶을 수 있다.

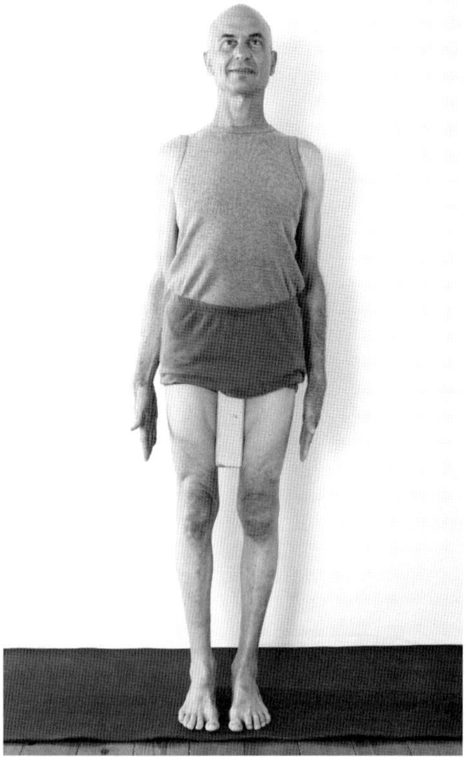

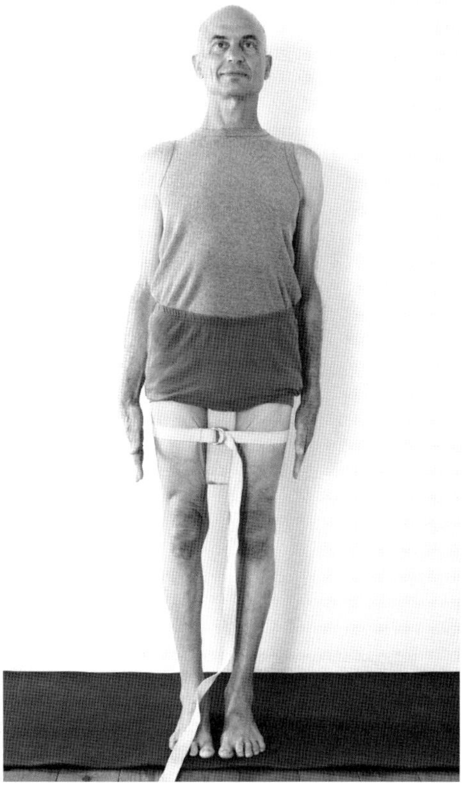

효과

허벅지 안쪽을 회전하는 것을 배울 수 있다. 블록을 누르면 안쪽 공간이 움츠러들지 않고 다리 사이에 압축감이 생긴다. 이것은 하복부에 깊은 유기적 효과를 낳는다.

Tips

- 안쪽 허벅지 앞면이 블록에 닿을 때까지 허벅지를 돌린다. 바깥쪽 허벅지 앞면은 앞쪽을 향하게 한다.
- 허벅지의 모양은 블록을 닮아야 한다. 즉 허벅지 앞면은 전방의 벽과 마주하고, 허벅지 옆면은 옆쪽 벽과 마주하며, 허벅지 뒷면은 뒤의 벽과 마주해야 한다.
- 뾰족한 하이힐을 신고 서 있다고 상상해보자(진짜로 하지 말고 단지 상상으로만…). 이 하이힐 끝을 땅속으로 깊숙이 꽂는다. 허벅지에 나타나는 효과를 관찰하라.

적용

다리를 붙이고 곧게 뻗어서 하는 어떤 자세에서도 적용 가능하다. 예를 들면 시르사아사나, 사르방가아사나 & 세투반다사르방가아사나(LOY 사진 259번), 그리고 단다아사나가 있다.

타다아사나
변형 4

도구

벨트 2개

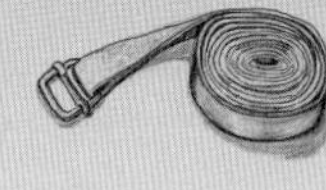

위 허벅지를 안쪽으로 회전하기: 각각의 서혜부에 벨트하기

양 허벅지 위쪽을 각각 벨트로 감싸는데, 서혜부 바로 밑에 두른다.

서혜부 안쪽을 각각의 벨트로 조여맨다. 풀어진 남은 벨트 끝은 다리 사이에서 뒤쪽으로 흘러내리게 한다.

양쪽 벨트를 허벅지 뒤에서 잡고 뒤로 당긴다.

둔부의 피부가 어떤지 관찰한다. 그리고 뒤 허벅지 위쪽이 안에서 바깥으로 움직이면서 천골대가 연결된 곳이 확장되는 것을 관찰한다.

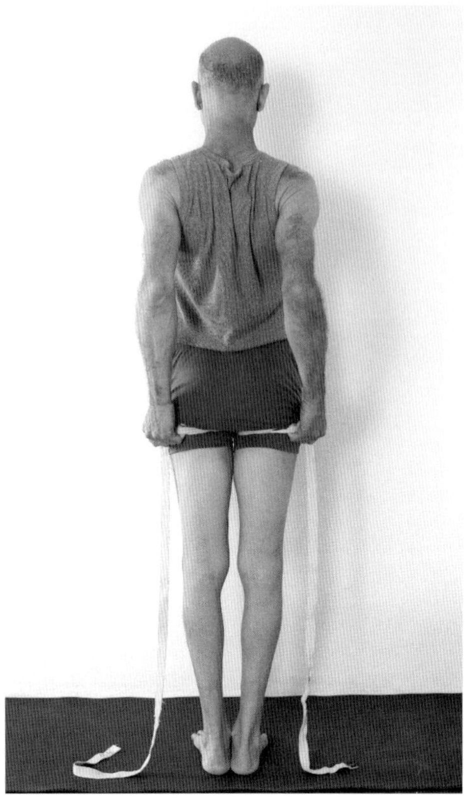

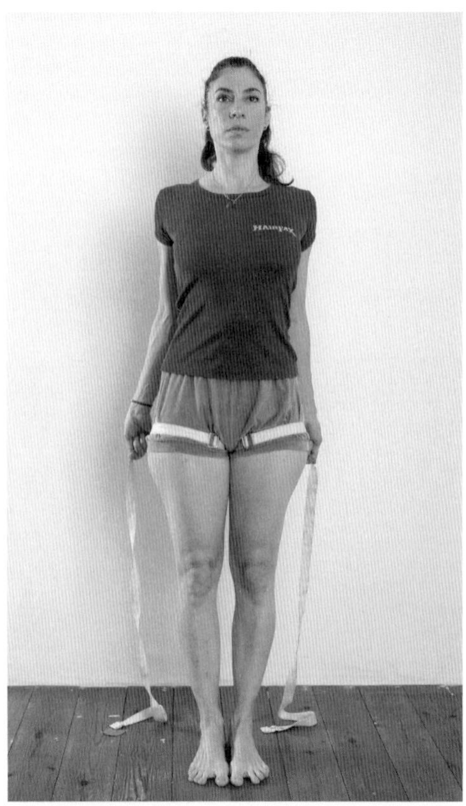

효과

벨트를 당기는 것은 허벅지 부분에서 되어야 하는 회전 동작과 그로 인해 생긴 골반 부분에 대한 효과를 명확하게 한다.

Tips

- 허벅지 윗부분이 얼마나 안쪽으로 회전될 수 있는지 알 수 있도록 벨트를 당긴다.
- 이러한 회전이 천골대, 요추, 하복부와 그 안쪽 내장 등에 어떤 효과를 미치는지 관찰한다.
- 벨트 없이 동작을 할 때, 두 손을 위 허벅지를 회전시키는 데 사용할 수 있다.

적용

이 테크닉은 허벅지의 회전이 필요한 어떤 자세에서도 사용될 수 있다. 예를 들면 파르스보타나아사나와 비라바드라아사나 I

타다아사나 변형 5

도구

벨트 1~2개

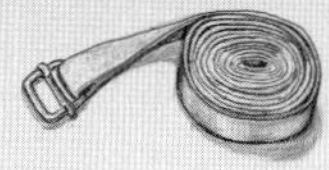

골반 안정시키기: 골반을 벨트로 두르기

- 골반 중간 부분에 벨트를 두른다. 큰돌기(골반 양측에 뼈가 돌출한 부분)를 압박하도록 묶는다. 치골 가운데 벨트를 댄다. 무릎을 약간 굽히고 벨트를 조인다.
- 양쪽 골반이 대칭이 되게 벨트를 조일 수 있도록 두 손을 사용한다.
- 만약 한쪽 엉덩이 관절이 다른 쪽보다 약하게 느껴진다면, '더 약한' 쪽부터 '좋은' 쪽을 향해 벨트를 조인다.
- 벨트 2개를 사용하면 더 좋은 결과가 나오는데, 이때는 벨트를 서로 반대 방향으로 조인다.

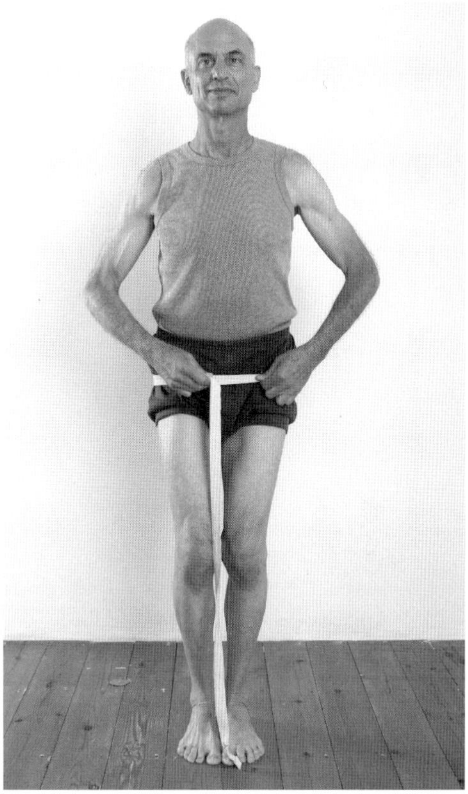

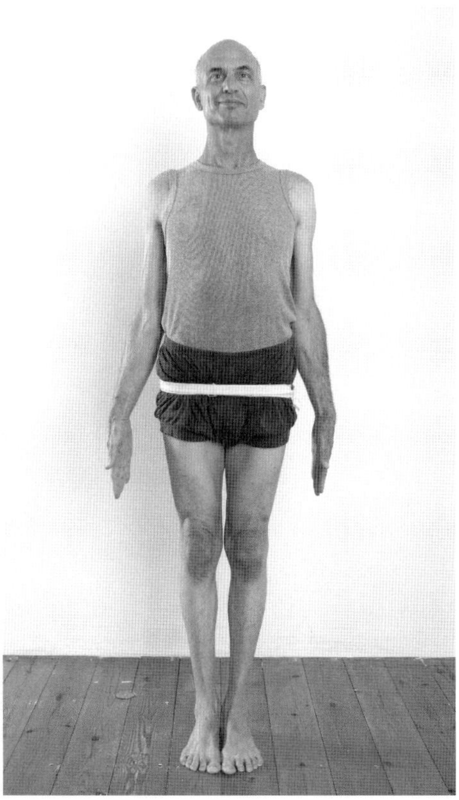

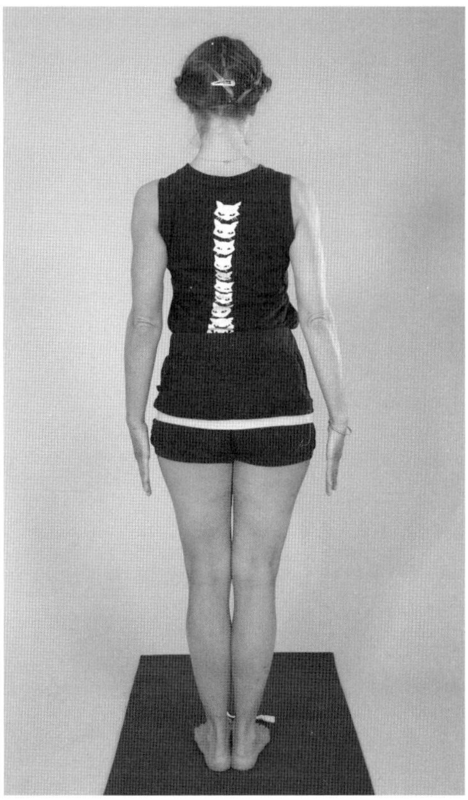

효과

벨트는 대퇴골두를 누르고 관골구 안의 절구공 관절을 안정시킨다. 이는 엉덩이 관절의 건강에 아주 좋다.

Tips

- 벨트가 피부에 닿는 느낌을 관찰하라. 어느 쪽이 더 두드러지는가. 뒤쪽인가, 앞쪽인가?
- 벨트에서 멀어지듯이 엉덩이 중간을 안쪽으로 타이트하게 조이면서, 치골이 벨트에 닿을 수 있게 골반의 기반을 앞쪽으로 움직여라.

적용

골반 관절로 인해 고통받는 사람들은 요가 자세를 할 때 골반에 벨트를 두르고 수련하면 도움이 된다.

타다아사나
변형 6

도구

블록

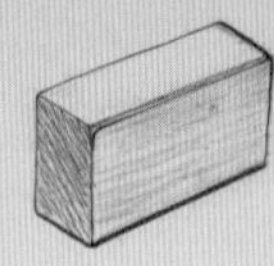

천골을 안으로 이동시키기: 천골과 벽 사이에 블록 세우기

→ 벽을 등지고 선다. 벽으로부터의 거리는 당신이 사용하는 블록의 길이와 일치해야 한다.

> 엉치허리(천요)와 벽 사이에 블록을 끼워넣는다. 무릎을 구부린다❶.

> 천골 피부를 아래로 끌어내리며 천천히 무릎을 편다❷.

> 천골로 블록을 누르기 위해 허벅지 앞면을 뒤로 움직인다.

> 어깨를 뒤로 젖히고 타다아사나로 똑바로 선다.

> 당신은 또한 우르드바 하스타아사나 혹은 우르드바 받당굴리야아사나처럼 팔을 위로 뻗을 수 있다. 팔을 들어올릴 때 허벅지가 앞쪽으로 움직이려는 경향에 저항하라.

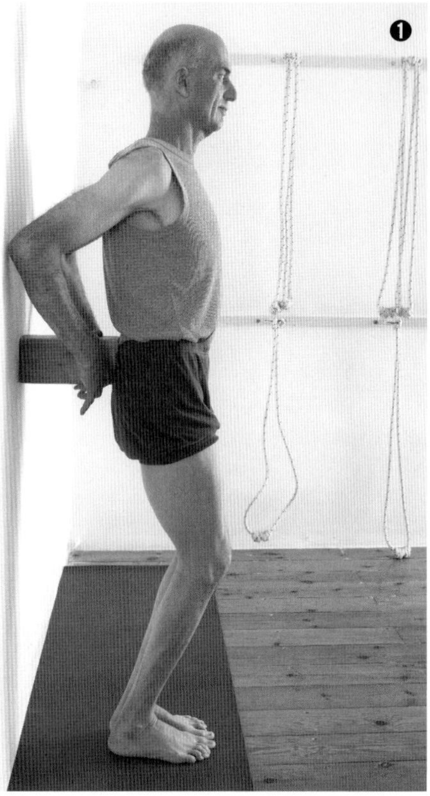

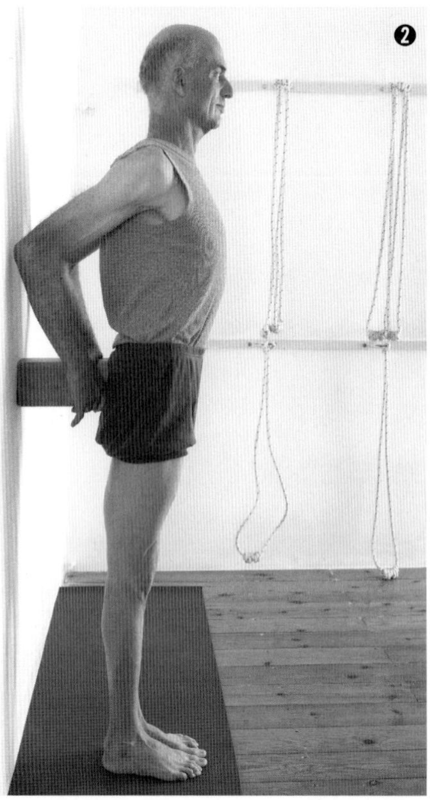

효과

블록이 천골을 골반 안으로 고정하는 데 도움을 준다. 결과적으로 이는 척주 전체가 자유롭게 신장되는 것을 도울 것이다. 이것은 복부의 아랫부분이 이완되고 넓어지게 한다. 블록에 대항하는 압력은 꼬리뼈를 안으로 밀어넣는 것을 명확하게 한다.

Tips

✔ 관찰: 허벅지 앞면의 부피감이 허벅지 뒷면보다 더 두드러지는가? 당신이 허벅지 앞면의 부피감을 뒤로 보내, 허벅지 뒷면을 채운다고 상상해보라.

타다아사나
변형 7

도구
로프 2개
보조자 2명

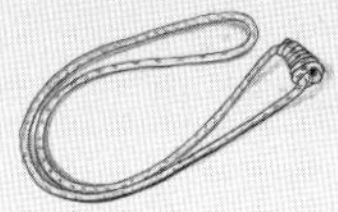

허벅지를 뒤로, 둔부를 안으로: 서로 반대로 당기기

이 변형은 다른 방법으로 앞서서 하는 자세들과 비슷한 효과를 낳는다.

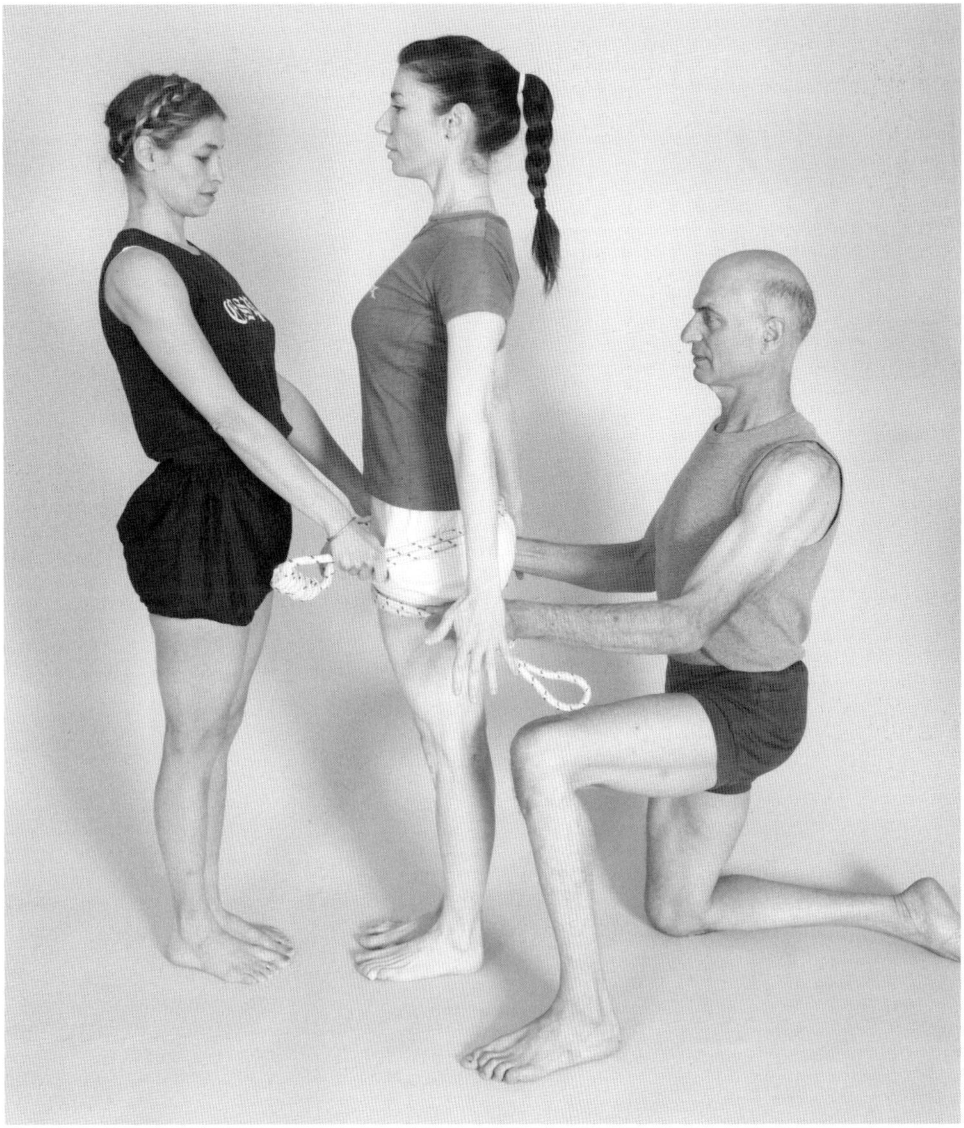

- 타다아사나로 선다. 보조자 한 명은 수련자 뒤에 서고 다른 한 명은 앞에 선다.
- 앞에 선 보조자는 수련자의 둔부 중간에 벨트를 두른다. 뒤에 선 보조자는 허벅지 앞면의 윗부분에 벨트를 두른다.
- 앞에 선 보조자가 수련자의 둔부 중간을 앞으로 당기는 사이, 뒤에 선 보조자는 허벅지 앞면을 뒤로 당긴다.
- 이 두 가지 상반된 당김은 서로 조화를 이루어야한다.

Tips

- 발의 아치에서부터 발뒤꿈치를 향해 발바닥의 피부를 펴고, 발뒤꿈치를 아래로 꾹 누른다.
- 허벅지 앞면 근육을 들어올려 뒤로 움직인다. 뼈에 더욱 밀착시킨다.
- 옆에서 봤을 때, 엉덩이 관절은 반드시 발목 관절 바로 윗선에 있어야 한다.
- 아래쪽 갈비뼈를 복부로부터 들어올리고 가슴을 넓게 한다.
- 보조자들의 도움으로 이러한 동작들의 효과를 경험한 후에 자신의 것으로 재창조하라.

효과

두 개의 로프를 당기는 것은 다리 윗부분과 골반의 상호적 동작을 명확하게 한다. 골반이 정확한 수직 정렬을 찾아내고 안정될 때, 복부의 근육은 긴장없이 척주를 향해 끌어당겨진다. 자세는 즉시 키가 더 늘어나고 몸은 가볍고 애씀 없이 느껴지게 한다.

타다아사나 변형 8

도구

블록 2개

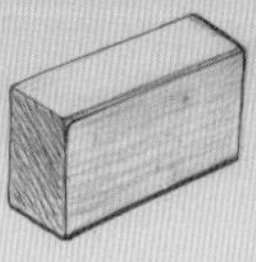

다리의 뼈 느껴보기: 2개의 블록 위에 서기

2개의 블록 위에 선다. 블록 앞 끝부분 너머 발가락을 쭉 편다.

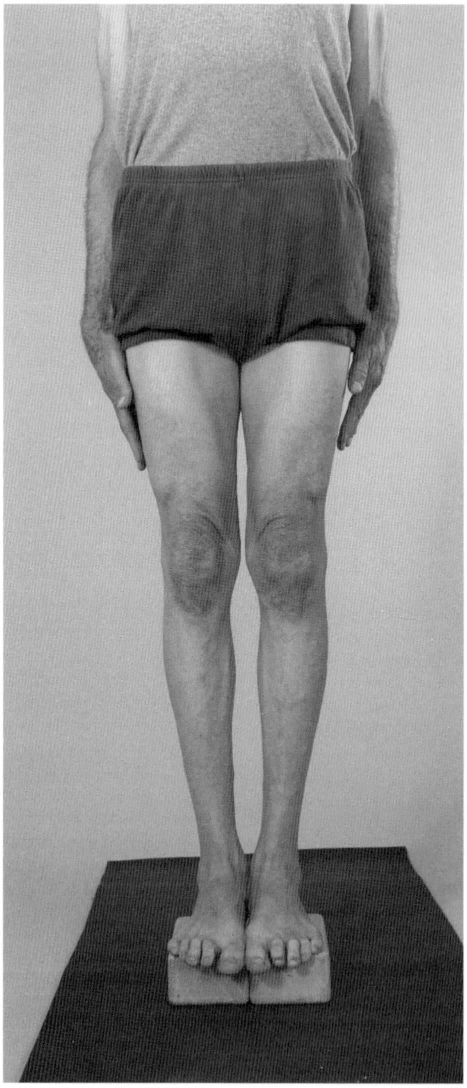

효과

블록의 저항성은 다리뼈의 더 명백한 길이와 밀도를 만들 수 있게 한다. 당신은 더 높이 있다고 느낄 뿐만 아니라, 더 크고, 가볍고, 거의 떠 있는 듯한 느낌을 갖는다. 블록 앞쪽 가장자리에 발가락을 내놓은 것은 발가락의 과도한 긴장감을 이완하는 것을 가르쳐준다.

Tips

- 블록 가장자리 너머로 발가락들을 이완한다.

적용

브륵샤아사나, 웃타나아사나, 프라사리타 파도타아사나

타다아사나
변형 9

도구

블록이나 의자

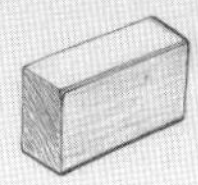

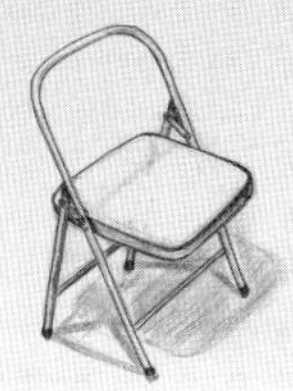

종아리 늘이기: 경사진 곳에 서기

경사면에 서 있는 2가지 방법을 보여준다.

1. 블록을 이용하기:

> 블록 위에 발가락 둔덕을 올리고 선다❶.

> 허벅지 앞면은 뒤로 밀고, 꼬리뼈는 안쪽으로 넣는다.

> 팔을 위로 뻗어 우르드바 하스타아사나 혹은 우르드바 받당굴리야아사나를할 수 있다❷.

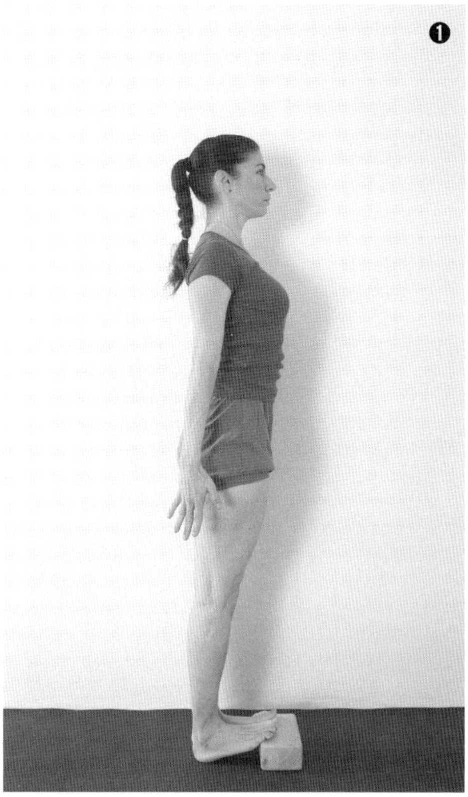

효과

초보자들은 종종 무릎을 들어올리는 것과 바른 위치에 무릎을 유지하는 것이 힘들다. 이 변형 동작에서 대퇴사두근(허벅지 앞면 근육)은 자동적으로 활성화되고 무릎은 들려 뒤로 당겨진다. 또한 종아리근육(비복근)과 아킬레스건을 늘어나게 한다.

적용

웃타나아사나

2. 의자를 뒤집어 이용하기:

> 의자를 뒤집어 좌석 뒷면에 선다.

> 벽에 달린 로프를 당겨서 몸이 뒤로 넘어가는 것을 방지한다❸. 또는 단단하거나 안정적인 물건을 잡는다.

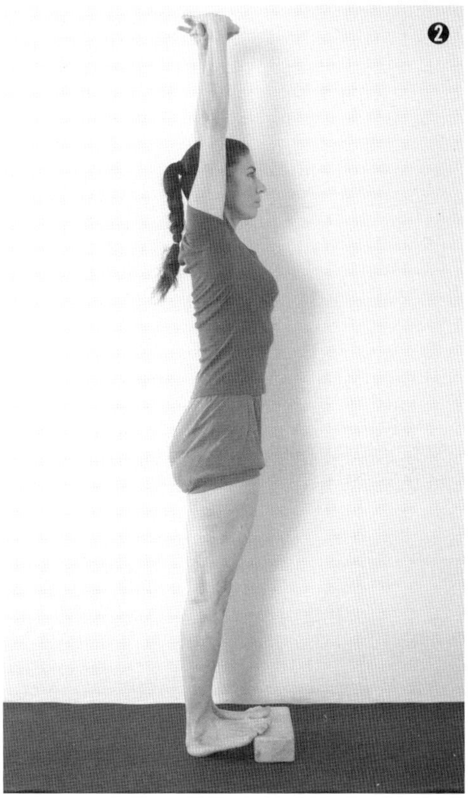

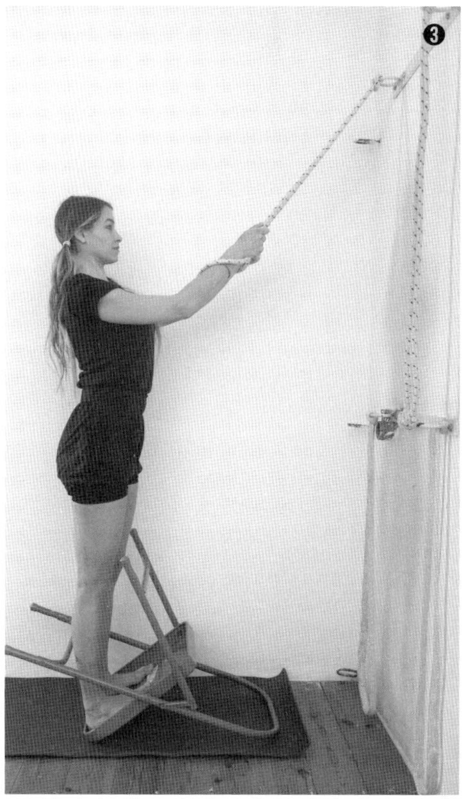

팔과 가슴

다리는 타다아사나의 토대이다. 그러나 가슴을 펴기 위해서는 팔과 어깨도 작용해야 한다. 팔과 어깨, 견갑골의 동작을 발달시키기 위한 여러 가지 변형 동작들을 소개한다.

타다아사나 변형 10

도구
벨트

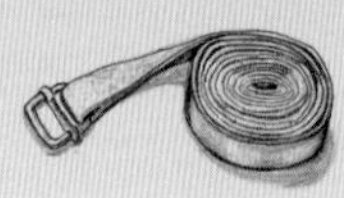

팔 활성화하기: 팔뚝에 벨트 두르기

> 아래팔에 벨트를 둘러서 어깨너비만큼 유지한다.

> 가슴 양옆을 들어올리고 팔은 아래로 쭉 편다.

> 벨트를 늘이는 것처럼 팔을 옆으로 벌린다.

> 손바닥을 편다. 그리고 손가락은 팔과 같은 선으로 아래로 뻗는다.

Note: 팔꿈치를 똑바로 펴기 힘든 사람은 팔꿈치 바깥쪽의 뼈 주위에 벨트를 두를 수 있다. 이는 팔꿈치뼈를 안으로 움직이는 것을 도와줄 것이다.

> 또 다른 방법은 등 뒤에서 손가락을 깍지끼고(파스치마 받당굴리야아사나) 우선 팔을 뒤로 뻗은 다음 아래로 내리는 것이다(가슴 양면을 들어올린 채로).

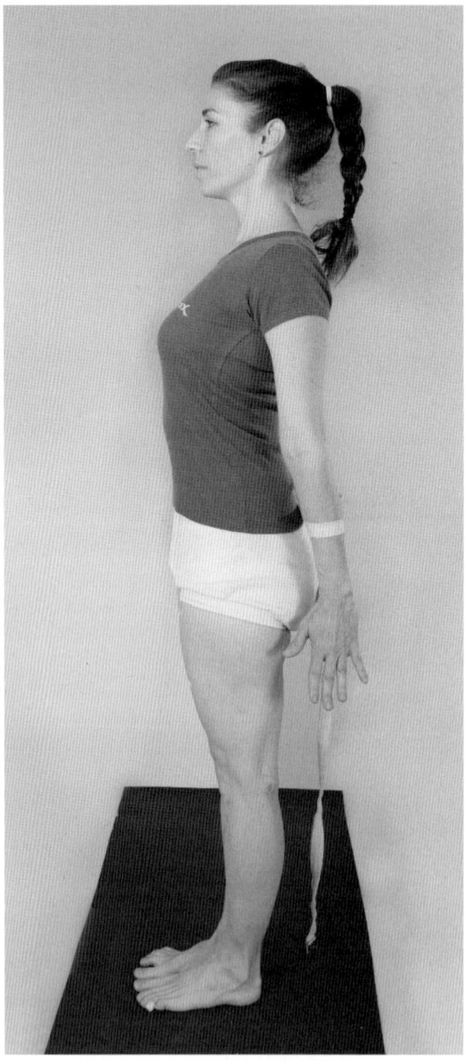

효과

벨트에 저항하는 팔의 활동이 어깨는 뒤로, 견갑골은 안으로 이동시키는데, 이는 결과적으로 가슴을 펴게 한다. 팔의 동작은 이 저항성에 대항하여 움직일수록 더 명확해진다.

Tips

- 어깨의 윗부분을 돌려서 아래로 향하게 하고 어깨 바깥쪽은 뒤로 젖히게 하는데, 이때 벨트에 저항하는 팔의 동작으로 견갑골을 안으로 민다.
- 어깨를 아래로 움직이면서, 동시에 팔 윗부분의 뼈(상완골)를 어깨 안으로 들어가게 올린다.

타다아사나 변형 11

승모근 아래로 움직이기: 어깨견인

도구
로프와
벨트 1개
(혹은 벨트 2개)

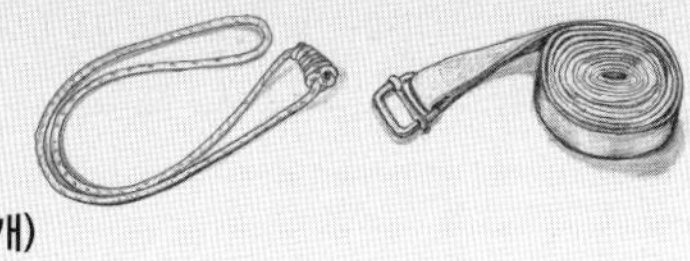

> 로프(또는 벨트)를 견갑골 주위와 겨드랑이 아래에 두른다. 매듭을 진 로프를 정면에서 잡는다 ❶.

> 로프가 목 근처 어깨 위에 위치하도록 매듭을 머리 위로 넘겨 등쪽으로 던진다.

> 이제 등 뒤의 매듭을 잡고 아래로 잡아당긴다. 동시에 가슴을 위로 들어올린다❷.

스트레칭을 강화하기 위해(그리고 팔을 자유롭게 하기 위해) 벨트를 이용할 수 있다.

> 로프에(혹은 첫 번째 벨트에) 벨트를 걸어서 뒤꿈치 주위에 묶는다.

Note: 키가 큰 사람의 경우 나중에 거는 벨트는 긴 것을 사용해야한다.

일반 사항: 만약 긴 벨트가 없다면 2개의 일반 벨트를 하나로 연결해서 사용할 수 있다.

> 무릎을 약간 구부리고 벨트를 조인다❸. 로프가 목 근처(승모근 안쪽)에서 좌우대칭으로 위치해 있는지 확인한다. 그리고 나서 벨트를 당기며 무릎을 곧게 편다.

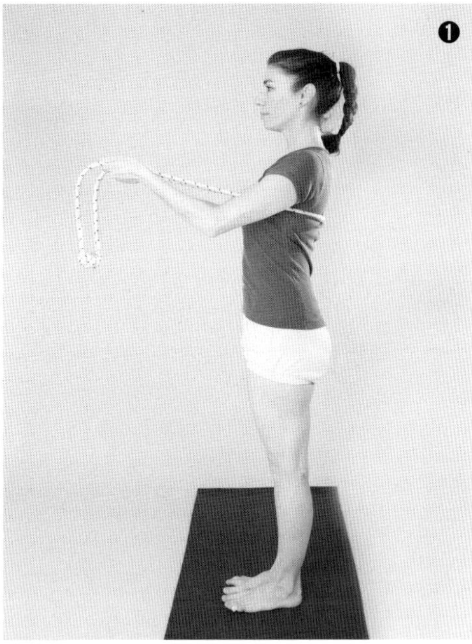

❶

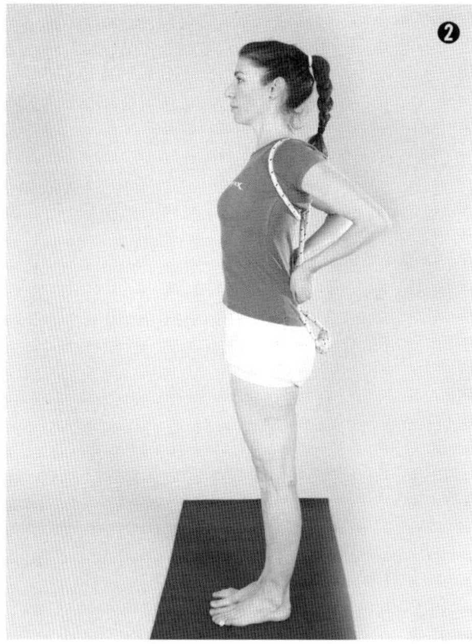

❷

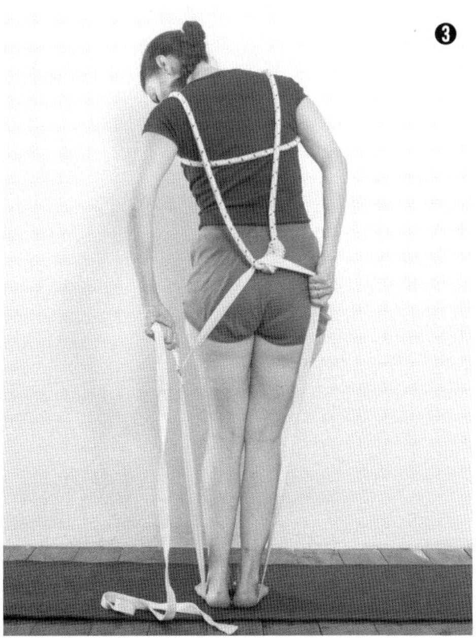

❸

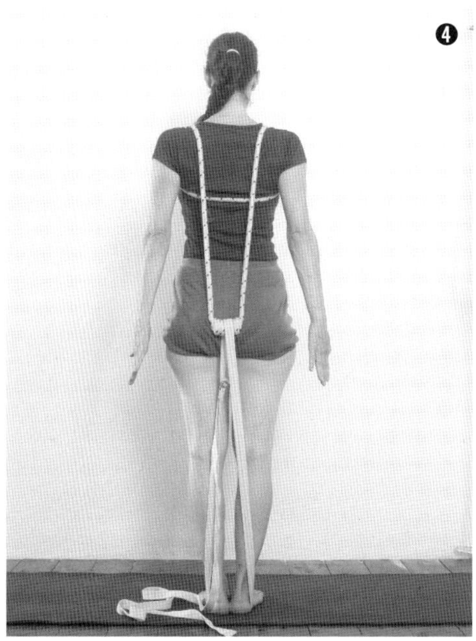

❹

Tips

✔ 목 부위에 자유로움이 느껴지면, 벨트 없이 이러한 효과를 얻을 수 있도록 배워보자. 일상생활에서 승모근을 부드럽게 하고 아래로 낮추는 것을 떠올린다.

효과

손을 쓰지 않고 발뒤꿈치에 벨트를 두는 것은 어깨를 뒤로 그리고 아래로 당기게 한다. 이것은 어깨견인을 유지하면서 다른 자세들을 할 수 있게 한다.

승모근 아래로 움직이기: 어깨견인

→ 로프를 두르는 더 좋은 방법이 있는데, 이것은 다른 사람의 도움이 필요하다. 사진 ❺, ❻ 그리고 ❼에서 이 방법을 보여준다.

> 로프가 준비되면, 보조자는 매듭을 잡아서 아래로 당길 수 있다.

> 사진 ❹와 같이 벨트를 사용하여, 손은 자유로우면서 발뒤꿈치를 이용해 벨트를 팽팽하게 할 수 있다. 그리고 나서 우르드바 하스타아사나나❽ 또는 우르드바 받당굴리야아사나 자세로 팔을 위로 들어올릴 수 있다.

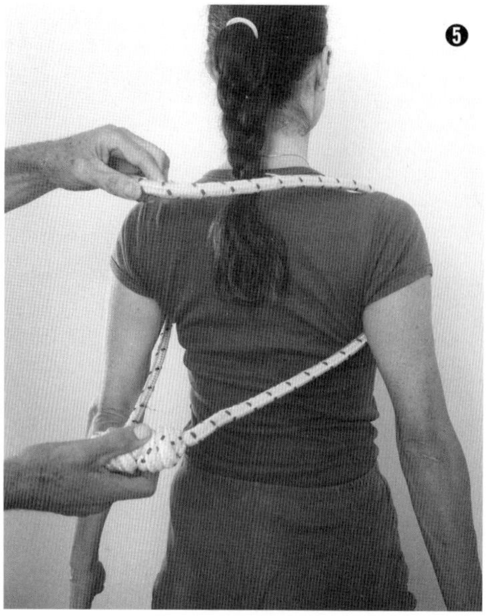
❺

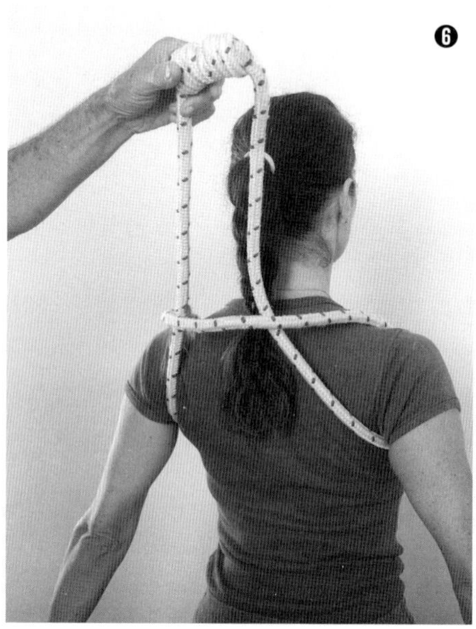
❻

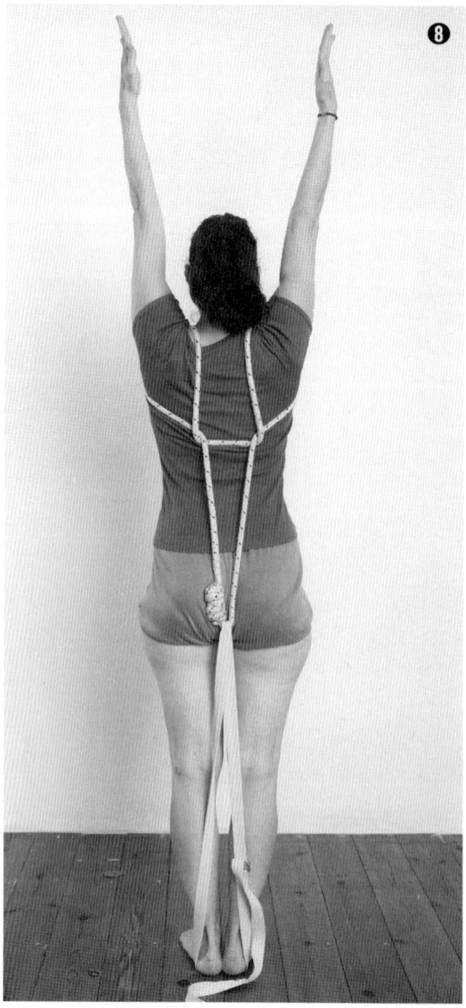
❽

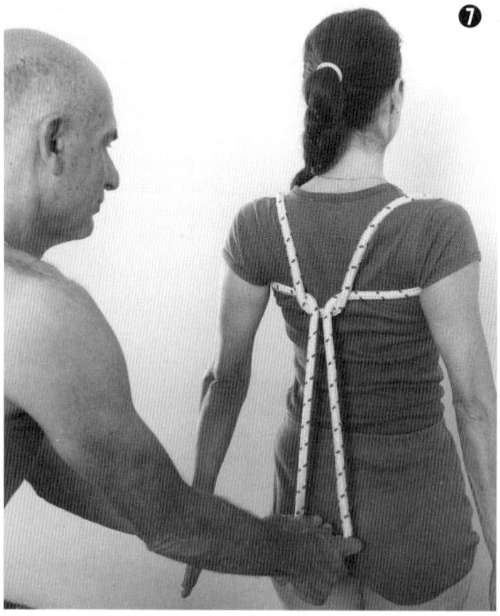
❼

효과

승모근의 긴장은 목의 통증과 두통의 흔한 원인이다. 승모근은 경직되거나 위로 볼록해지는 경향이 있다. 그러므로 목의 동작이 제한된다. 승모근을 아래로 내리는 것은 이 부분을 부드럽게 해서 누적된 긴장을 풀어준다. 또한 어깨를 뒤로 돌려 아래로 내리는 것을 도와준다.

적용

당신이 비슷한 방식으로 웃띠타 트리코나아사나, 아도무카 스바나아사나(57쪽)와 같은 다른 자세를 할 동안 파트너가 로프를 당길 수 있다.

타다아사나 변형 12

도구
벨트

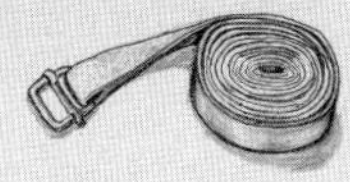

흉부 상부에 대한 감각 키우기: 가슴 주위에 벨트 두르기

→ 벨트를 흉부 상부에 두른 후 조인다. 그후 타다아사나로 선다❶.

Note: 만약 파트너의 도움을 받을 수 있다면, 벨트로 당신의 견갑골을 감싼 후 등 뒤에서 조인다. 이 방법으로 벨트를 좀 더 정확하게 조정할 수 있다❷.

> 팔을 들어 우르드바 하스타아사나를 할 수 있다.

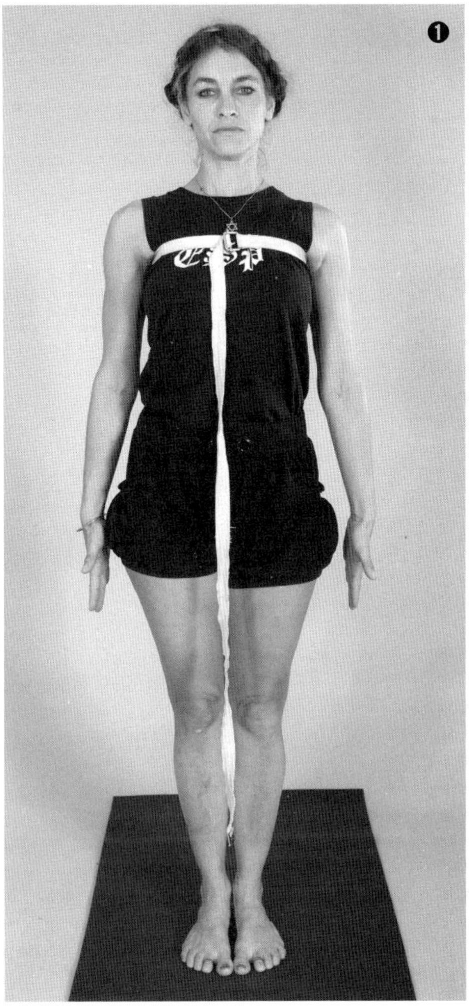

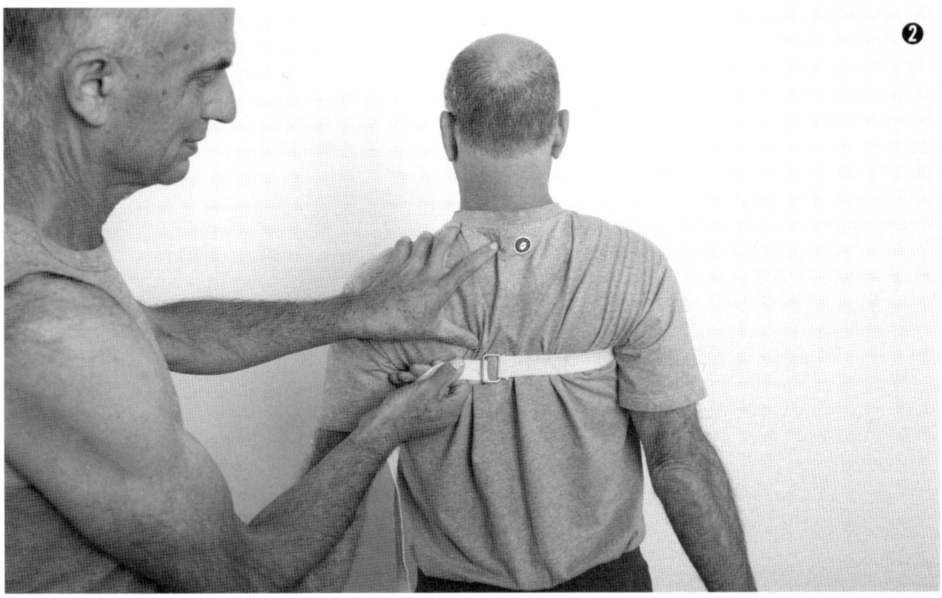

효과

벨트에 닿는 느낌이 흉부 상부와 견갑골에 대한 자각을 준다. 이것은 견갑골을 편안하게 해주며, 흉부 상부 전체를 활성화시킨다.

Tips

✔ 견갑골이 바깥으로 튀어나온 경우(익상견갑골증후군)가 있는데, 이것은 건강한 상태가 아니다. 이것을 교정하기 위해서는 견갑골의 아랫부분을 척추 쪽으로 움직여야 한다. 벨트에 대한 감각이 이러한 동작을 익히는 데 도움을 줄 것이다.

적용

벨트는 수련 전체 과정에서 이러한 방법으로 쓰일 수 있다. 하지만 아도무카 스바나아사나아사나, 시르사아사나, 아도무카 브륵샤아사나와 서서 하는 자세인 웃띠타 트리코나아사나, 비라바드라아사나 등에 특히 유용하다.

타다아사나 변형 13

척주정렬: 벽모서리에 척주 대기

사각형 모양의 기둥(혹은 인접한 벽의 돌출된 모서리)에 등의 가운데를 맞춰 선다.

세로모서리를 중심선으로 사용한다. 발뒤꿈치는 모서리 바닥 주변에 둔다. 그런 다음 꼬리뼈와 후두골(머리뼈의 뒷면) 중간을 세로모서리에 댄다. 그 다음 척주를 수직으로 정열한다. 세로모서리 선을 따라서 척추뼈 하나하나를 수직으로 정렬한다.

Note: 요추골이 돌출된 모서리와 닿아서는 안 된다(요추의 만곡이 건강해야 한다).

두 손을 골반에 두고, 무릎을 약간 굽히고 엉덩이근육(둔근)을 아래로 꼬리뼈를 안으로 민다.❶

허벅지 앞면을 뒤로 움직이며 천천히 무릎을 곧게 편다.❷

팔을 들어올리며 그 위치를 등 뒤의 벽과 비교해 체크해볼 수 있다.❸

Note: 쓸 만한 벽모서리가 없다면, 열린 문의 좁은 모서리를 사용할 수 있다.

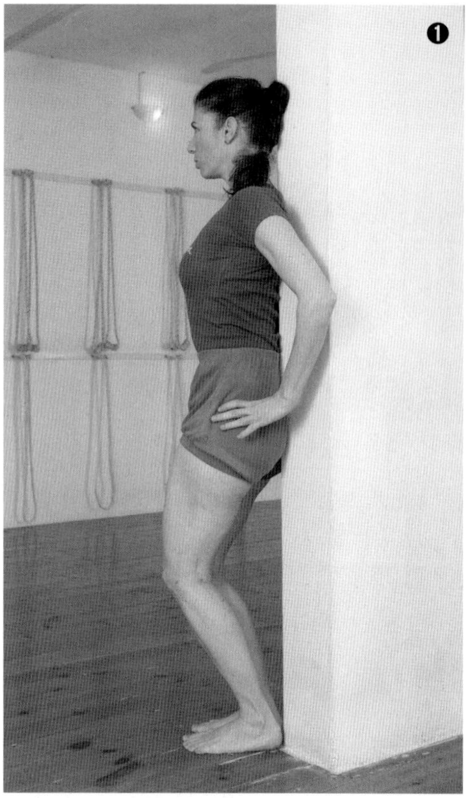

❶

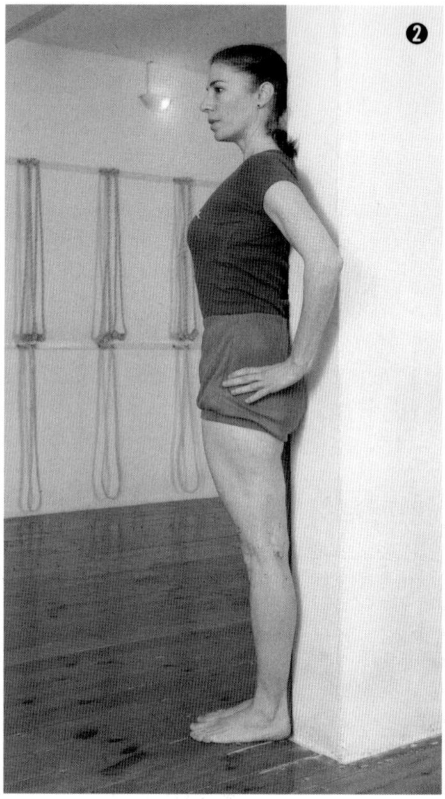

❷

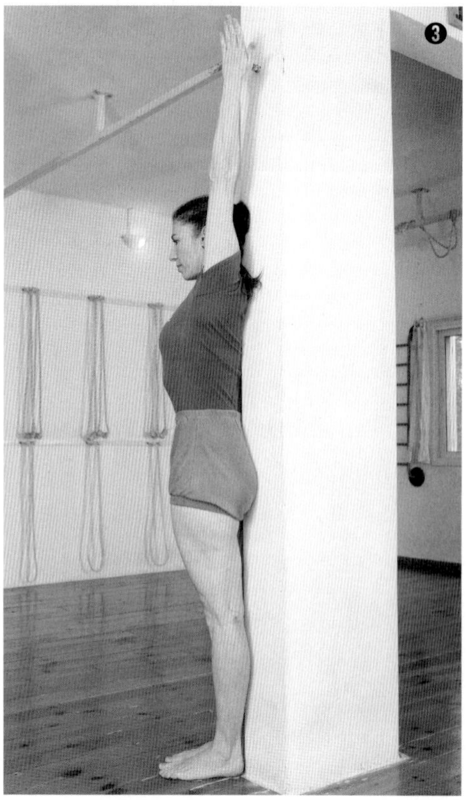

❸

효과

모서리 수직선으로 척주가 똑바른지 체크할 수 있다. 방 한가운데 서 있을 때는 척주가 굽을 수도 있는데, 한쪽으로 기울어졌거나 돌아갔을 수도 있다. 이것은 습관적인 것이고, 이것에 대해 자각하지 못할 수도 있다. 모서리선은 척주만곡을 자각할 수 있게 하고 요추만곡(요추전만)이 과다한지 확인할 수 있게 한다. 이 변형 자세는 척추측만증을 가진 사람들에게 필수적이다.

Tips

✔ 다리를 곧게 폈을 때 요추와 수직 모서리 사이의 거리가 과다하다면, 꼬리뼈를 안으로 미는 것에 더욱 중점을 두어라.

우르드바 하스타아사나 (Urdhva Hastasana)

타다아사나를 위해 앞서 제시한 여러 가지 변형 자세를 이 우르드바 하스타아사나에도 적용할 수 있다. 두 팔을 위로 신장시키는 것을 배우기 위한 여러 변형 자세들을 첨부한다.

주의

만약 고혈압이나 심장병이 있다면, 30초 이상 팔을 뻗지 않아야 한다. 평소에 어지럼증이 있다면, 등을 벽에 대고 연습한다.

우르드바 하스타아사나 변형 1

몸의 측면 늘이기: 한 팔로 다른 팔 스트레칭하기

→ 두 팔을 위로 올린 다음 왼손으로 오른 손목을 잡고 위로 당긴다. 몸통 오른쪽 전체를 위로 늘인다❶.

> 위팔(상완)을 잡고 안쪽으로 돌린다(상완삼두근이 안쪽으로 향한다)❷.

> 자세를 풀었다가 두 팔을 어깨너비로 해서 위로 뻗는다.

✔ 몸통 측면의 느낌을 비교해본다. 어떤 쪽이 좀 더 확장된 듯한가? 좀 더 활기가 넘치는가?

> 이제 오른손을 왼팔과 측면을 확장하는 데 이용한다.

> 그 다음 우르드바 하스타아사나 자세를 유지하며 양쪽 측면이 늘어나는 것을 관찰한다.

> 팔을 내렸다가 다시 우르드바 하스타아사나를 반복해본다. 양손을 동시에 들어올렸을 때 양측이 똑같이 스트레칭되는 상태를 이루도록 하라.

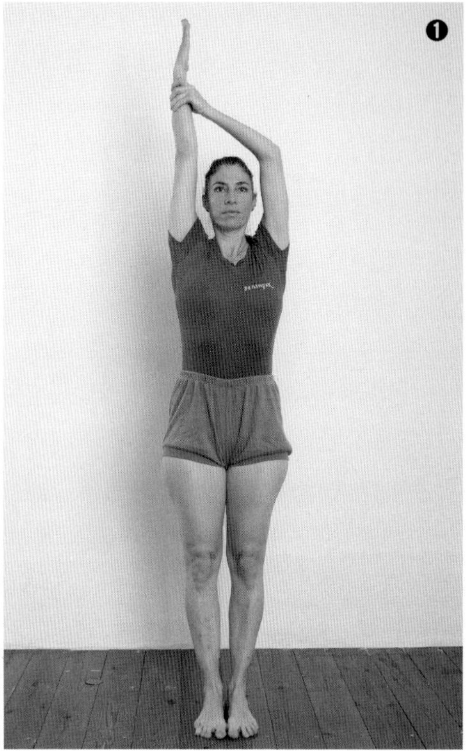

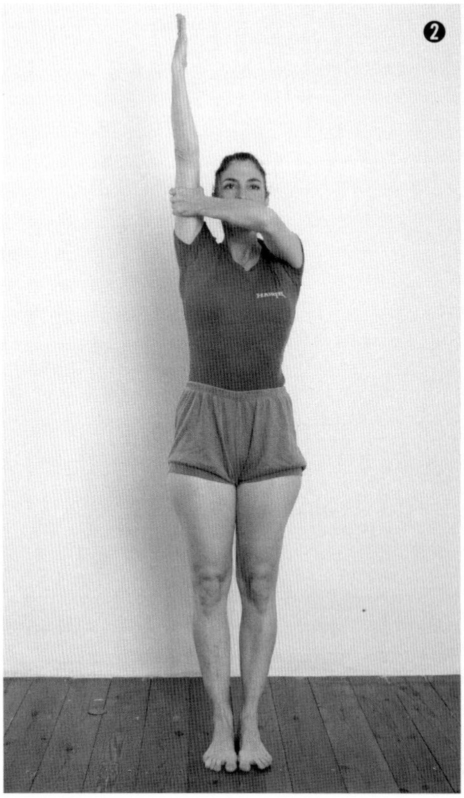

효과

양쪽 측면을 따로 늘리는 것은 몸의 측면을 펴게 하는 팔의 역할을 분명하게 해준다.

우르드바 하스타아사나
변형 2

도구
벨트
블록

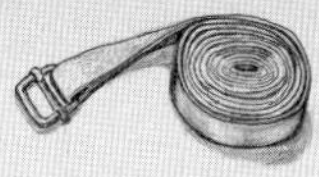

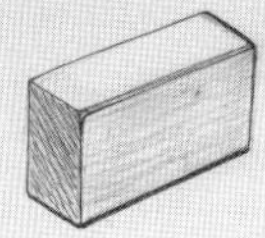

팔 활성화하기: 전완(팔뚝)에 벨트 두르기, 손바닥 사이에 블록 끼우기

→ 전완의 중간이나 팔꿈치에 벨트를 두른다. 어깨너비로 조인 다음 손바닥 사이에 블록을 끼운다.

블록을 누르면서 팔을 위로 뻗어올린다.❶

효과: 블록과 벨트의 협력으로 팔이 강해지고 안정된다. 벨트 사용은 팔꿈치를 곧게 펴기 힘든 사람들에게 특히 유용하다.

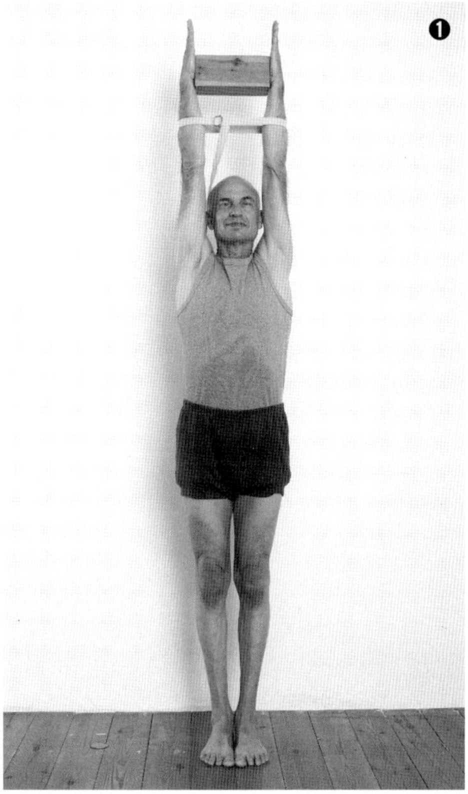

효과

손바닥으로 블록을 미는(블록을 쥐는 것이 아니라) 것은 팔을 활성화시키고 강화시킨다.

Tips

- 손바닥의 볼록한 부분으로 블록을 누르는 것이 너무 어렵다면, 손가락을 구부려 단단하게 블록을 잡는다.
- 손목은 뒤로 움직이면서 엄지손가락을 위로 뻗는다.
- 발목, 엉덩이, 어깨, 손목 관절들은 모두 수직선에 위치해야 한다.

자, 벨트 없이 같은 동작을 취해보자.

> 정수리에 블록을 올린 다음 균형을 맞추고 손을 내려 타다아사나로 선다.❷

> 척추를 조심스럽게 늘여본다. 마치 머리로 블록을 위로 미는 것처럼.

Note: 블록이 떨어질 경우에 잡는 것을 조심하라(혹은 고무블록을 사용한다).

> 자, 손바닥 사이의 볼록한 부분에 블록을 끼우고 팔을 위로 뻗어서 우르드바 하스타아사나로 선다. 손바닥으로 블록을 계속해서 민다.❸

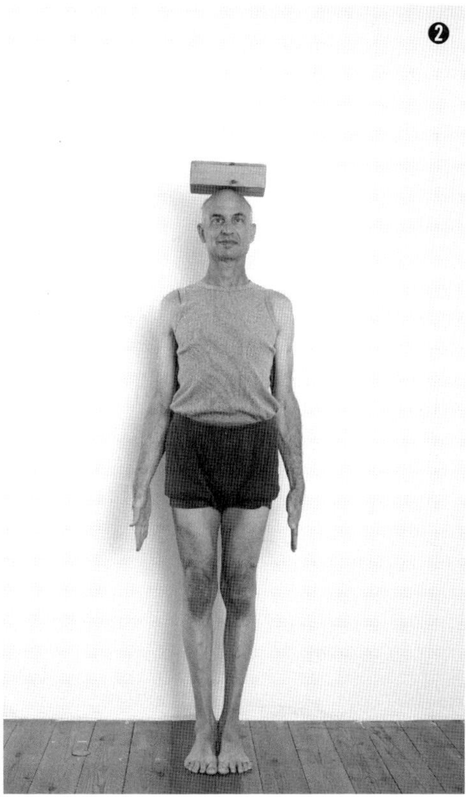

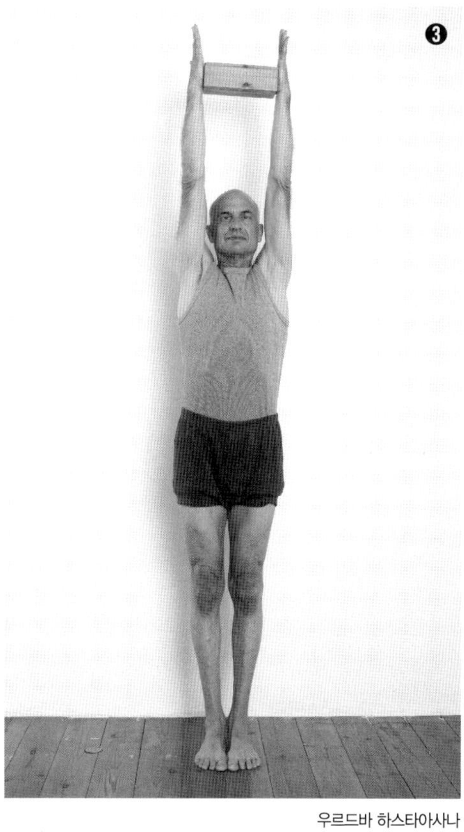

우르드바 하스타아사나 변형 3

도구
벽
블록 2개

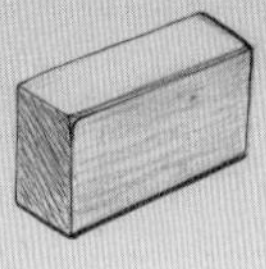

겨드랑이 확장하기: 벽을 보고 서서 블록 위에 손바닥을 놓고

→ 벽에서 약 50cm(20인치) 정도 떨어져 벽을 보고 선다. 블록을 하나씩 잡은 채로 팔을 들어 블록을 벽에 대고 누른다.

> 가슴과 머리를 벽을 향해 앞쪽으로 밀면서 블록을 위로 미끄러지게 한다.

> 견갑골은 안으로 하고 이마는 벽에 기댄다. 꼬리뼈는 안으로 넣는다.

> 겨드랑이로부터 팔을 위로 좀 더 늘인다. 같은 힘으로 양쪽 블록을 누른다.

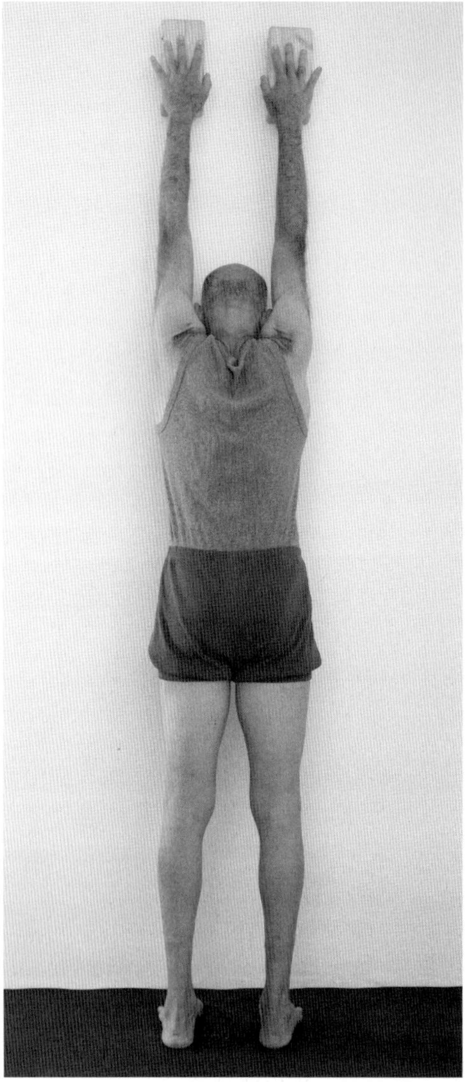

효과

블록에 저항하는 힘이 겨드랑이를 열고 늘여준다.

Tips

✔ 벽에서 블록을 위로 미끄러지는 듯이 움직일 것

✔ 겨드랑이를 움츠리지 않은 채로 어깨를 활성화시키는 것을 배운다.

우르드바 하스타아사나 변형 4

도구

천정에 단 로프

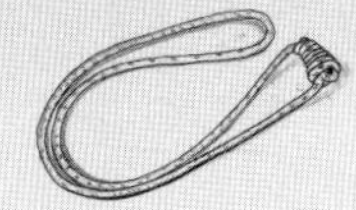

몸 전체를 위로 늘이기: 천정에 단 로프를 잡고

→ 천정거치대에 매단 로프 바로 아래에 타다아사나로 선다.

> 팔을 위로 들어올려 우르드바 하스타아사나로 선다. 발뒤꿈치를 약간 바닥에서 들어올리고 로프를 높게 잡는다.

> 이제 로프를 잡은 손을 풀지 않고, 발뒤꿈치를 바닥으로 내린다.

> 잠시 동안 로프를 잡고서, 신장이 늘어난 것을 느껴본다. 확장된 가슴으로 숨을 들이마신다.

> 이제 로프를 놓는다. 로프를 사용했을 때와 같은, 위를 향한 신전을 유지하려 노력한다.

Note: 천정에 매단 로프가 매우 흔한 것은 아니지만, 천정거치대는 많은 아사나에 매우 도움이 될 수 있다.

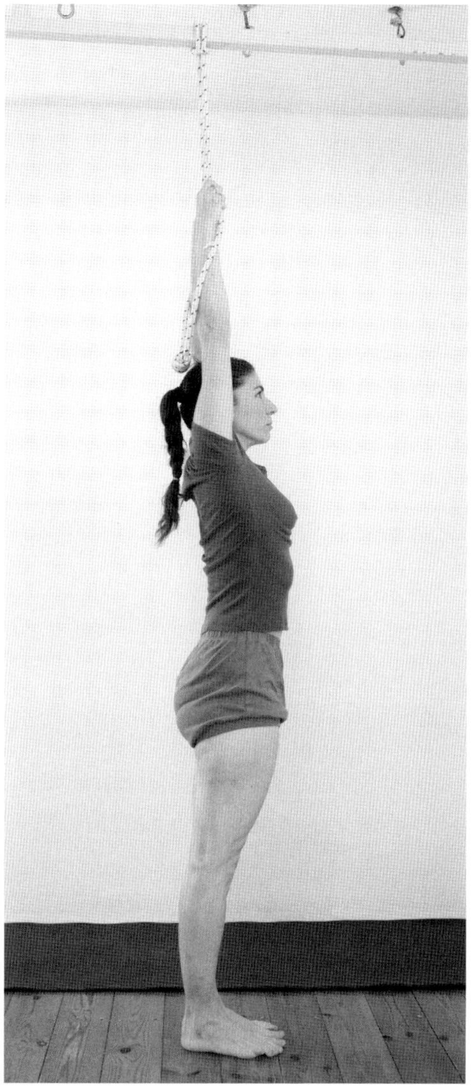

효과

로프는 척주와 상체를 길게 만든다. 로프를 놓을 때 척주가 떨어지는 감각을 느낄 수 있는데 그것을 방지하기 위한 동작을 배울 수 있다.

적용

천정에 매단 로프는 다른 그룹의 아사나들뿐만 아니라 서서 하는 아사나들을 위해 사용될 수 있다. 브륵샤아사나 변형 4와 웃띠타 트리코나아사나 22의 예를 보라.

브르륵샤아사나(Vrksasana)

브르륵샤아사나는 보통 우리가 배울 수 있는 첫 번째 균형동작이다. 이 동작은 한 다리로 균형을 잡으면서 팔 동작은 우르드바 나마스카라아사나를 하는 조합이다. 손바닥을 서로 맞대는 것이 너무 어렵다면, 우르드바 하스타아사나처럼 손을 떼어놓는다.

Tips

타다아사나에서 산의 견고함과 안정성을 배우고, 브르륵샤아사나에서 나무의 섬세하고 유연한 균형감을 배운다!

주의

만약 심장병이나 고혈압이 있다면 팔을 30초 이상 위로 뻗고 있지 말 것. 현기증이 잘 난다면, 등을 벽에 기대고 수련하라.

골반 열기

브르륵샤아사나는 또한 서서 하는 측굴 자세로 배울 수 있는, 골반을 넓히는 작용을 위한 기본자세이다. 서 있는 다리와 꼬리뼈는 타다아사나와 같이 유지하면서, 올린 다리 쪽 둔부를 안쪽으로 이동하고 안쪽 허벅지를 펴는 것으로 이 자세가 완성된다.

브릭샤아사나 변형 1

대퇴골두를 안으로 움직이기: 구부린 다리를 벽에 기대기

고관절은 대퇴골이 골반에 연결되어 있는 절구관절(구상관절)이다. 이 관절이 닳거나 파열되는 것은 노년층에서 흔히 발생하는 질환이다. 많은 사람들이 고관절대체수술을 겪어야 한다. 대퇴골두가 탈구되는 것은 고관절 문제의 원인 중 하나이다. 이 변형 자세는(그리고 유사한 다른 동작들도) 골반의 장골에 있는 고관절구 속에 구부린 다리의 골두를 깊숙하게 유지하는 것으로, 고관절 건강을 유지하는 데 도움이 된다.

→ 오른다리를 들고 자세하기:

- 몸의 오른쪽을 벽에서부터 약 50cm 떨어져 선다.
- 오른다리를 구부릴 때, 오른손을 이용해 발을 들고 왼다리의 사타구니 안쪽에 발뒤꿈치를 둔다.
- 왼쪽 허벅지 안쪽을 오른쪽 발바닥으로 누르며 왼쪽(서 있는) 다리로 굳건히 선다.
- 왼쪽 허벅지 앞면을 뒤로 민다(타다아사나처럼).
- 오른쪽 무릎을 가능한 많이 낮추고 벽에 기댄다. 필요하다면 벽과의 거리를 조절한다.

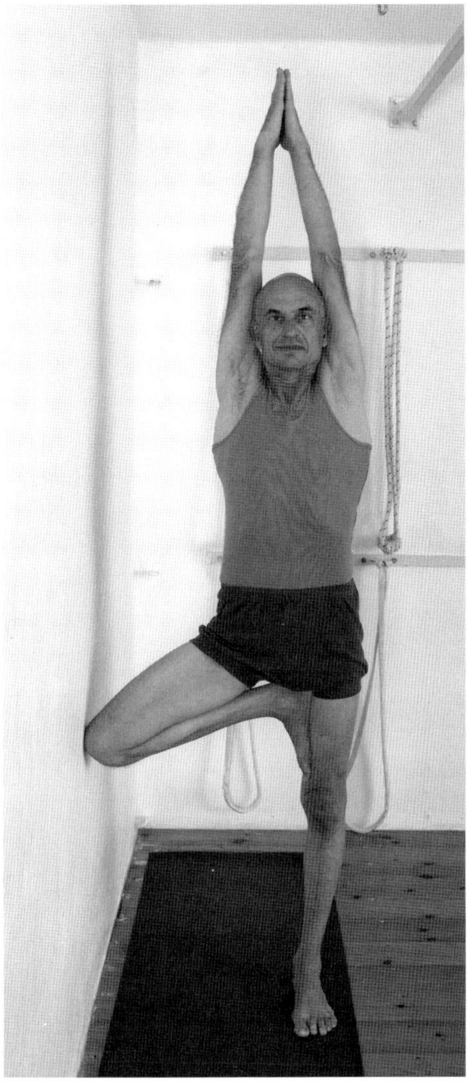

효과

벽에 기대는 저항력이 오른발이 힘의 부족으로 인해 서 있는 다리로부터 미끄러져내리는 것을 막아준다. 대퇴골두는 구 안에 단단하게 고정되어 있어서, 구부린 다리의 외회전을 위한 효과적 축을 형성한다.

Tips

- ✔ 허벅지, 정강이, 회음에 닿는 발뒤꿈치 사이에 공간이 없을 때까지 다리를 접어올린다.
- ✔ 들고 있는 다리의 엉덩이를 아래로 내려서 안쪽(앞으로)으로 가게 하여 자꾸 뒤로 빠지지 않게 한다.
- ✔ 몸통에서는 타다아사나의 내적인 감각을 유지한다.

브륵샤아사나 변형 2

고관절의 움직임 향상시키기: 등을 벽에 대고

오른다리 들고 자세하기:

- 등을 벽에 기대고 타다아사나로 선다.
- 오른다리를 든 다음 굽혀서 브륵샤아사나를 한다. 벽에 닿은 둔부를 자각하며, 둔부를 골반대의 높이와 균형을 맞춘다.
- 손을 든 채로, 서 있는(왼쪽) 허벅지의 앞면을 벽쪽으로 강하게 누른다.
- 왼쪽 허벅지가 앞으로 향하지 않게 하고, 오른쪽 둔부는 안으로 밀어넣고, 오른쪽 허벅지는 안쪽 사타구니로부터 무릎 안쪽까지 늘이면서 무릎은 바깥쪽으로 돌린다. 엉덩이 양쪽이 고르게 벽에 닿게 하고, 오른손으로 무릎을 벽 쪽으로 민다.
- 안정감이 느껴지면, 벽에서 살짝 떨어져서 벽에 의지하지 않는 서서 하는 자세를 수련한다.

Note: 보조자가 골반 왼쪽을 안정시키며 오른쪽 무릎을 부드럽게 벽으로 밀 수 있다.

효과

벽은 균형을 유지하는 데 도움을 주고 골반 부위의 불균형을 찾아내는 것을 도와준다. 골반이 기울어 있거나, 돌아가 있거나, 수평이 맞지 않는 것을 즉시 느낄 수 있다. 이것은 또한 허벅지 안쪽의 내전근이 길어지는 동작을 분명하게 한다.

적용

서서 하는 모든 측굴 자세

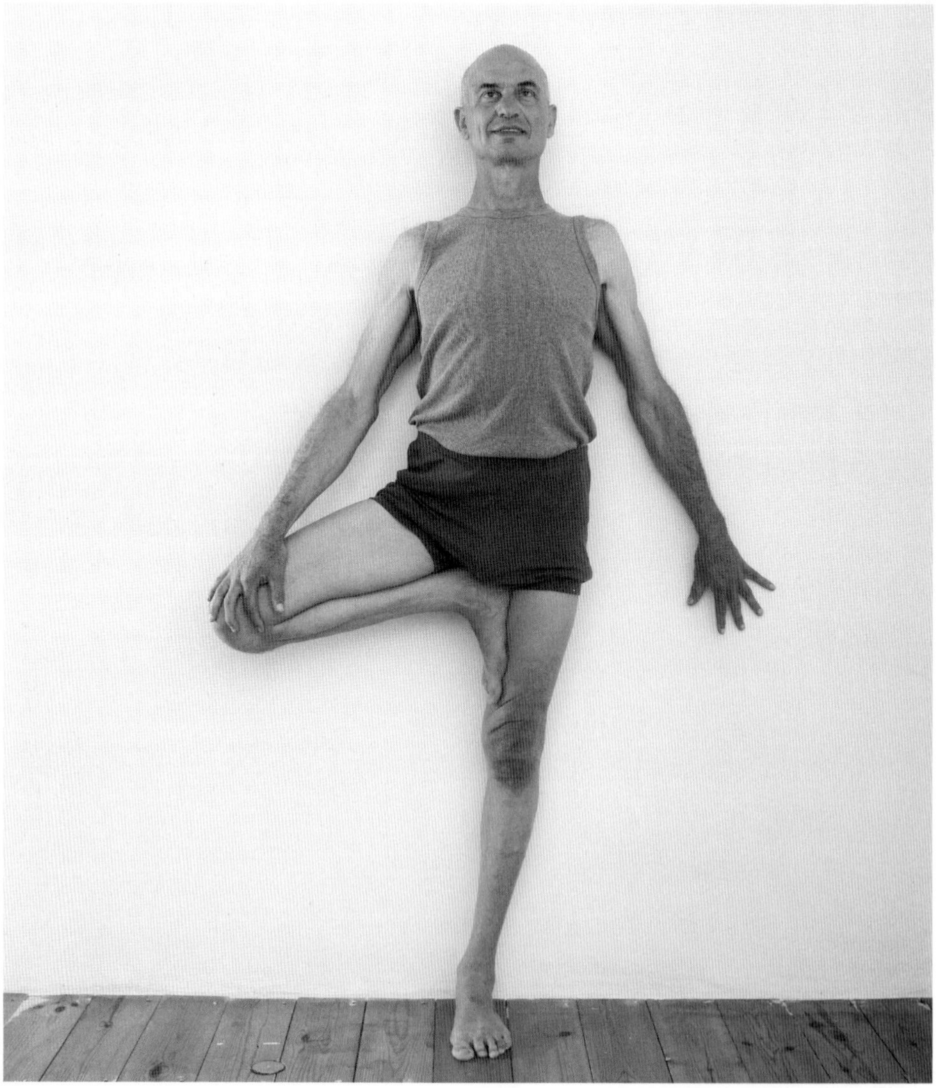

브륵샤아사나 변형 3

도구
블록 2개

골반 넓히기: 벽을 마주하고

오른다리 들고 자세하기:

- 벽을 바라보고 타다아사나로 선다.
- 블록 1개를 왼쪽 허벅지 윗부분과 벽 사이에 끼우고 다른 블록은 들고 있는다.
- 오른다리를 들어 브륵샤아사나 자세를 취하고 폼블록을 오른쪽 무릎 안쪽과 벽 사이에 끼운다.
- 이제 오른쪽 둔부를 벽 쪽으로 움직인다.

Note: 나무블록은 안전상의 문제로 추천하지 않는다. 발가락 위로 무거운 블록이 떨어지지 않도록 하라.

Note: 보조자는 오른쪽 둔부를 벽을 향해 아래로 또 안으로 부드럽게 밀 수 있다.

효과

첫 번째 블록은 왼쪽 허벅지가 앞으로 나가는 것을 방지한다. 두 번째 블록은 오른쪽 엉덩이 움직임의 받침점 역할을 해준다. 이 변형은 파트너가 둔부를 안으로 움직이는 것을 도와주면 더욱 효과적이다.

적용

서서 하는 모든 측굴 자세

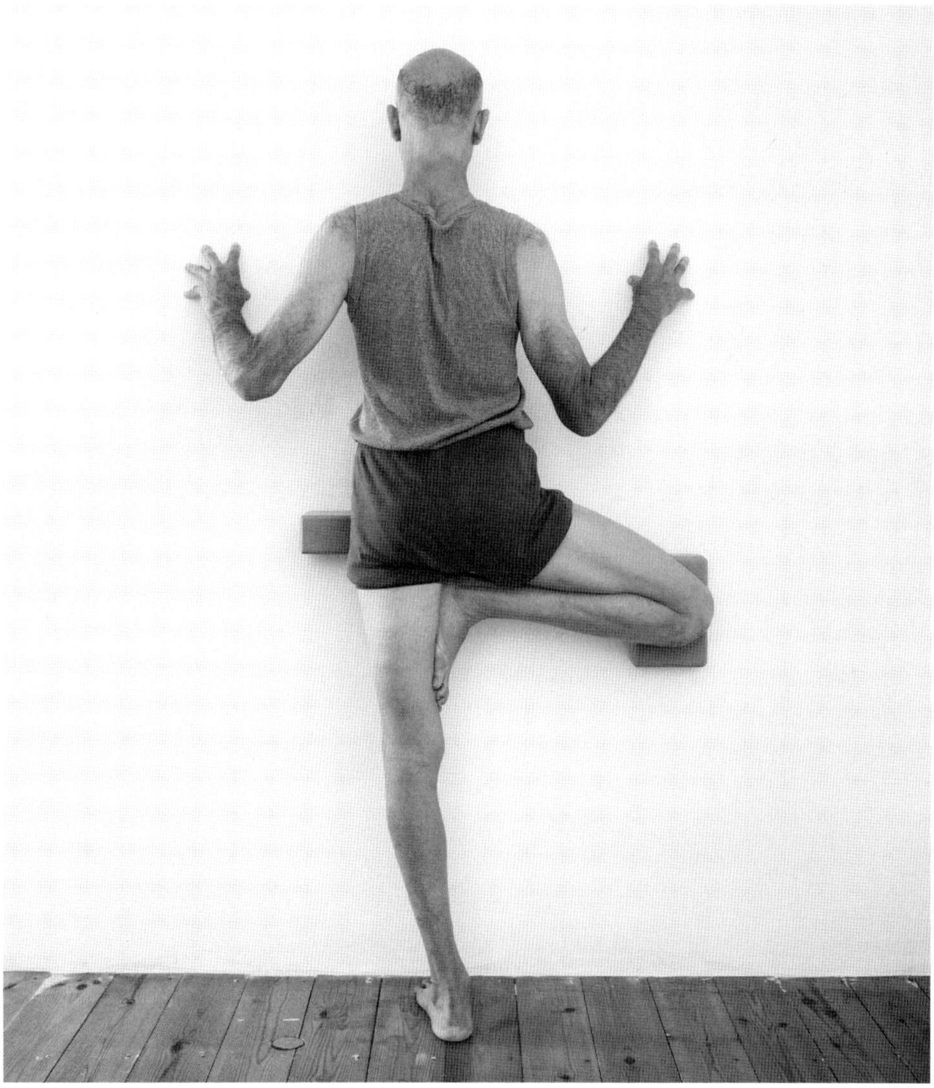

스트레칭 업

균형을 유지하는 것 외에도 이 자세를 하면서 위로 스트레칭하며 회향목처럼 우뚝 서야만 한다. 이런 것을 가르쳐주는 변형 자세가 여기 있다.

브릑샤아사나 변형 4

도구
천정에 단 로프

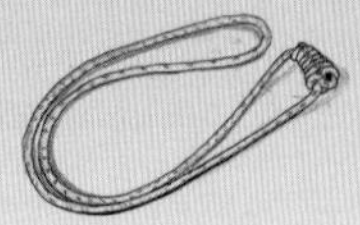

몸을 위로 향해 늘이기: 천정에 단 로프를 잡고

이 변형은 우르드바 하스타아사나 변형 4(37쪽)과 유사하다.

→ 오른다리 들고 자세하기:

- 천정거치대에 매단 로프 바로 아래에 타다아사나로 선다.
- 오른다리를 들어 브릑샤아사나를 취하고 팔을 위로 뻗는다. 왼발 뒤꿈치를 바닥에서 살짝 들어올려 천정거치대에 매단 로프를 좀 더 높게 잡는다.
- 이제 로프를 꽉 쥐고 왼발 발뒤꿈치를 바닥으로 내린다.
- 잠시 동안 로프를 잡고 자세를 유지하며, 신장이 늘어나는 것을 경험해본다. 확장된 가슴으로 숨을 들이쉰다.
- 이제 로프를 놓는다. 로프를 사용했을 때와 같은, 위를 향한 신전을 유지하려고 노력한다.

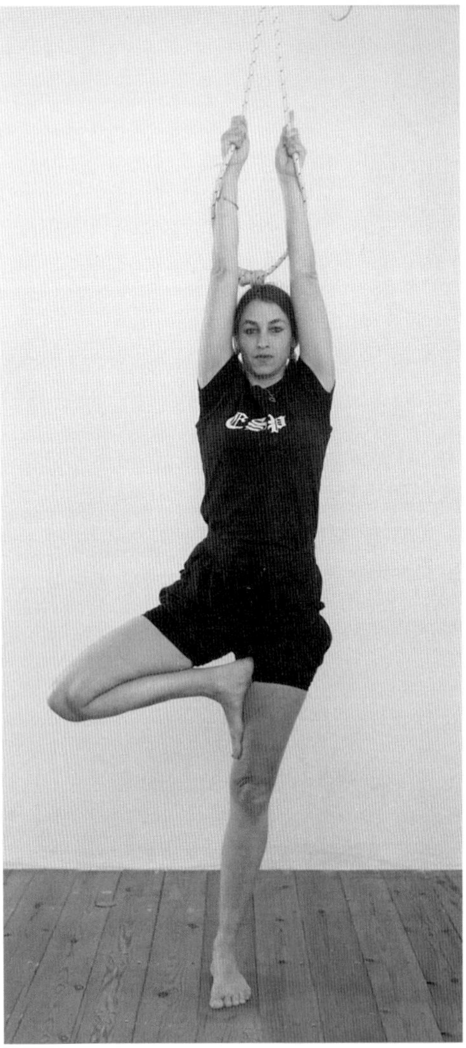

효과

로프는 몸을 위로 신장시키고 유지하는 것을 도와준다.

Tips

✔ 도구 없이 균형을 유지하고 내적인 신장을 배운다.

적용

천정거치대에 매단 로프는 많은 서서 하는 자세에(또한 앉은 자세에도) 유용하다. 우리는 뒤이은 변형 자세들에서 이러한 사용의 예를 보여줄 것이다.

아도무카 스바나아사나(Adho Mukha Svanasana)

아도무카 스바나아사나에 대하여

나는 다음과 같이 씌어 있는 요가 티셔츠를 좋아한다. '다음날, 또 다른 개자세.' 나는 이 포즈를 매일 연습한다. 이 자세는 전면 신장과 더불어 등을 오목하게 하는 독특한 조합이다. 이 자세는 몸 전체에 영향을 준다. 네 가지 주요한 감각기관(카르멘드리야스)을 활성화시킨다. 팔과 다리의 대응이 많은 요가 순서에 조화를 준다.

아도무카 스바나아사나('아래쪽을 향한 개자세'의 산스크리트어) 완성 자세는 달성하기 쉽지 않다. 그러나 초보자들은 예비 단계를 수행할 수 있고 특히 도구 혹은 파트너의 도움을 받는다면 이를 통해 어마어마한 잇점을 누릴 수 있다. 이 자세는 다른 아사나를 위한 위밍업 자세로 수련된다.

이 자세의 일반적인 형태는 삼각형이다. BKS아헹가는 이 자세에 대하여 "눈이 히말라야 정상을 덮듯이 자각이 둔부를 감싸안아야 한다"고 말하였다. 신체에너지가 손바닥에서 시작해 몸의 뒤와 위쪽으로 흘러 둔부로 이동한다. 요가디피카(LOY, Pl. 75)의 사진은 머리를 바닥에 대고 쉬는 자세를 보여줘, 많은 사람들이 섣부르게 머리를 바닥에 대려고 시도한다. 초보자라면 둔부 들기를 먼저 연습하고 신체 뒷부분으로 무게를 이동하고, 뒤꿈치를 바닥으로 누른다. 이러한 것이 먼저 성취되고 나서, 등을 오목하게 하는 연습을 시작하라. 가까운 시일이 지나면, 당신의 머리가 바닥에 닿을 것이지만, 이것에 지나치게 욕심을 내지 마라. 만약 머리를 바닥에 대고 쉬는 것에 대한 효과를 경험하고 싶지만 완성된 자세를 할 준비가 되어있지 않다면, 블록이나 볼스터를 이용해 이마를 받쳐준다.

Tips

아도무카 스바나아사나의 일반적인 모양은 삼각형을 닮았다. 자세의 에너지는 손과 발에서 몸통을 지나 둔부로 흐른다. 완성자세에서, 자각은 히말라야 정상을 덮고 있는 눈처럼 삼각형 꼭대기를 포용한다.

자세의 일반적 구조

아도무카 스바나아사나에서는 신체의 왼쪽과 오른쪽 사이의 정확한 대칭성과, 손바닥과 발에 같은 무게 분배가 있어야 한다. 뒤의 여러 가지 변형이 자세의 정확한 구조를 배우는 데 도움을 줄 것이다.

주의

만약 고혈압이 있거나 빈번한 두통을 겪는다면 받침대로 머리를 받쳐라(변형 21 참고). 만약 어깨가 자주 탈골된다면, 팔을 바깥쪽으로 돌리지 않는 것을 명심하라. 임신한 상태에서 이 아사나를 할 경우 손과 머리를 위한 의자나 혹은 다른 받침을 이용하라.

아도무카 스바나아사나 변형 1

발과 손바닥의 거리 찾기

'손바닥과 발 사이의 정확한 거리는 얼마일까?'는 흔히 떠오르는 질문이다. 이 자세를 시작하는 고전적인 방법은 차투랑가 단다아사나로부터 정확한 거리에 대한 힌트를 얻을 수 있다. 그러나 초보자들은 웃타나아사나로부터 자세를 시작함으로써 바른 거리에 대한 감각을 얻을 필요가 있다. 그를 위해 다음과 같이 시도해볼 수 있다.

- 우선, 의도적으로 손바닥과 발 사이에 짧은 거리를 두고 자세를 취해본다❶. 척추와 다리가 펴지는 것에 주목하라. 앞으로 걸어서 웃타나아사나를 한다.
- 두 번째로 자세를 시작한다. 이제 의도적으로 손바닥과 발 사이를 과도하게 벌려본다❷. 얼마나 길게 거리를 늘려야 더 이상 다리에 무게를 둘 수 없는지 알아본다. 앞으로 걸어서 웃타나아사나를 한다.
- 세 번째로 자세를 시작한다. 다리와 팔에 동등하게 무게를 배분할 수 있게 거리를 조정한다. 척추의 신장을 축소하지 않고도, 다리를 활성화시키고 늘일 수 있음을 확신하라.

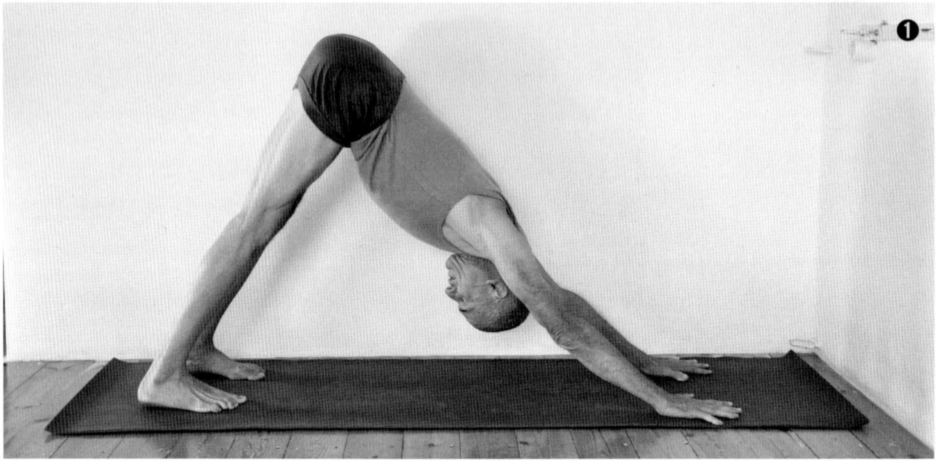
❶

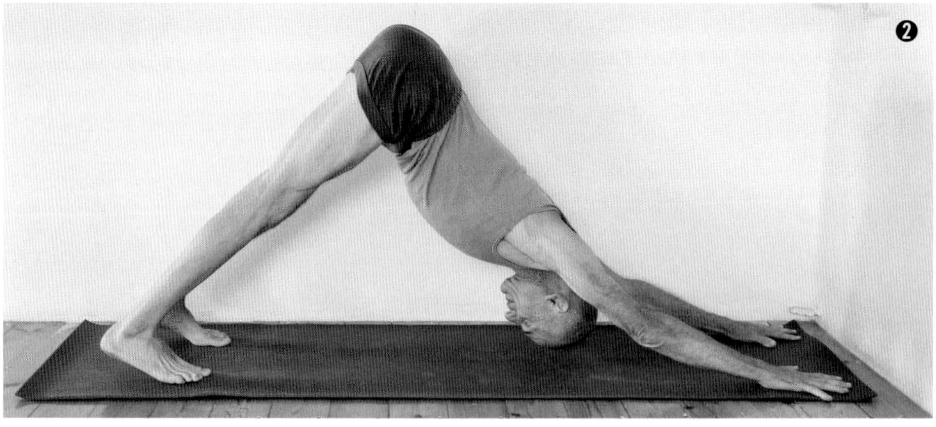
❷

이상은 일반적인 가이드라인을 제공하는 것이니 당신의 고유한 신체 컨디션에 민감하라. 특히 손과 발의 거리는 당신의 수행에서 특정한 목적에 의해 바뀔 수도 있다. 예를 들어 후굴을 하기 전에 개자세를 할 때면, 나는 견갑대에 더 많은 공간이 생기게 하고, 척추를 오목하게 하기 위해 거리를 더 늘인다. 이것은 후굴을 위한 팔과 견갑골의 움직임을 준비시켜준다. 반면에 전굴을 앞두고 이 자세를 할 때면 햄스트링의 작용과 종아리근육의 신장을 강화시키기 위해 종종 거리를 짧게 한다.

아도무카 스바나아사나 변형 2

도구
바닥선
또는 벨트

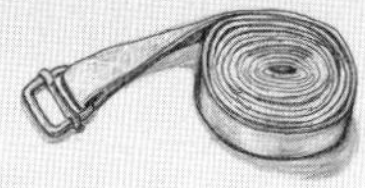

좌우 대칭 잡기: 가운데 선을 이용하여

사지의 대칭을 측정하기 위해 바닥의 선을 이용할 수 있다.

- 바닥의 직선을 선택하라. 어깨너비로 양쪽이 대칭되게 손바닥을 둔다.
- 뒤로 걸어서 발을 엉덩이너비로 대칭되게 놓는다.
- 얼굴의 가운데 선과, 척추를 바닥선과 나란하게 정열한다❶.
- 만약 바닥에 선이 없다면 벨트를 이용해서 선을 만들면 된다.
- 손바닥과 발을 벨트로부터 같은 거리에 둔다❷.
- 아도무카 스바나아사나 자세를 취할 때 척추와 머리는 벨트 위에 유지한다❸.

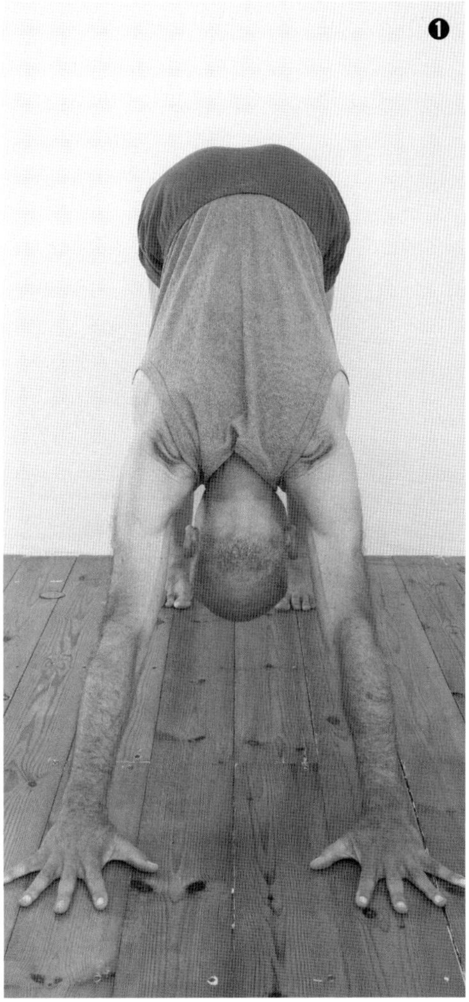

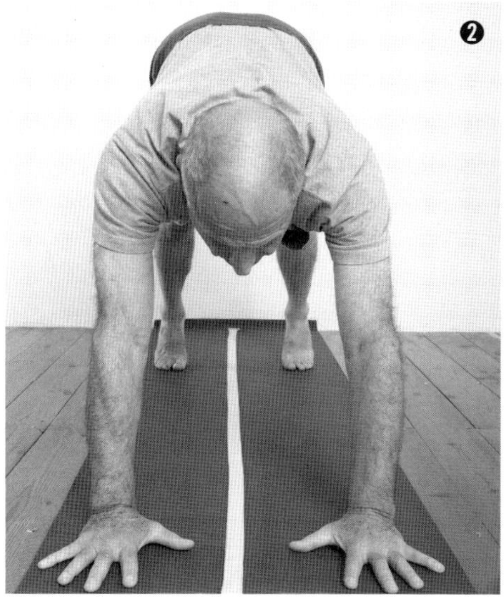

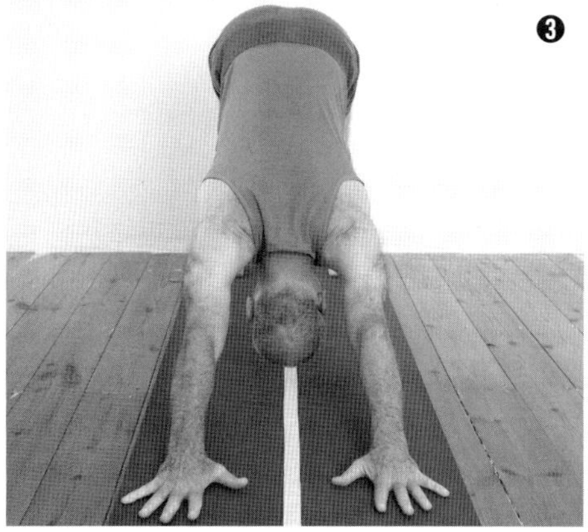

Tips

- 왼쪽과 오른쪽 손바닥의 압력을 비교해본다. 같은가?
- 왼쪽과 오른쪽 발의 무게를 비교해 본다. 같은가? 양쪽 발뒤꿈치를 똑같이 바닥으로 누를 수 있는가?

이러한 대칭성이 점프를 해서 자세를 취할 때도 보존될 수 있는지 확인해보는 것도 재미있다.

- 가운데 선을 중심으로 같은 거리에 발을 두고 웃타나아사나로 선다.
- 다리를 구부리고, 손바닥을 바닥에 댄다. 숨을 내쉬고 뒤로 점프해서 아도무카 스바나아사나를 취한다.
- 발을 본다. 선을 중심으로 같은 거리에 있는가?
- 이제 숨을 마시고 내쉬는 숨에 앞으로 점프해서 웃타나아사나를 취한다. 발의 위치를 확인한다.
- 이런 방식으로 여러 번 점프할 수 있다. 어떤 반복된 경향이 보인다면, 수정한다.

효과

완벽한 양쪽 대칭과 앞뒤 균형이 이루어졌을 때, 자세는 새로운 전체성을 가졌다고 가정할 수 있다. 이것은 내게 3D 사진을 떠올리게 한다. 두 눈이 고르게 2차원의 이미지에 모여 작용하면 삼차원이 나타난다.

적용

바닥선은 많은 다른 서서 하는 자세에 도움이 된다. 예를 들면 150쪽의 프라사리타 파도타나 아사나를 보라.

손바닥 올리기

우리가 이 자세에서 첫 번째로 배워야 하는 것은 무게를 손에서 발로 이동하는 것이다. 이를 위해서 수련자는 다리를 활성화시키는 것을 배울 필요가 있다. 이것은 손바닥을 어떤 받침에 올려놓는 것으로 습득될 수 있다. 자세의 기하학적 변화는 팔의 부하를 줄이고, 무게를 뒤쪽으로 옮기기 위해 허벅지 앞면의 근육을 활성화하는 것을 돕는다. 일단 다리가 더 활성화가 되면, 발뒤꿈치를 들어올리거나 혹은 어떤 받침 위에 발을 놓는 것으로 다리를 활성화시킬 수 있다.

아도무카 스바나아사나 변형 3

다리 쪽으로 무게를 이동시키기: 손바닥으로 지탱하며

도구

블록 2개
또는 의자
벽

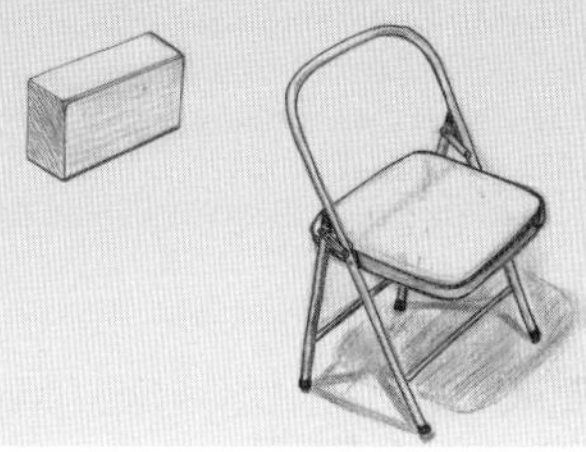

손바닥 들어올리기는 기울어 있거나 혹은 수평적인 받침을 이용해서 할 수 있다. 비스듬한 경사를 이용한다.

→ 매트 위에 블록 2개를 둔 다음, 기울여서 벽에 기대게 한다.❶

> 몸을 앞으로 숙여서 손바닥을 블록 위에 둔다. 손가락을 펴서 늘인다.

> 뒤로 걸어서 자세에 들어간다.

> 손바닥으로 블록을 누르고, 허벅지 앞면은 뒤로 밀고, 발뒤꿈치는 들고, 둔부도 한껏 든다.

이제, 엉덩이를 높게 유지하며, 발 바깥쪽을 늘이고, 발뒤꿈치는 아래로 내린다.

> 블록 대신에 의자를 뒤집어 사용할 수 있다(좀 더 자세한 사항은 『의자 활용 요가』 참고).

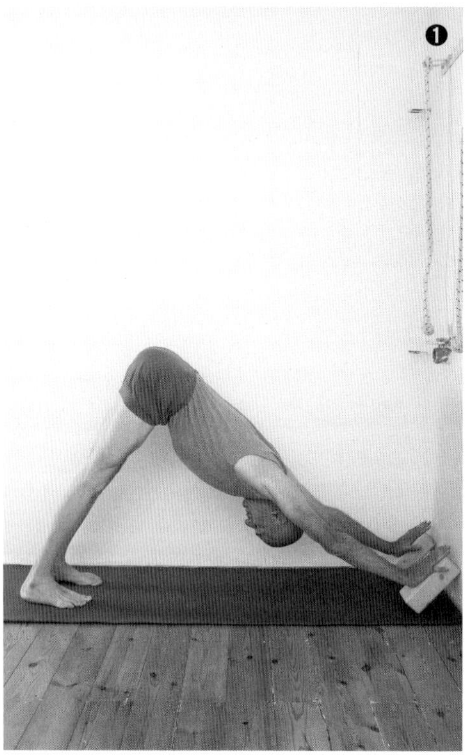

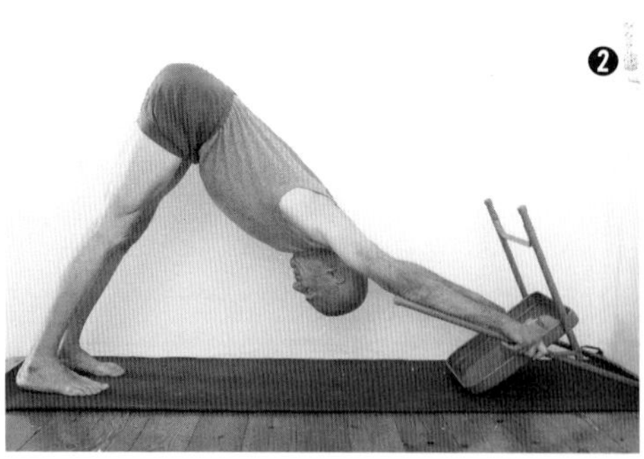

효과

손바닥을 기울여 지지하기는 무게를 손에서 다리로 이동시키기 때문에 수련을 시작할 때 하기에 매우 부드럽고 좋은 방법이다. 손바닥을 기울여 지지하면 뒤쪽으로 미는 힘을 좌우 수평으로 늘일 수 있다. 발뒤꿈치를 좀 더 쉽게 바닥에 닿을 수 있게 하고 다리 활성화를 위한 단단한 기반을 형성하게 한다. 이것은 견갑골을 안쪽으로 움직이는 데 도움을 주고 손목 통증이 있는 사람들을 위해 유익하다.

Tips

- ✔ 에너지가 손바닥에서 위로 흘러 팔과 몸통 뒤를 지나 둔부로 흘러야 한다. 그곳에서 발뒤꿈치를 향해 내려와야 한다.
- ✔ 뒤꿈치를 들고, 아치로부터 발뒤꿈치를 향해 발바닥의 피부를 늘인 다음 발뒤꿈치를 꾹 누른다.
- ✔ 발뒤꿈치의 바깥쪽과 발의 외측을 아래로 내리는 것을 배운다. 발의 외측 밑부분에는 남는 공간이 없어야 한다.

아도무카 스바나아사나
변형 3 (계속)

다리 쪽으로 무게를 이동시키기: 손바닥으로 지탱하며

→ 손바닥을 위한 평편한 받침을 이용하기

> 매트 위에 블록 2개를 벽에 대고 평편하게 둔다.

> 몸을 앞으로 숙여 손바닥을 블록에 댄다. 뒤로 걸어서 자세에 들어간다❶.

> 자, 이제 어깨가 손바닥 위로 수직을 이룰 때까지 몸을 앞으로 움직인다. 팔꿈치를 고정하고, 위팔을 안에서 밖으로 돌린다(상완이두근을 바깥쪽으로 돌린다). 그리고 위팔의 안쪽을 어깨 안쪽까지 늘인다.

> 당신이 자세로 되돌아갈 때, 손가락과 손바닥은 들고 손바닥의 볼록한 부분으로 블록의 모서리를 누른다. 손가락을 펴서 늘인다. 스트레칭한다❷.

> 1~3분 동안 자세를 유지한다. 그리고 웃타나아사나로 가서 손바닥의 볼록한 부분을 본다. 블록에 가해진 압력이 손에 자국을 남길 것이다. 두 손바닥의 자국을 비교해보라. 이 자국이 당신이 두 팔을 균등하게 사용했는지 알려줄 것이다.

신장(키)에 따라 손을 지탱하는 받침이 달라질 수 있다. 블록 대신에 의자나 스톨(등받이가 없는 의자)로 대체할 수 있다. 손바닥을 의자의 좌석 위에 두거나 ❸ 혹은 의자의 가로 바 위에 둔다(더 많은 내용은 『의자 활용 요가』 참고).

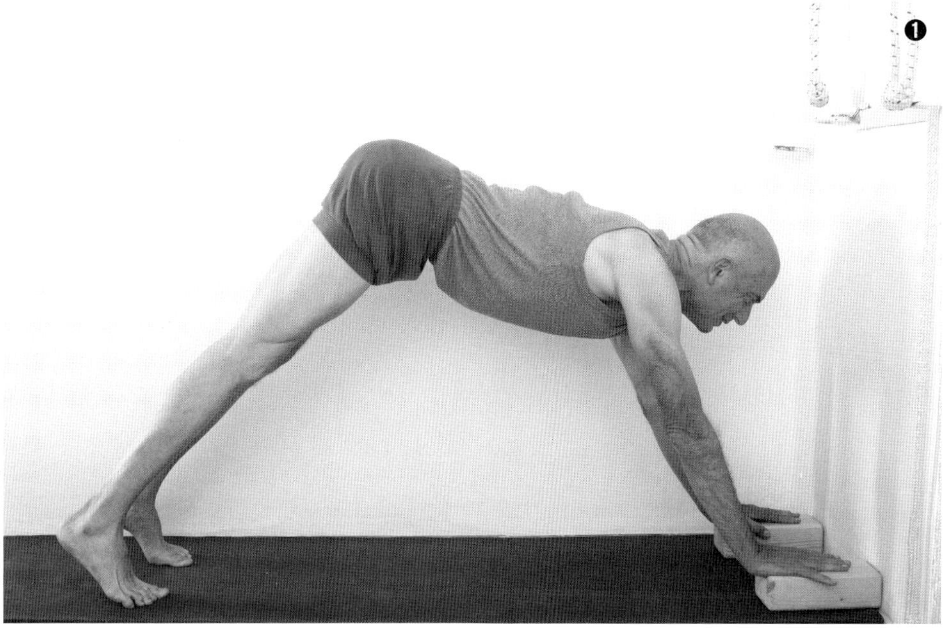

❶

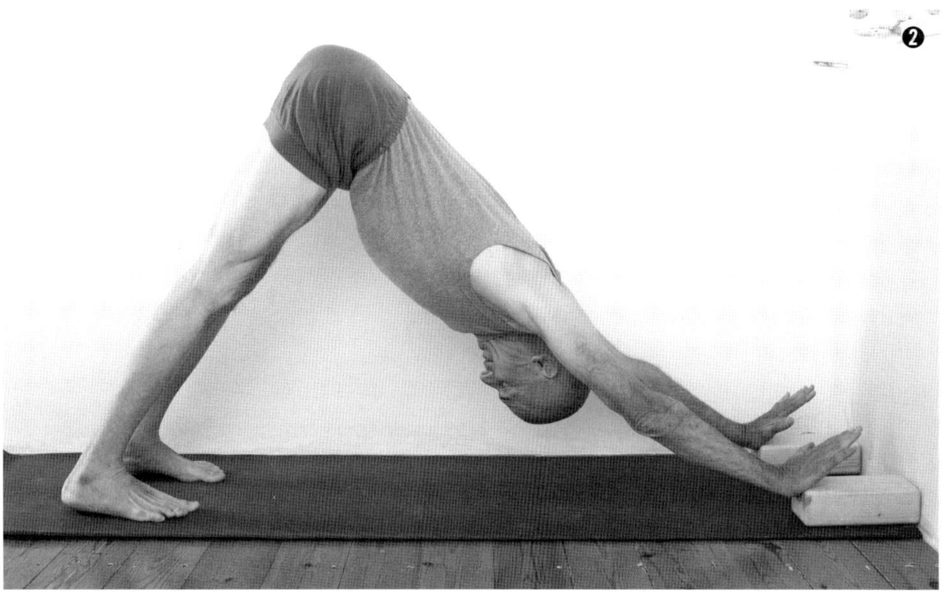

❷

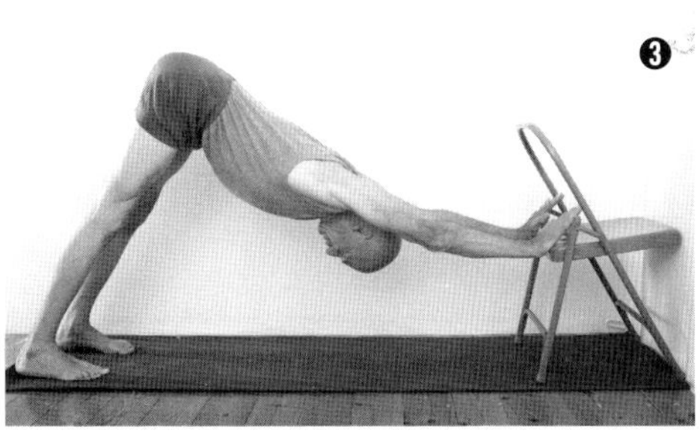

❸

효과

손바닥을 평편한 받침에 올리는 것은 손가락, 손바닥, 팔, 견갑골을 활성화시킨다. 이러한 동작을 이용해 등을 오목하게 하고 체중을 다리로 이동시킨다. 어떤 사람들에게는 이러한 변형 동작이 발뒤꿈치를 이전 자세보다 더 아래로 내리는 것에 도움이 된다.

파트너와 함께하기

파트너와 함께할 때의 이점은 외부에서 누군가 잡아당기거나 밀어줄 때 더 나은 자세가 어떤 느낌인가를 감지할 수 있다는 것이다. 이러한 세포기억은 언젠가 스스로 자세를 수행할 때 당신을 안내해줄 것이다.

Note: 파트너와 함께하는 다음의 변형 자세에서 다른 설명이 없다면 설명들은 모두 파트너를 위한 것이다. 편의상 우리는 자세를 하는 사람을 '수련자'라 부른다.

아도무카 스바나아사나 변형 4

도구
벨트 1개 또는 2개
파트너

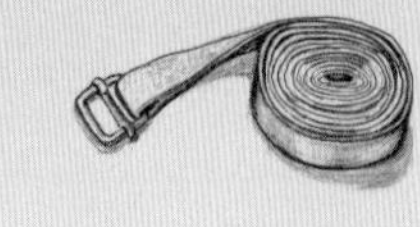

등을 펴서 올리기: 파트너가 벨트를 가지고 뒤로 당긴다

우리는 파트너가 몸통을 뒤로, 그리고 위로 당기기 위해서 사용하는 3가지 방법을 제시한다.

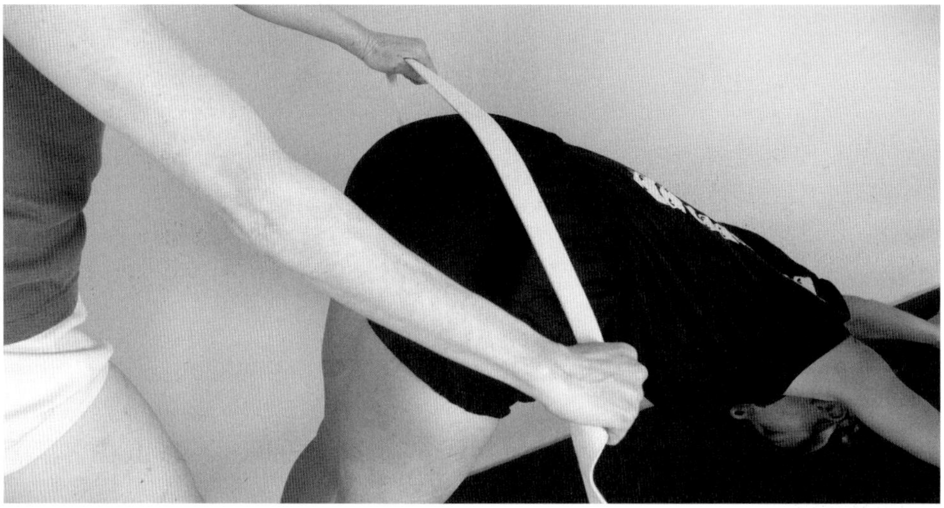

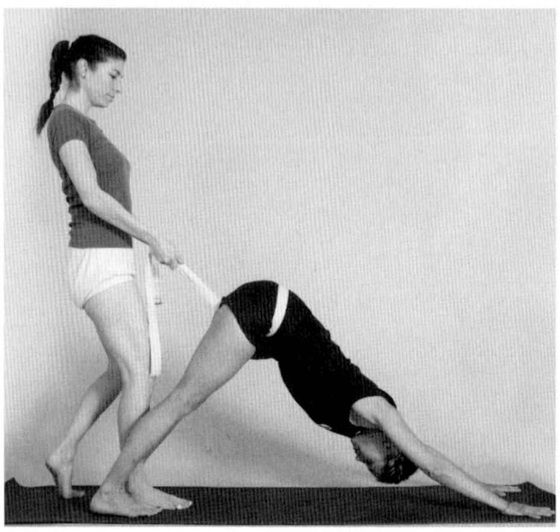

→ 벨트를 골반 주위에 두르고, 파트너가 뒤로 당겨올린다.

- 수련자가 자세를 취하고 난 후, 골반에 두른 벨트를 느슨하게 한다.
- 수련자의 다리 사이로 벨트를 앞에서 뒤쪽으로 통과시킨다.
- 느슨한 벨트의 끝을 잡고서 뒤로 그리고 위로 당긴다.

Note: 잡아당길 때 근육의 힘보다는 몸무게를 사용하라. 등을 바르게 편 상태를 유지하라.

- 잠시 동안 당기고 있는다. 수련자에게 이 자세에 적극적으로 동참할 것을 상기시켜라. 수련자에게 당신이 곧 벨트를 놓는다는 것을 신호로 알리고 서서히 그렇게 한다.
- 이제 수련자 스스로 잠시 동안 자세를 수행한다.

효과

벨트를 당기는 것은 자세에 들어가는 것을 돕고, 적은 힘으로도 근육 활동이 바른 방향으로 활성화되게 한다. 파트너가 벨트를 놓아도 수련자는 파트너가 벨트를 당기고 있을 때와 마찬가지로 자세를 유지하려고 해야 한다. 파트너는 정렬과 좌우대칭에 관해 말로 안내를 계속할 수 있다.

Tips

✔ 벨트를 사타구니 앞쪽에 두고 할 수 있다. 그러나 제시된 변형 자세는 안쪽 사타구니를 뒤로 움직이고 허벅지를 안쪽으로 회전시키면서 골반에 조밀함을 만드는 이점을 가지고 있다.

등을 펴서 올리기: 파트너가 벨트를 이용해 뒤로 당긴다

→ 허벅지 주변에 벨트를 두르고, 파트너가 뒤로 당긴다.

> 앞 허벅지 제일 윗부분에 벨트를 두르고 뒤로 그리고 위로 당긴다❶.

효과

잡아당김이 허벅지 뒤가 더 넓어지고 신장되는 것을 심화시킨다. 당기는 방향과 강도는 이 자세에서 요구되는 강한 허벅지 동작을 명확하게 한다.

❶
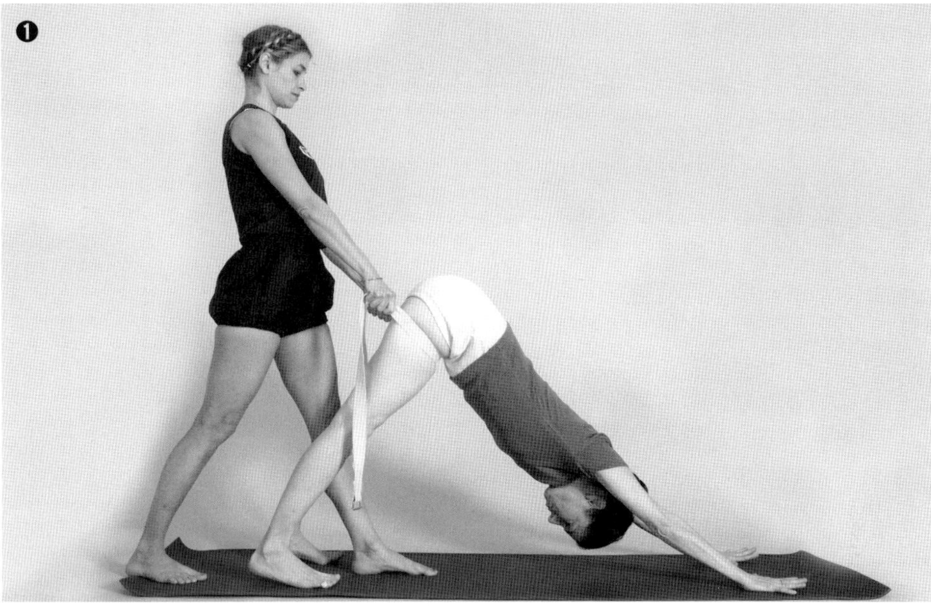

→ 벨트로 무릎 교정하기:

> 수련자 뒤에 서서 수련자의 오른다리 무릎 바로 위에 벨트를 두른다❷.

> 무릎의 움직임을 관찰한다. 오른쪽 무릎 좌우가 동일하게 움직일 수 있도록 조심스럽게 조절하며 당긴다.

> 이제, 조심스럽게 수련자를 벨트로 당길 때와 마찬가지로 오른다리의 당김을 푸는 동안 오른다리의 동작을 유지한다.

> 왼다리도 같은 과정을 되풀이한다.

❷
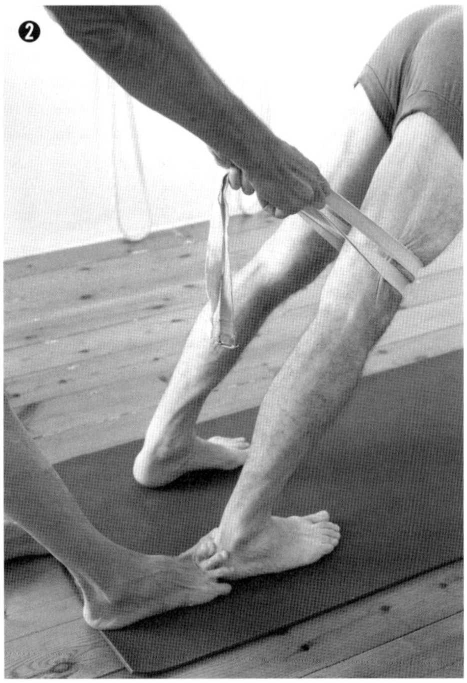

효과

허벅지 아래쪽을 당기는 것은 얼마나 무릎이 뒤로 움직일 수 있는지를 알게 해준다. 이것은 무릎 뒷면을 잘 열리게 해준다. 파트너는 수련자가 주로 볼 수 없는 신체의 일부분에 대한 피드백을 제공할 수 있다.

⚠ 주의

무릎뼈 위에 벨트를 두르지 않는다. 만약 무릎이 과신전되었거나 무릎에 어떠한 민감함이 있다면 이 변형 자세는 건너뛴다.

Tips

✔ 파트너 : 대부분의 경우에 무릎의 정렬을 유지하기 위해, 무릎 안쪽보다는 바깥쪽을 더 강하게 당길 필요가 있을 것이다.

✔ 수련자: 발목 앞쪽과 정강이와 허벅지의 윗부분을 뒤로 민다.

아도무카 스바나아사나 변형 5

도구
벽
파트너

발뒤꿈치를 깊게 내리기: '개자세' 위에 앉기

이 변형 자세에서는 수련자가 자세를 취하고 있는 동안 파트너가 수련자의 천골 위에 앉아있는다.

Note: 이번 변형 자세와 다음에 이어지는 변형 자세에서 수련자가 이미 삼각형 골반 모양을('둥근 언덕 모양'이 아니라) 이루어 충분히 등 아래쪽을 펼 수 있을 때 행해질 수 있다. 파트너는 체격과 유연성이 적당히 맞고, 되도록 같은 성별의 수련자와 짝지어야 한다.

→ 수련자의 손끝을 벽에 맞대고 자세에 들어가고 난 후:

- 다리를 벌리고, 벽을 보고 선다. 당신의 다리 사이에 수련자의 몸통이 있다.
- 당신의 둔부를 수련자의 천골 위에 두고 그 위에 조심스럽게 앉는다. 견고함을 위해 발을 벽에 둔다.
- 수련자의 천골이 벽에서 멀어지고 발뒤꿈치는 바닥으로 내려가도록, 다리로 벽을 민다.

Note: 사진에서 보조자는 벽에 단 로프를 사용하고 있다. 이는 편리하기는 하지만 필수적인 것은 아니다.

효과

파트너가 미는 힘은 수련자의 체중을 다리 쪽으로 이동하게 한다. 팔이 지탱하는 무게는 감소되고 척추는 잘 펴진다. 이 변형 자세는 종아리근육과 아킬레스건을 길게 늘이고, 그 결과 발뒤꿈치를 바닥으로 내리는 데 도움을 준다.

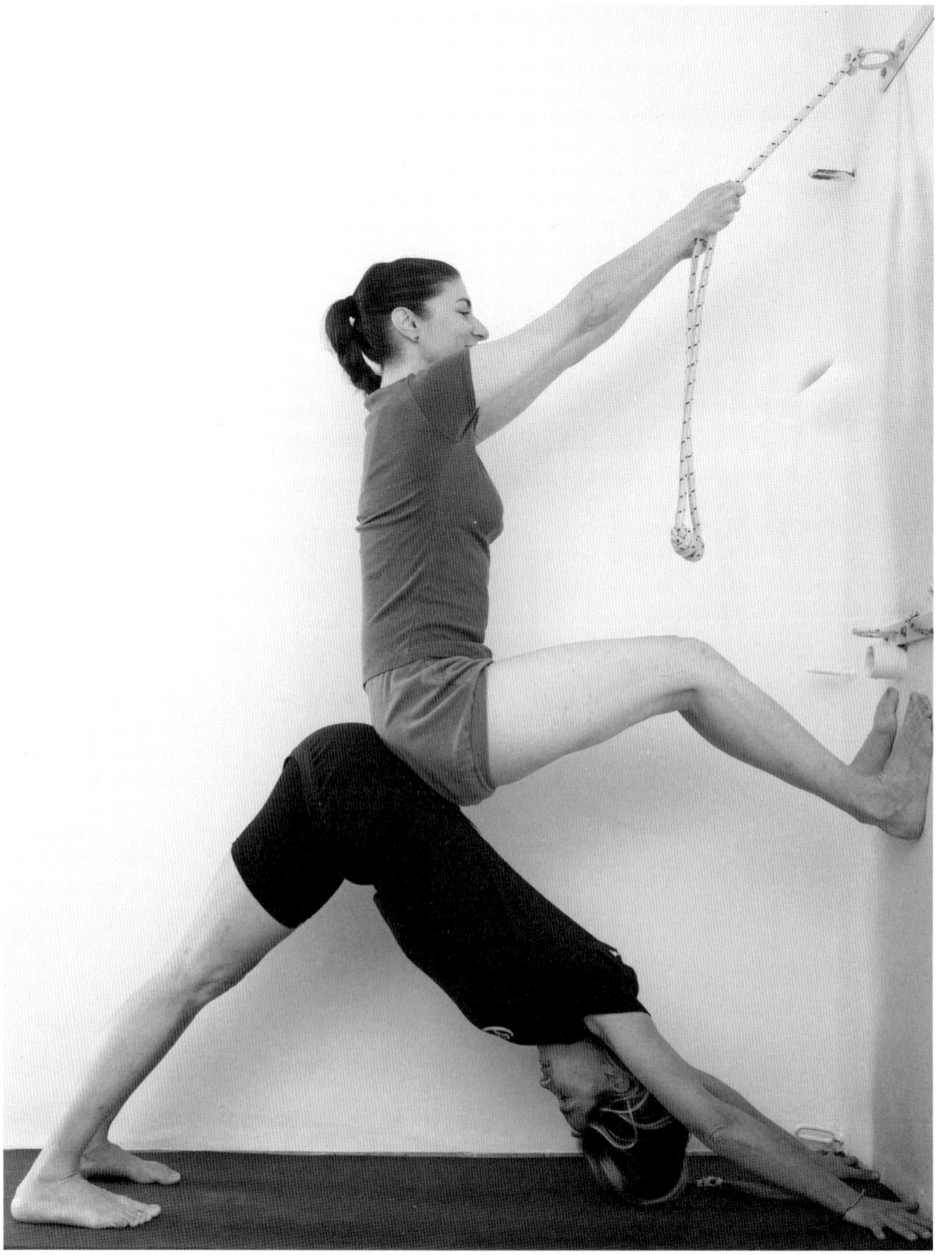

아도무카 스바나아사나 변형 6

도구
파트너

천골 움직이기: '두 마리 개'

여기서 보조자는 개자세를 한 수련자 위에서 변형 자세를 수행한다.

수련자가 자세에 들어가고 난 후:

- 수련자를 등지고, 수련자의 손 앞 약 1미터 앞에 선다.
- 앞으로 숙여 두 손을 바닥에 놓는다. 발을 하나씩 들어올려 당신의 두 발을 좌우 균등하게 수련자의 천골 위에 둔다.
- 수련자의 천골을 뒤로 그리고 위로 밀면서 팔을 뻗는다. 당신의 견갑골은 안으로 밀어넣고 등 위쪽은 오목하게 한다.

효과

파트너가 미는 힘은 수련자가 체중을 다리로 이동하고, 등을 펴고, 다리를 활성화시키고, 다리의 뒷부분을 열고 길어지게 하는 것을 돕는다.

파트너는 발을 들고 아도무카 스바나아사나의 변형을 하고 있는 중이다. 이것은 팔을 강화시키고 늘이며 견갑대를 유연하게 하고 등을 오목하게 만들기에 좋다.

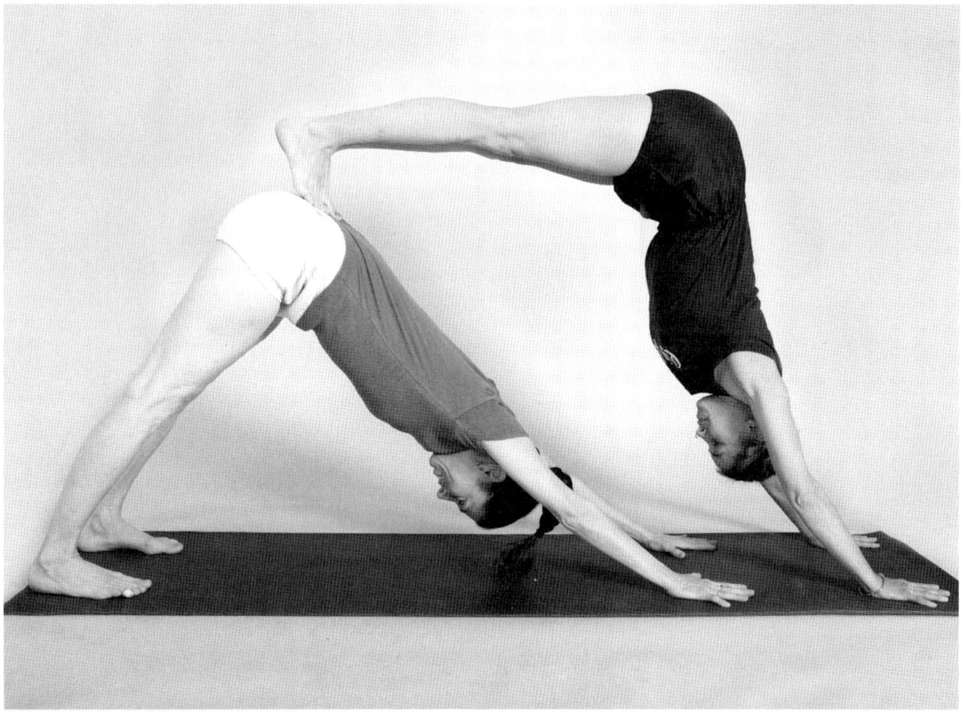

아도무카 스바나아사나 변형 7

도구
블록
파트너

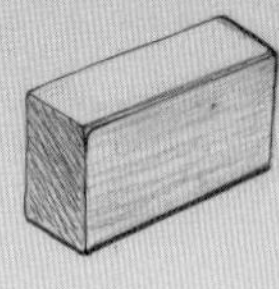

작용과 반작용: 파트너가 사타구니 뒤쪽을 민다

'공기를 미는 것'보다는 어떤 저항성을 가지고 미는 것이 더 쉽다. 이 변형 자세에서 파트너는 수련자의 반작용을 일으키기 위하여 수련자의 사타구니 뒤쪽에 압력을 가한다.

→ 수련자의 뒤에 선 다음 수련자의 사타구니(허벅지 뒷부분의 맨 위)에 블록을 둔다.

> 블록을 앞으로 그리고 아래로(수련자의 손 쪽으로) 밀고, 수련자에게 블록을 밀어내라고 지시한다.

효과

블록의 압력이 반작용의 힘을 유발한다. 수련자는 골반을 정렬하고, 몸통을 바른 방향으로(뒤로 또 위로) 움직이는 것을 배운다.

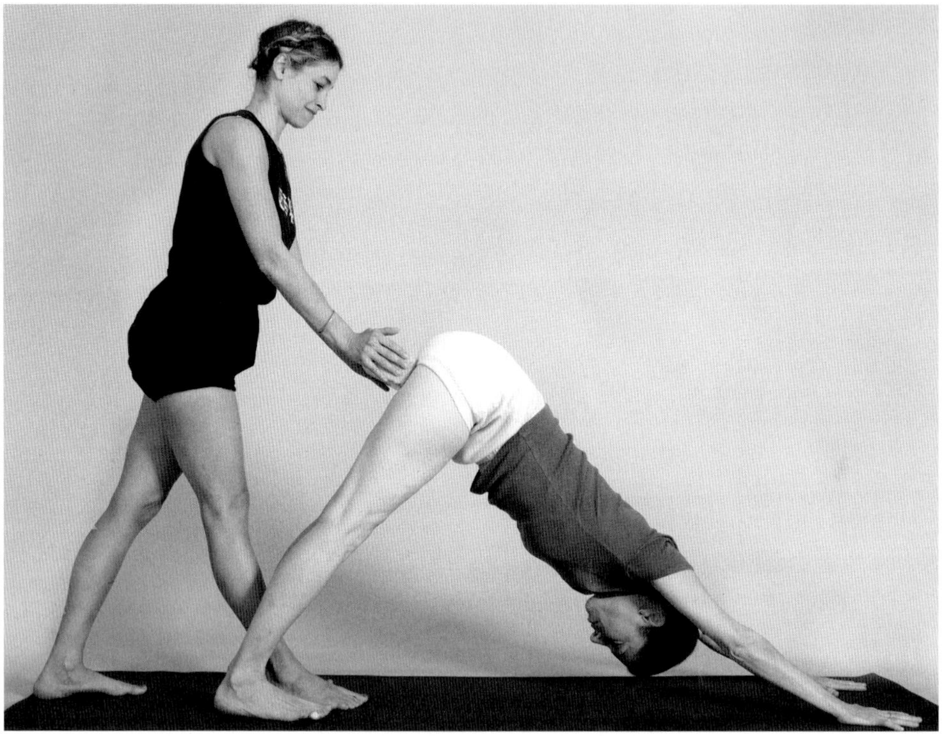

발 들기

발을 드는 것이 허리와 복부 사이의 공간을 만든다.

아도무카 스바나아사나 변형 8

도구

블록 2~4개
또는 카라니박스

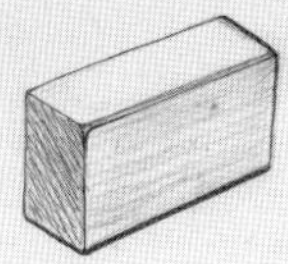

둔부를 민감하게 하기: 발을 올리며

→ 벽 앞에 블록 2개를 놓는다.

> 블록 위에 발가락 아래 볼록한 부분을 놓고, 발뒤꿈치는 벽에 대고 자세를 한다❶.

✔ 잠시 동안 자세를 유지한 다음, 조금씩 앞으로 움직여서 블록에서 걸어 내려와 발을 바닥에 두고 자세를 한다. 둔부와 골반대의 느낌을 관찰하자. 발을 들어 블록에 댄 자세로 배운 예리한 자각을 재창조할 수 있는가?

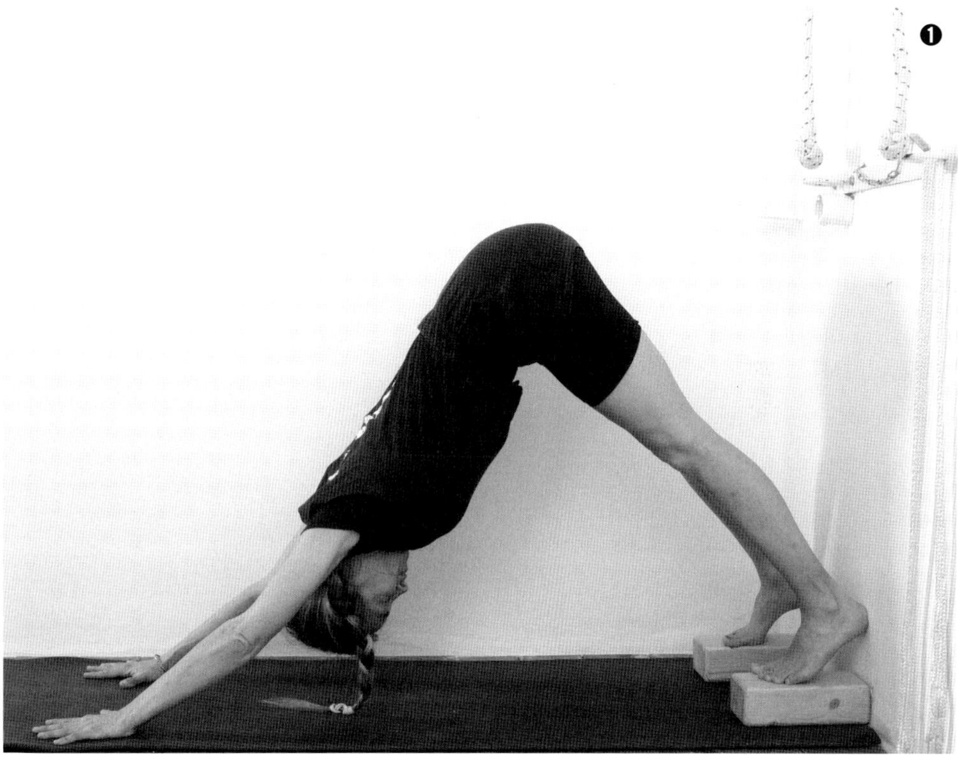

더 강력한 효과를 얻기 위해서 발을 훨씬 더 높게 올릴 수 있다. 예컨대 블록 4개, 낮은 카라니박스❷ 또는 의자를 뒤집어서 사용할 수 있다.

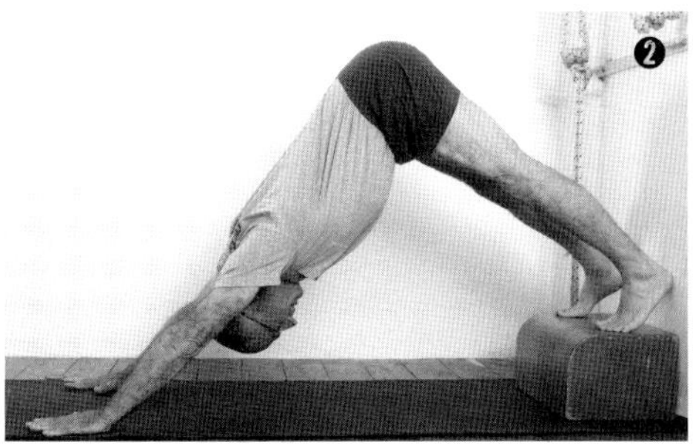

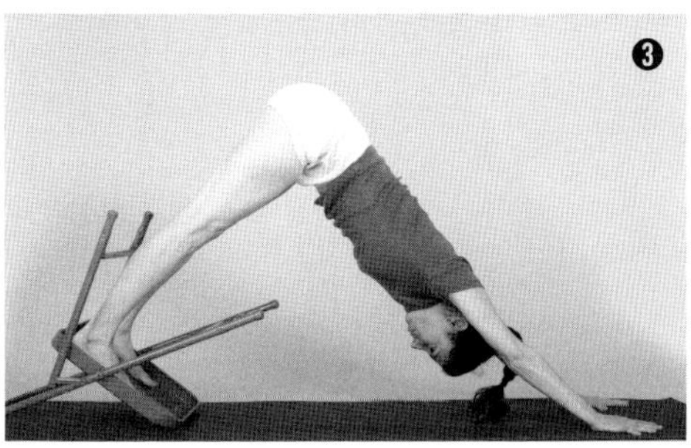

효과

발을 드는 것은 이 자세의 가장 윗부분인 둔부에 대한 자각을 가져온다. BKS아헹가가 말한 '히말라야 산꼭대기에 쌓인 눈'이란 이미지의 의미를 느낄 수 있게 도와준다. 이 자세의 삼각형 모양을 좀 더 쉽게 완성하게 해준다. 이 자세는 좀 더 역자세가 되는데, 내적인 감각을 변화시킨다. 아랫배는 확장되고 골반의 장기들은 위로 당겨진다. 그러므로 생식기관에 유익하다. 산후 임산부에게 추천되는 자세이다.

아도무카 스바나아사나 변형 9

도구
블록 4개

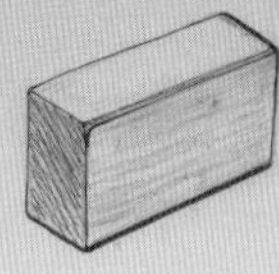

자세 전체를 들기: 발과 손바닥을 블록에 올려놓고

손바닥과 발 모두를 블록 위에 놓고 이 자세를 하는 것은 흥미롭다.

➡ 자세를 취한 다음 바닥의 손바닥과 발의 위치를 표시한다.

> 표시된 위치에 블록 4개를 놓는다.

> 다시 자세를 취한다. 이번에는 블록 위에 몸이 올라가 있다.

> 잠시 동안 유지한 후 당신의 감각을 기억한다. 그 다음 블록에서 내려와 평소처럼 바닥 위에서 자세를 한다.

효과

손바닥과 발 모두를 블록 위에 놓았기 때문에 이 자세의 기본 모양은 변하지 않는다. 자세의 명확한 내적인 효과를 한층 더 느낄 수 있다. 자세의 모양은 변하지 않더라도, 느낌은 달라진다. 바닥에 접촉하는 질감이 차이를 만든다.

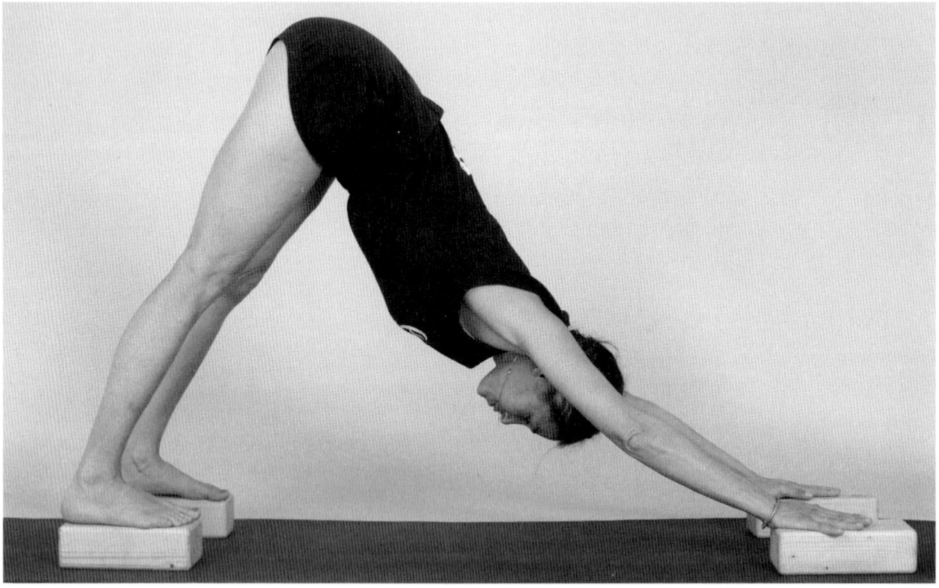

Tips

✔ 평소에 바닥에서 할 때와 4개의 블록 위에서 할 때의 느낌을 비교해보라. 차이점과 그 이유를 설명할 수 있는가? 블록 위에서 할 때의 효과는 무엇인가?

아도무카 스바나아사나 변형 10

도구

블록 2개

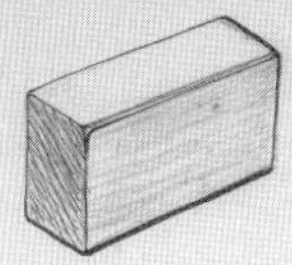

허벅지 앞쪽을 활성화하기: 발뒤꿈치를 블록 가장자리에 올려놓고

몸의 무게를 다리로 이동시키는 것은 척주의 완전한 신장을 이루고, 근육의 수고를 줄이며, 자세 안에서의 이완을 위한 열쇠이다. 다음의 변형 자세는 다리를 강화시키고 발달시킨다.

효과

어떤 수련자들은 허벅지 앞면(대퇴사두근)을 활성화시키는 것을 어려워한다. 이 변형 자세는 그들을 위한 것이다! 이 변형 자세는 다리를 활성화시키고 강화시키는 가장 좋은 방법 중 하나이다. 다리의 앞쪽이 다리의 뒤쪽으로 어떻게 움직이는지 관찰하라.

→ 벽 앞에 블록 2개를 둔다. 발뒤꿈치의 뒷뼈로 블록을 밀면서 바닥 위에서 자세를 한다❶.

> 이제 각 발뒤꿈치의 뒷끝을 양쪽 블록의 앞 가장자리에 놓는다.

> 발뒤꿈치로 블록을 밀어서 발가락과 발바닥이 들리고 펴지게 한다.

> 정강이와 허벅지 앞쪽을 뒤로 움직인다.

> 다리를 뒤로 계속 밀면서 이 자세를 잠시 동안 유지한다.

> 이제 발뒤꿈치를 블록에서 미끄러지듯 바닥으로 내린다❷.

> 발뒤꿈치의 밑면을 바닥으로 누르고 발뒤꿈치 뒷뼈는 블록에 맞댄다.

❶

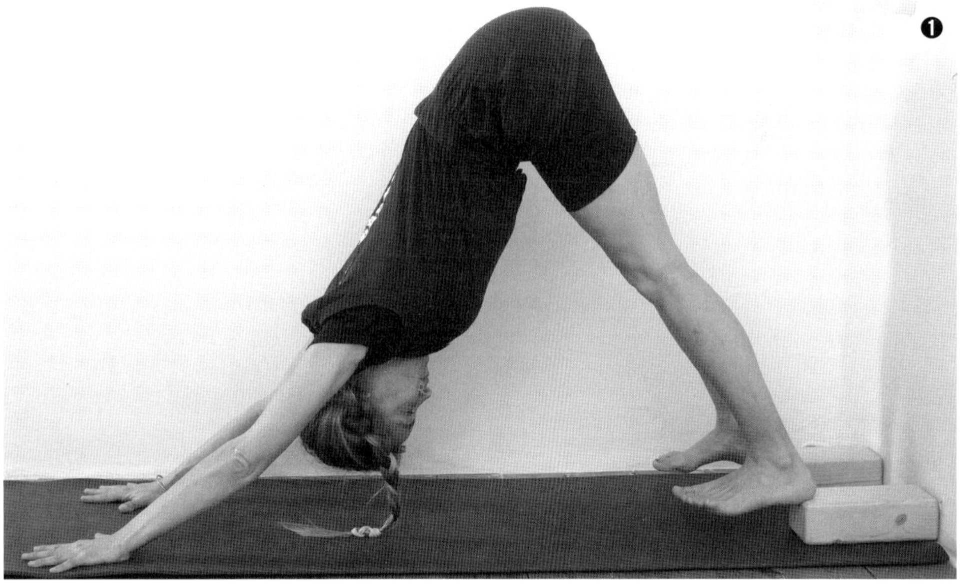

❷

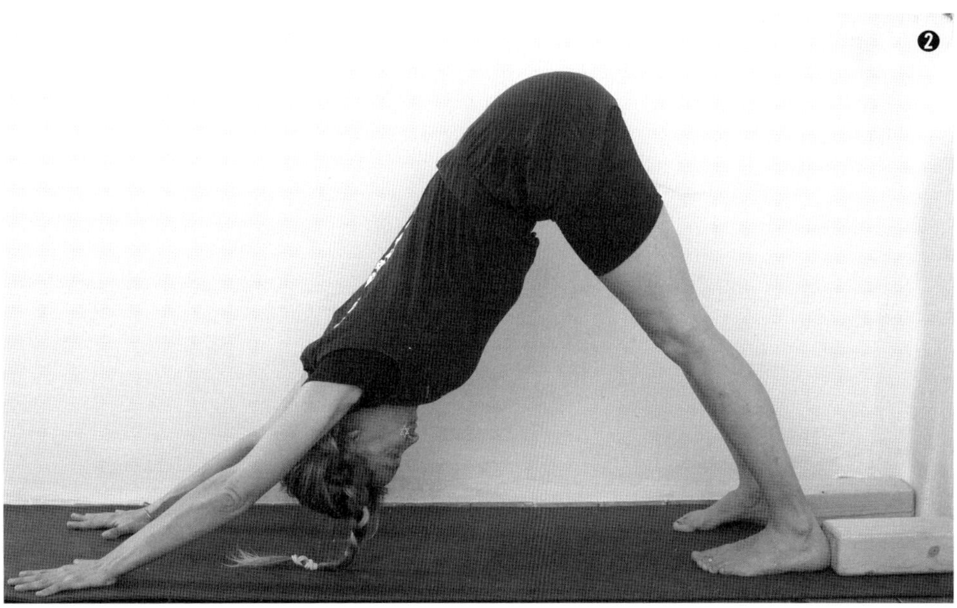

팔과 어깨를 활성화시키기

아도무카 스바나아사나는 양 팔과 다리의 작용이 동일하게 중요하다는 점에서 상당히 특별한 자세이다.

- 다리는 타다아사나처럼 작용해야 하고 팔은 아도무카 브륵샤아사나(손으로 서기)처럼 작용해야 한다.

아도무카 스바나아사나 변형 11

도구
파트너

견갑대 확장하기: 파트너가 팔의 회전을 도우며

위팔을 회전하여 상완이두근은 바깥으로(몸의 중심에서 멀어지게), 상완삼두근은 안쪽으로(머리를 향하여) 회전시킨다. 엄지손가락으로 중심을 잡고 엄지와 검지 사이에 공간을 두는 것이 중요한데, 그렇지 않으면 상완을 회전시키는 것이 손바닥 안쪽을 들리게 해서 이 자세의 토대를 약화시킨다.

파트너와 같이 이 동작을 명확하게 할 수 있다(파트너를 위한 설명):

→ 조심스럽게 당신의 발가락 볼록한 부분을 수련자의 엄지손가락 주변 위에 둔다❶.

› 이제 수련자의 팔을 잡고 바라는 방향으로 부드럽게 돌린다(위의 설명을 따른다)❷.

› 잠시 동안 팔을 잡고 있다가 푼다. 그리고 수련자가 스스로 팔을 회전하게 한다.

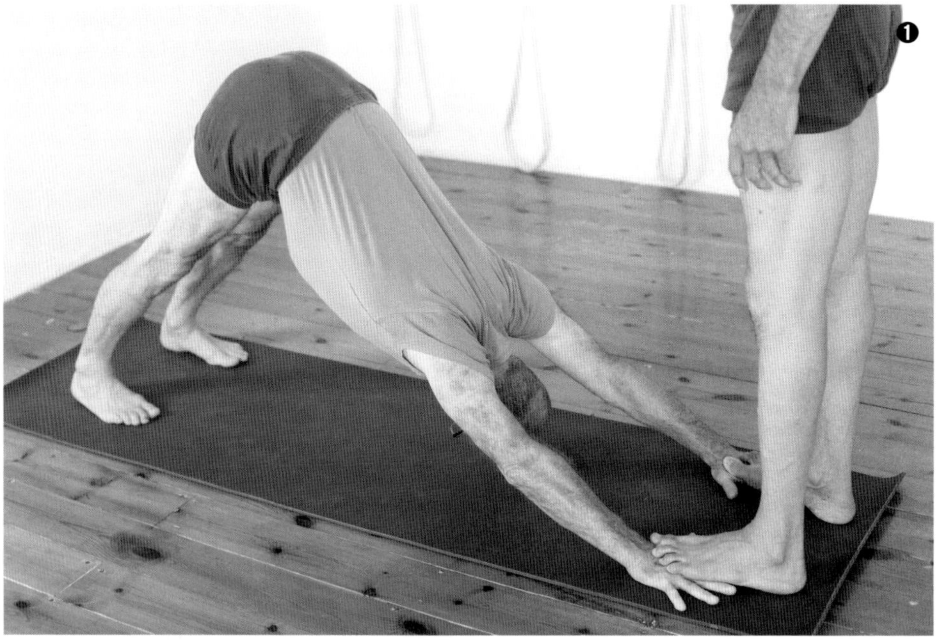

❶

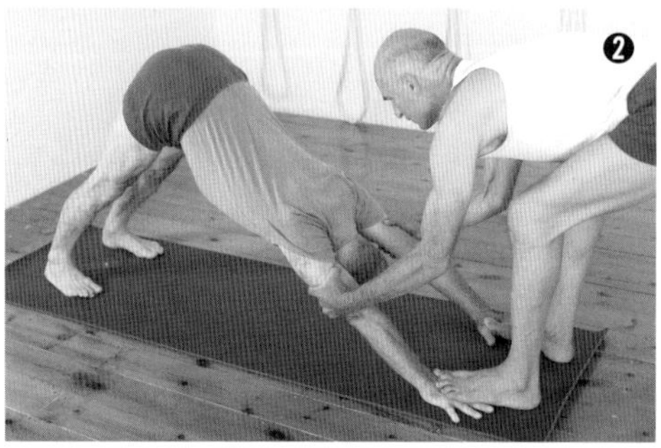

❷

효과

위팔을 회전시키는 것은 견갑대를 넓히고 목의 긴장을 이완시킨다. 위의 두 사진 속에서 어깨 사이의 공간을 비교해보라. 사진 ❶에서 수련자의 셔츠에 긴 주름이 있다. 사진 ❷에서는 견갑대와 흉부 위쪽이 넓어져서 이 셔츠의 주름들이 거의 사라졌다.

아도무카 스바나아사나 변형 12

도구
벨트나 로프
파트너

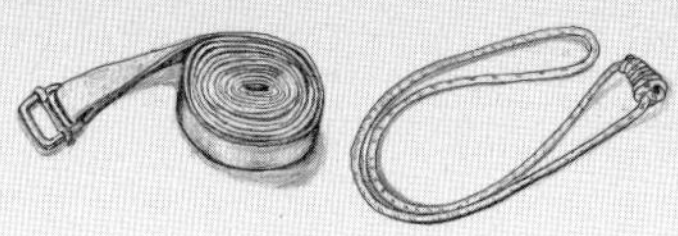

목을 풀어주기: 파트너가 삼두근을 당긴다

이 챕터의 초반에(29쪽의 타다아사나 변형 11을 보라) 우리는 견갑대 위에 로프를 두르는 법과 삼두근 견인을 위해 벨트를 거는 법을 설명했다. 같은 방법이 아도무카 스바나아사나에도 쓰일 수 있다.

→ 로프(혹은 벨트)를 타다아사나 파트에서 설명한 대로 준비한다.

> 자세에 들어가고 파트너에게 로프를 잡아당기게 한다❶.

만약 도와줄 사람이 없을 경우 벽고리를 사용할 수 있다❷.

❶
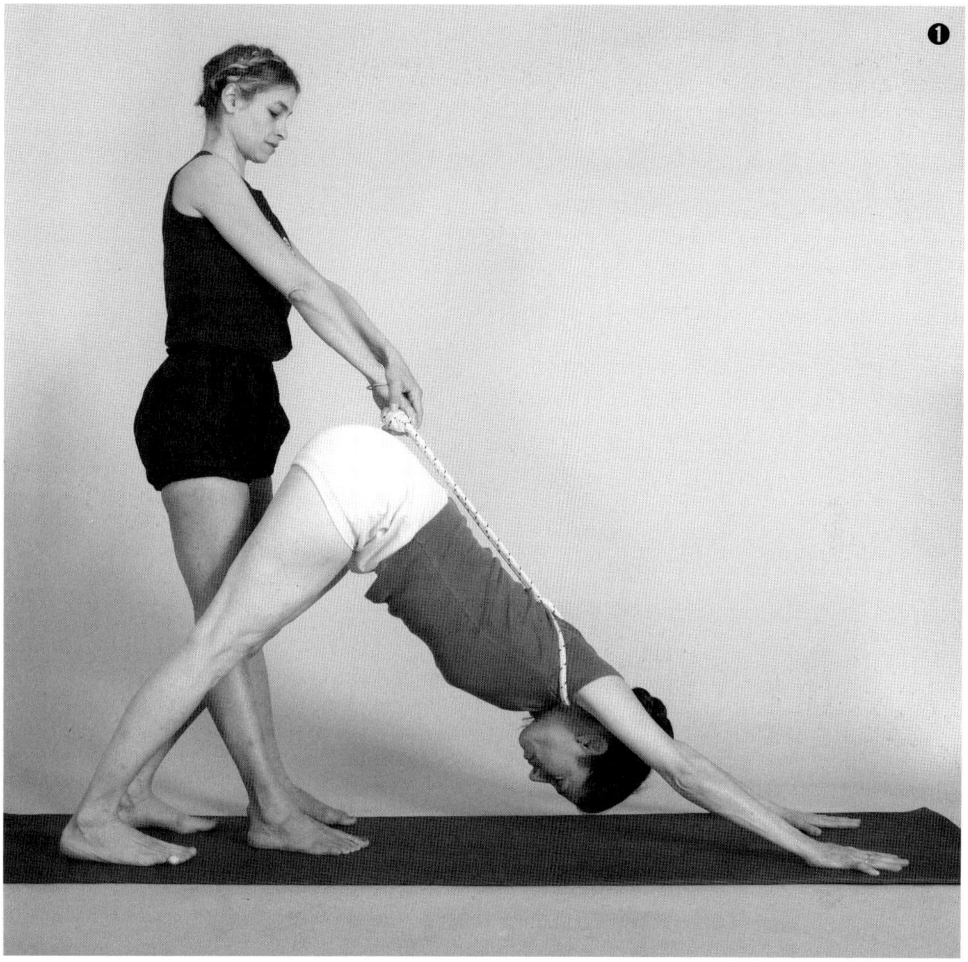

❷
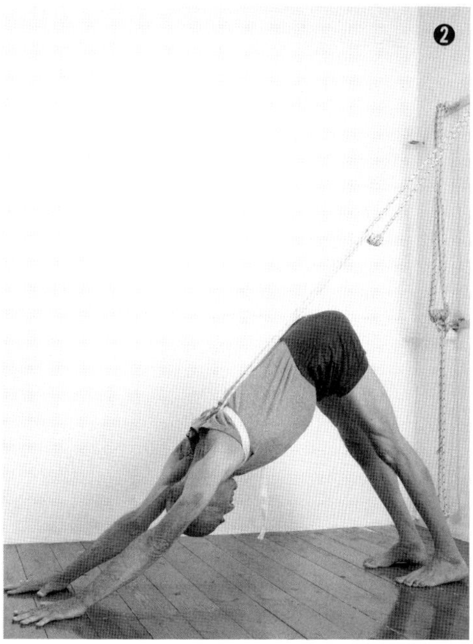

효과

승모근을 당기면 목을 풀어주고 어깨 부위에 공간을 만든다. 또한 팔에서 다리로 하중을 이동시킨다.

아도무카 스바나아사나 변형 13

손가락을 벌리기: 벽과 블록을 이용해서

도구
벽
블록 2개

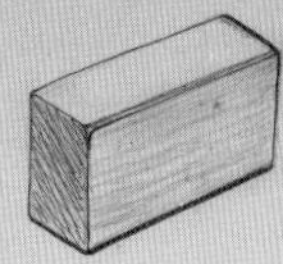

손가락과 손바닥을 벌리기 위한 2가지 방법이 있다.

→ 손바닥을 살짝 바깥쪽으로 돌린 다음 엄지 끝과 검지의 바깥면을 벽에 댄다.

효과

손바닥 안쪽 부분을 바닥에 내리는 것이 중요하다. 이 변형은 팔의 안쪽은 길어지게 하고 위팔은 안에서 바깥으로 회전하게 돕는다. 이 변형 자세에서는 벽과 블록이 손바닥 안쪽 부분에 폭을 만들어 검지와 엄지 사이에 공간을 만드는 것을 돕는다. 이 동작은 손바닥을 바닥에 내리는 자세를 향상시킨다.

→ 엄지와 다른 손가락들과의 사이를 더 펴기 위해 블록을 이용한다. 블록 하나 혹은 2개를 사용해서, 블록의 길이를 조절해 당신의 어깨너비에 맞춘다(사진에서는 모델의 어깨너비에 맞추기 위해 블록 하나는 가로로 두고 하나는 세웠다).

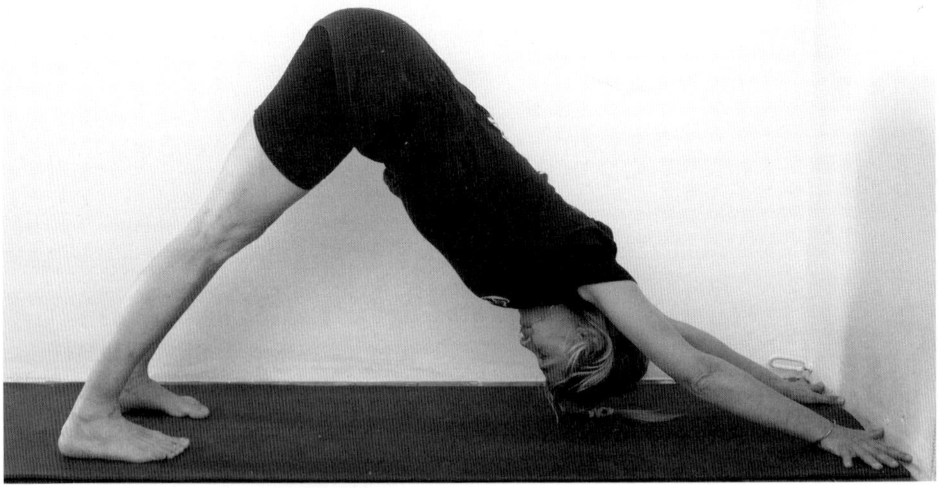

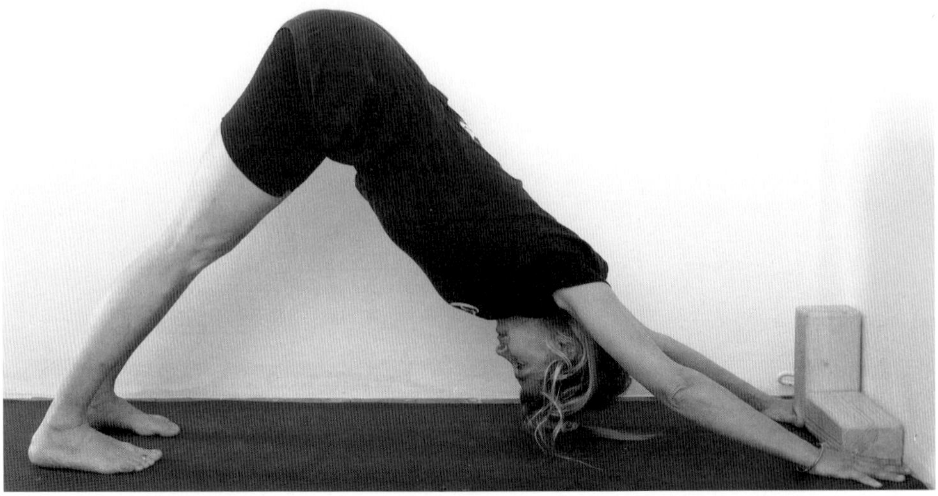

아도무카 스바나아사나 변형 14

도구

경사진 판자('슬랜트') 또는 접은 매트

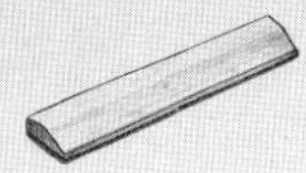

손목 통증을 완화하기: 경사면에 손바닥을 대고

손목 통증은 우리시대에 꽤 흔한 병이다. 이 문제로 고통받는 사람들은 종종 개자세를 피하려 한다. 하지만 많은 경우에, 경사면 위에 손목뼈('손꿈치')를 받침으로써 이러한 종류의 통증을 방지할 수 있다.

→ 손목뼈를 경사진 판자 위에 둔다❶. 그러면 무게가 손가락으로 이동한다.

> 만약 경사진 판자가 없다면, 매트를 적당한 높이로 접은 다음 손목뼈 아래에 놓는다.

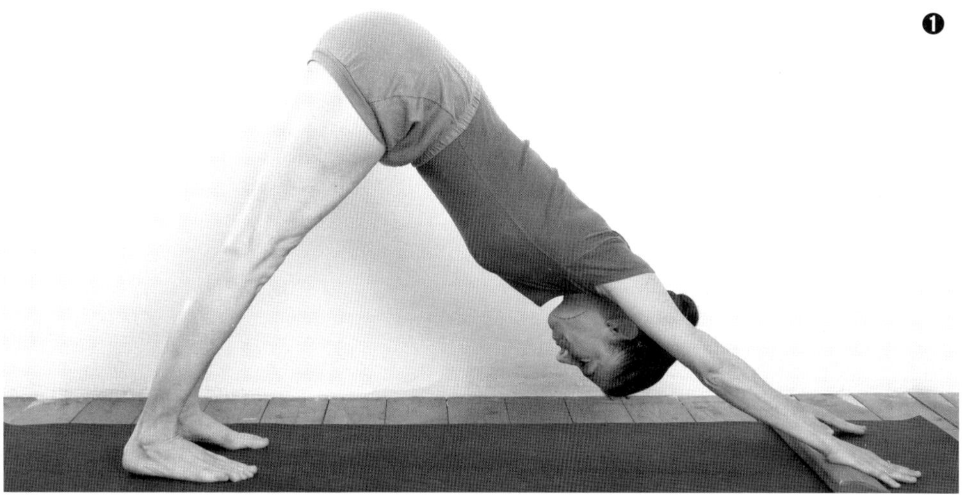

❶

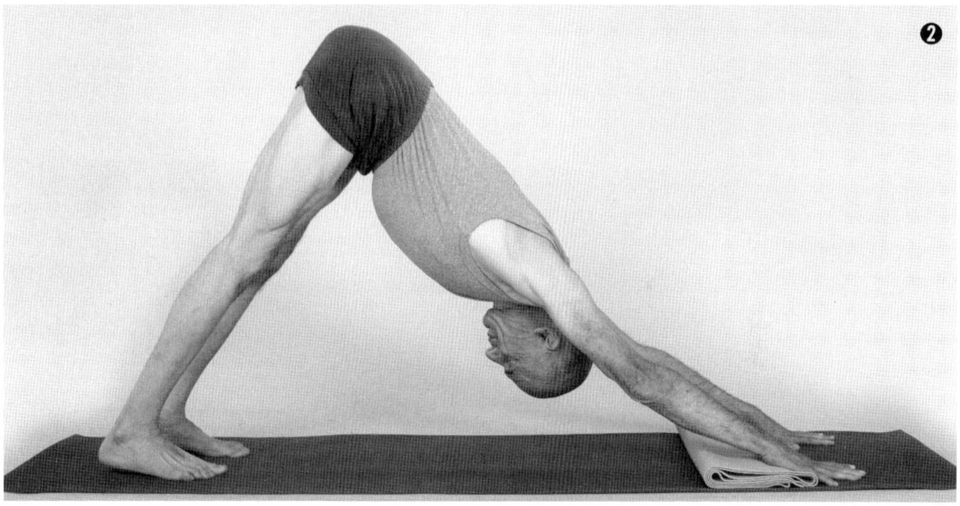

❷

경미한 팔목 부상을 완화시켜주는 또 다른 유용한 자세는 파다 하스타아사나이다❸.

→ 발밑에 손바닥을 둔다. 각 손바닥의 뿌리 부분이 발가락 밑으로 갈 때까지 넣은 다음 엄지발가락으로 손바닥의 엄지손가락 쪽을 누른다. 아래팔(하완)을 들어올려 손목 안에 공간을 만든다.

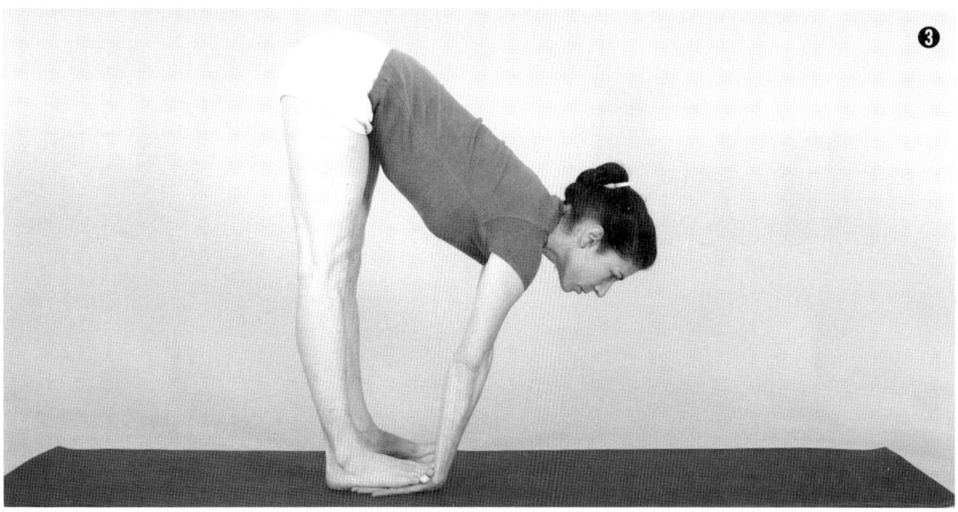

❸

아도무카 스바나아사나 변형 15

도구
벽

손목을 굽히기: 손바닥을 벽에 대고

손목 부상을 방지하기 위해, 우리는 이 관절들을 강하고 유연하게 만들 필요가 있다. 이 변형 자세와 이어지는 변형 자세는 이것을 가능하게 한다.

효과
이 변형 자세는 손목에 유연성을 만들고 팔뼈를 강화시킨다.

> 무릎을 굽히고 손바닥은 벽에 댄다. 손바닥 뿌리를 최대한 벽에 밀착한다.

> 이제 손바닥으로 벽을 밀고 다리는 개자세로 편다.

Note: 손바닥을 바깥쪽으로도 돌릴 수 있다.

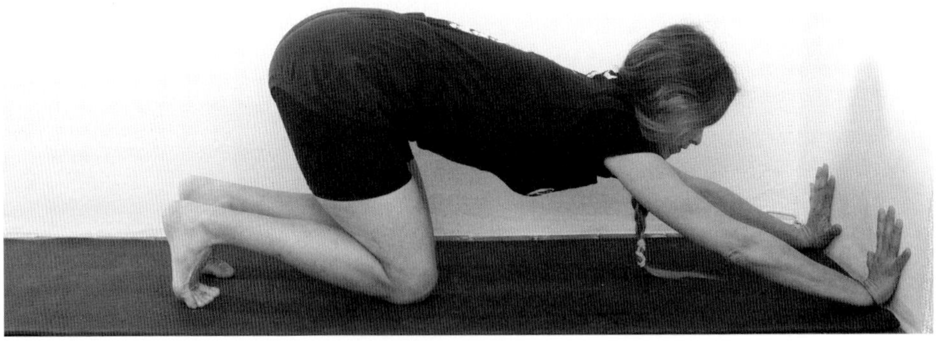

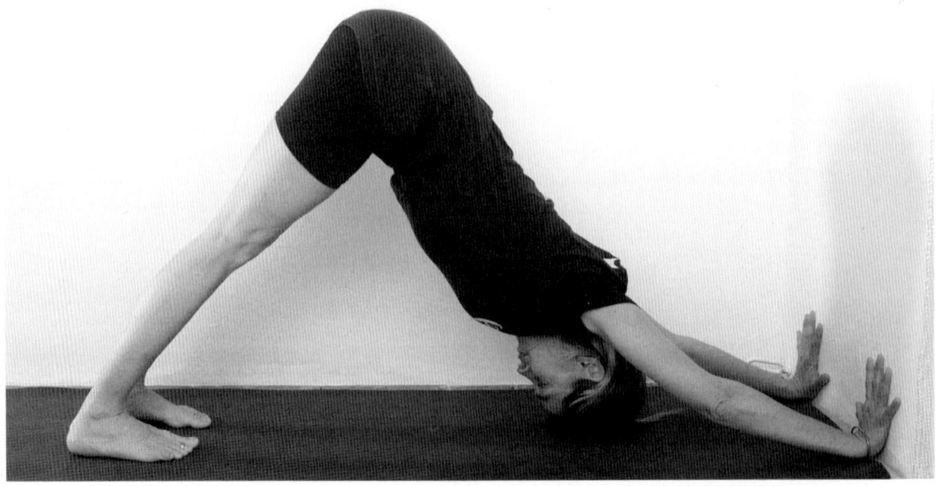

아도무카 스바나아사나 변형 16

손바닥을 바깥쪽으로 돌리기

→ 바닥에서 손바닥을 바깥쪽으로 돌리고 자세에 들어간다.

> 아래팔을 위로 뻗어 손바닥에서부터 멀어지게 한다.

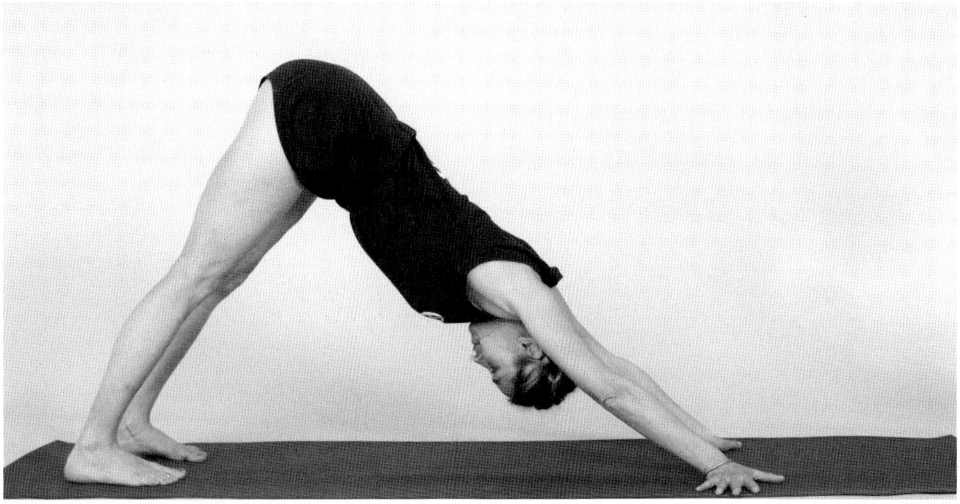

손바닥을 뒤쪽으로 돌리기

> 손바닥을 뒤로 돌리고 우르드바 무카 스바나아사나를 한다.

> 그 자세에서 다시 아도무카 스바나아사나로 돌아간다. 이때 팔과 어깨를 뒤로(다리 쪽으로) 미는 것이 더 어렵다. 이때 일어나는 스트레칭은 손목에 유익하다.

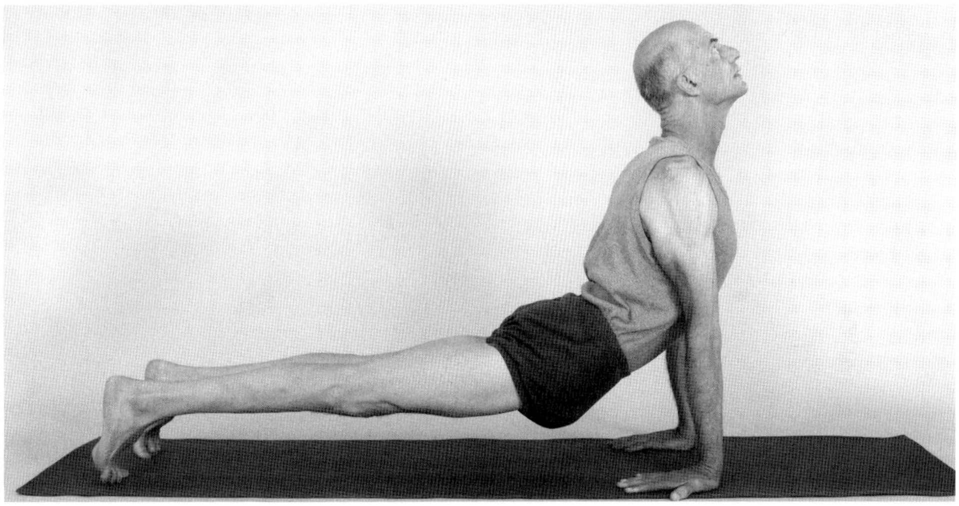

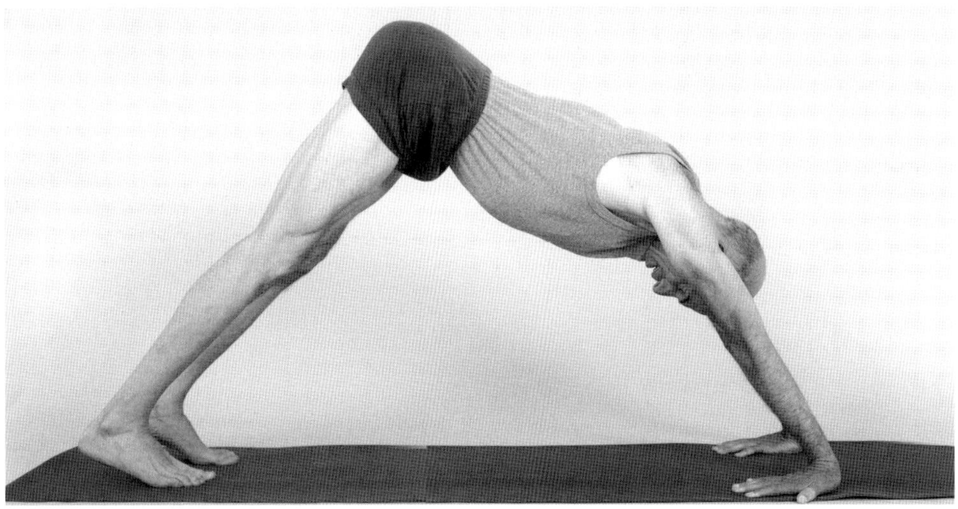

효과

손바닥을 돌리고, 그 위에 지탱하는 무게를 조절하는 것이 손목 강화를 돕는다. 또한 손목의 건과 인대를 늘이고 관절을 좀 더 유연하고 건강하게 한다. 손바닥을 뒤로 돌려서 하는 아도무카 브륵샤아사나(완전한 팔 균형), 세투 반다 사르방가아사나와 마유라아사나를 위한 준비 자세이다(요가디피카 사진 354).

아도무카 스바나아사나 변형 17

도구
벨트

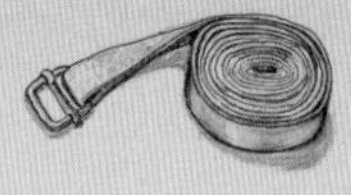

팔 안정시키기: 팔꿈치에 벨트를 두르고

팔꿈치는 과신전(즉 과도하게 늘여 펴진)이나 굴곡구축(즉 펴기 어렵거나)이 되기 쉽다. 굴곡구축의 유형은 팔꿈치 바깥쪽은 굽어 있고, 팔 안쪽은 짧다. 팔꿈치 주변에 벨트를 두르면 이 유형에게 필요한 동작을 알려줄 수 있다.

효과

벨트가 팔꿈치를 곧게 뻗어 유지하도록 돕는다. 팔이 잘 안 펴지는 사람은 벨트를 가지고 팔을 뻗는 동작을 배울 수 있다.

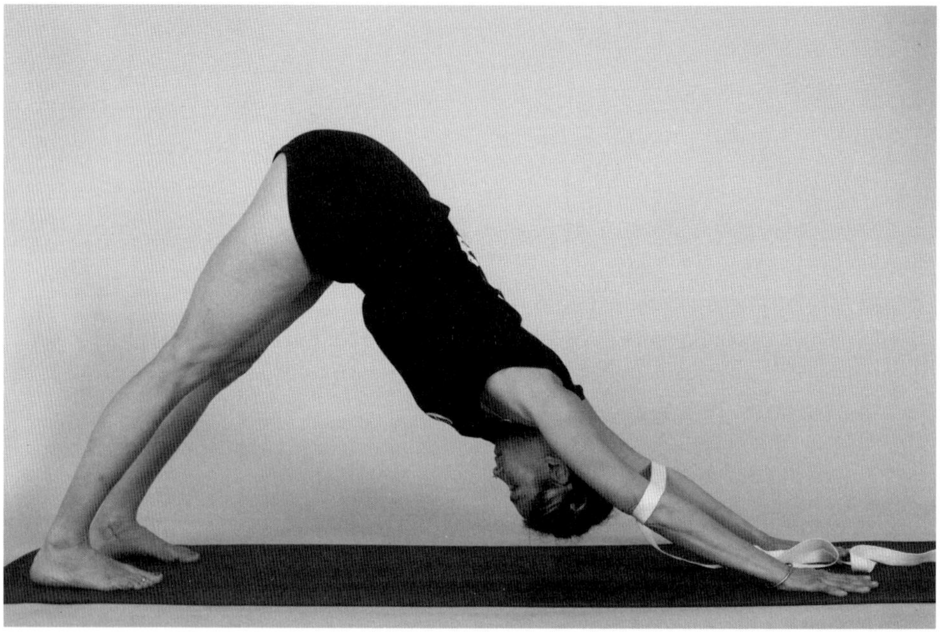

→ 팔꿈치 바깥쪽으로 벨트를 둘러 어깨너비로 묶는다.

> 자세를 하면서 벨트의 저항을 이용해 팔 안쪽을 스트레칭한다.

Tips

✔ 벨트를 이용해 팔꿈치를 뻗는 동작을 습득하되, 그에 계속 의존해서는 안 된다. 벨트 없이도 팔꿈치 바깥쪽을 안으로 돌리고 위팔 안쪽은 위로 길게 늘일 수 있어야 한다.

아도무카 스바나아사나 변형 18

도구
블록 2개
또는 의자

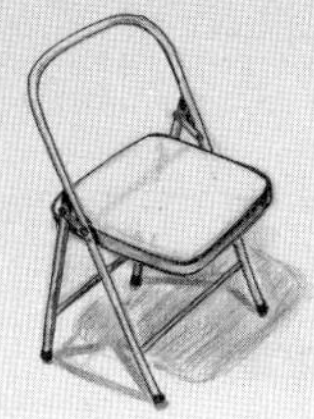

팔 안정시키기: 블록이나 뒤집은 의자 위에 팔꿈치를 대고

과신전된 유형은 팔 안쪽이 지나치게 길다. 아래팔을 지지하는 것은 상완이두근의 과도한 신장을 제한하고, 상완삼두근의 수축과 균형을 이루어 이 자세에서의 올바른 팔의 감각을 알아차릴 수 있게 하는 것을 돕는다. 2개의 블록이나❶ 뒤집은 의자에 팔꿈치를 지지할 수 있다.

❶

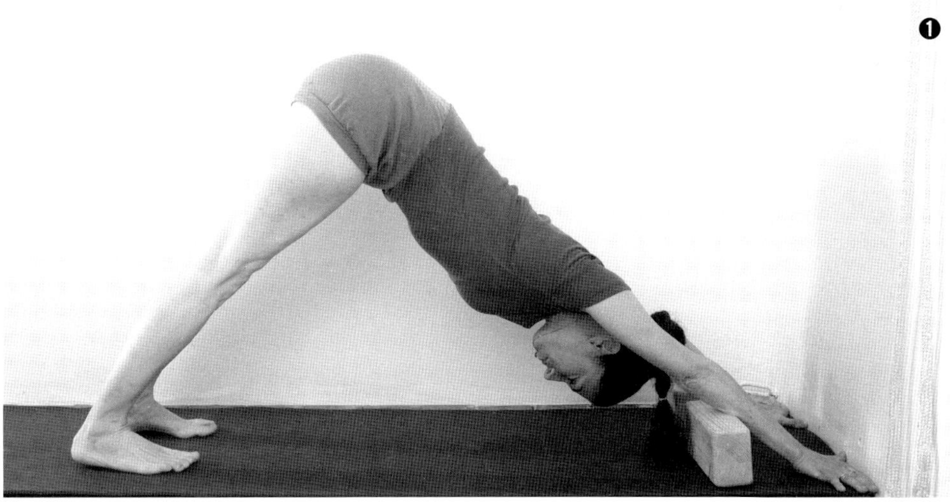

보조자가 있다면, 아래팔 밑에 블록을 기울여 끼워줄 수 있다❷. 지지력이 향상된다.

❷

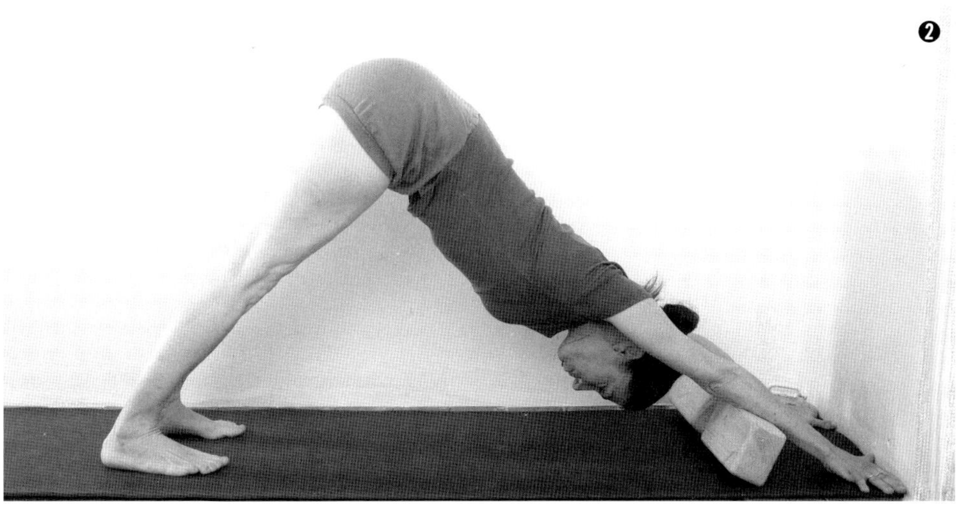

손바닥을 지지하는 데 뒤집은 의자를 활용하면 부가적인 이점이 있다. 아래팔 앞쪽을 의자다리로 지지할 수 있기 때문이다❸.

❸

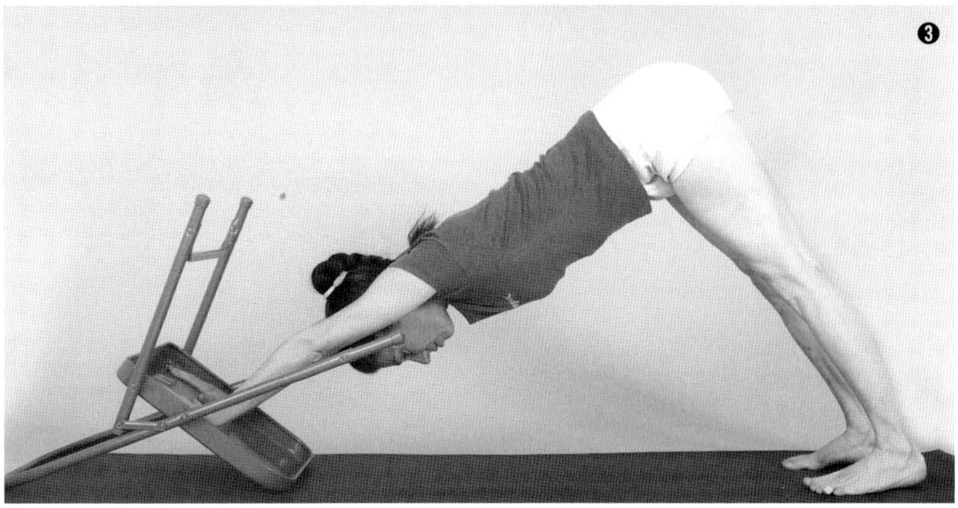

자세를 취하며 움직이기

일단 다리와 팔의 동작이 성취되면, 자세를 취하고 척주와 어깨를 올바르게 활성화시킬 수 있다. 견갑골은 몸 안으로 깊숙이 밀어넣고 척주는 다리를 향해 오목해져야 한다. 여기서 어깨와 견갑골의 동작을 향상시키는 두 가지 방법을 제시한다.

아도무카 스바나아사나 변형 19

도구
보조자

견갑골을 안으로 움직이기: 아래팔을 바닥에 대고 시작하기

> 어깨너비에 따라, 블록을 1개 혹은 2개를 사용한다. 검지와 엄지 사이에 블록을 놓는다. 손바닥은 어깨너비로 벌려야한다❶.

> 바닥에 아래팔을 내려놓는다(핀차 마유라아사나 준비 자세처럼). 등을 오목하게 견갑골은 깊숙이 안으로 넣는다.

> 둔부를 들고 발을 앞으로 걷는다.

> 이제 견갑골이 밖으로 벌어지지 않게 하고 팔을 뻗는다.

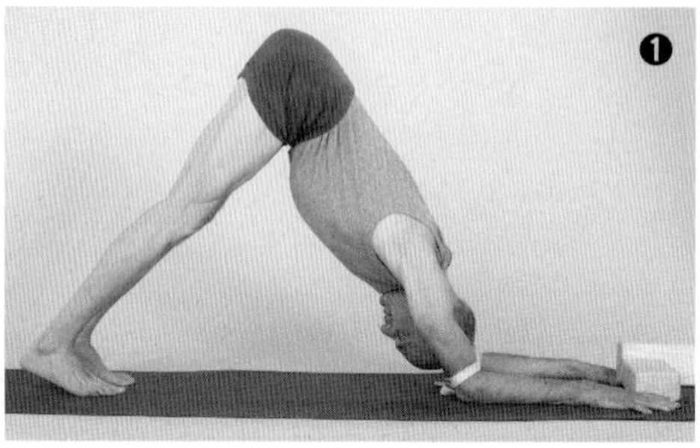

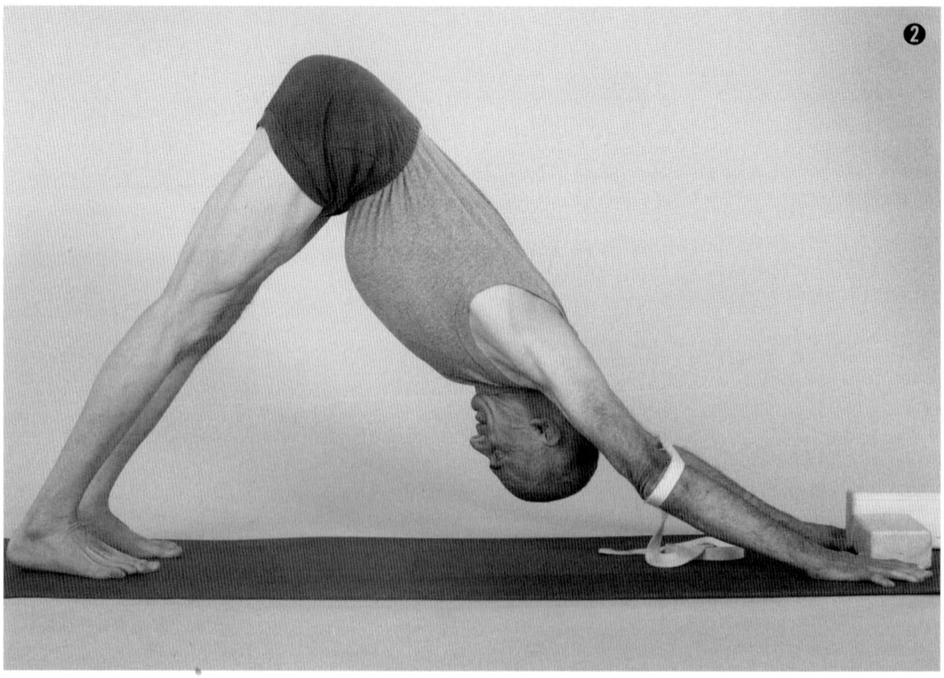

효과

아래팔을 바닥에 대면, 견갑골을 안으로 밀어넣는 것이 더 쉽다. 견갑골의 위치는 팔을 뻗었을 때에도 유지되어야 한다.

Tips

✔ 팔을 뒤로 뻗음과 동시에 위로 곧게 뻗는다(위로 뻗은 후 뒤로 뻗는 것이 아니라).

아도무카 스바나아사나 변형 20

도구
벽
담요

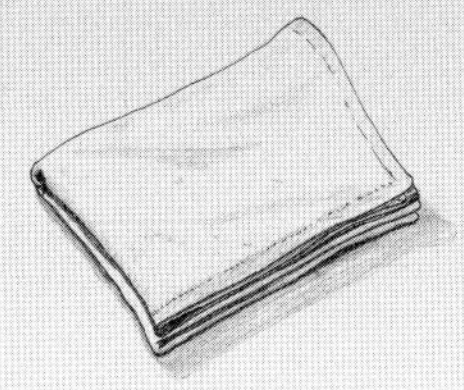

등 중간 부분을 안으로 움직인다: 머리를 아래로 낮추면서

> 벽 앞바닥에 무릎을 꿇는다. 벽에 손가락을 맞대고 머리를 바닥에 댄다.

Note: 바닥에 이마를 놓을 때 어깨를 너무 많이 밀지 마라. 필요하다면 접은 담요 위에 둔다❶.

> 머리를 바닥에 둔 상태로, 무릎을 펴고 발뒤꿈치는 바닥으로 내린다❷.

효과

머리를 바닥에 댄 상태로, 견갑골을 안으로 밀어넣고 가슴은 펼 수 있다. 이것은 다리를 뻗을 때도 유지될 수 있다.

❶

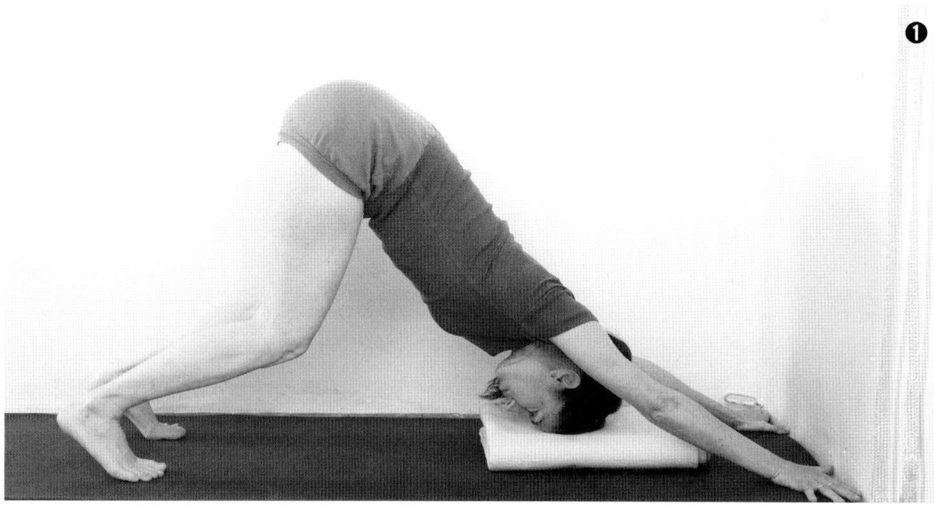

❷

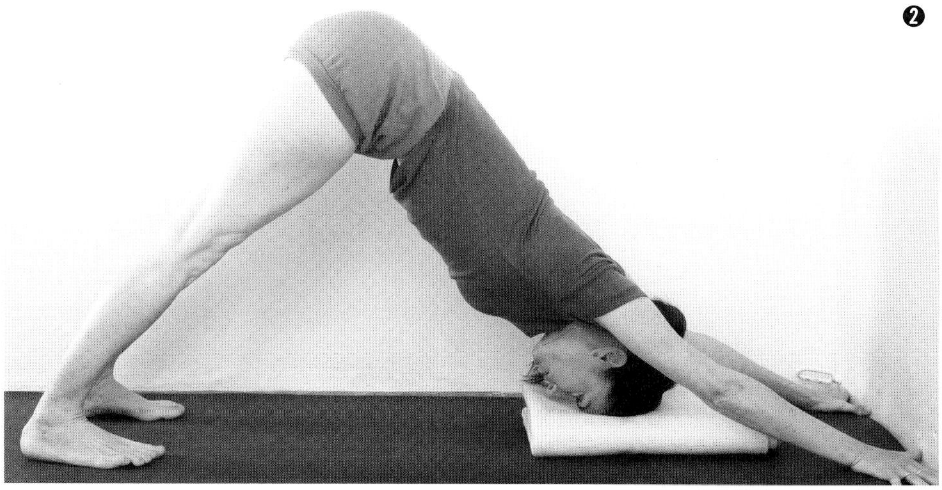

회복의 아도무카 스바나아사나

아헹가는 이 자세의 효과를 아래와 같이 언급했다.

> "지쳤을 때, 이 자세에 오래 머물면 피곤을 없애주고 잃어버린 에너지를 다시 가져올 수 있다." 요가디피카(사진 75번)
>
> "뇌를 진정시키고 신경을 부드럽게 자극한다. 심장박동을 느리게 한다." 『요가 – 전인적 건강으로의 길』, 89쪽

이러한 진정효과 중 일부분은 머리를 바닥에 기대기 때문이다. 대부분의 사람들에게는 머리 아래 받침을 사용했을 때만 자세가 휴식을 위한 것이 된다. 회복 목적을 위해 머리받침을 사용해 이 자세를 하는 두 가지 방법을 제시한다.

아도무카 스바나아사나 변형 21

두뇌 휴식: 머리받침

도구

볼스터
블록
담요
벽은 선택사항

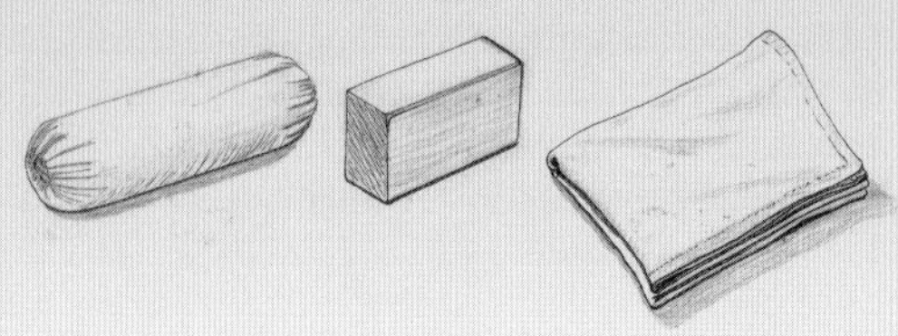

> 자세를 취한 다음 잠시 동안 편안하게 유지한다(만약 발뒤꿈치가 바닥에 닿지 않으면, 발뒤꿈치를 벽에 대고 누른다). 머리와 바닥 사이의 간격을 관찰한다.

> 그 간격을 채울 수 있는 받침을 준비하라. 블록이나❶ 볼스터, 접은 담요, 또는 이것들을 조합해서 사용할 수 있다.

> 이마의 윗부분(헤어라인)을 받침 위에 두고 자세를 다시 취한다.

> 좀 더 높은 받침을 사용해서 이마 전체(헤어라인에서 눈썹까지)를 받침 위에 둘 수도 있다❷.

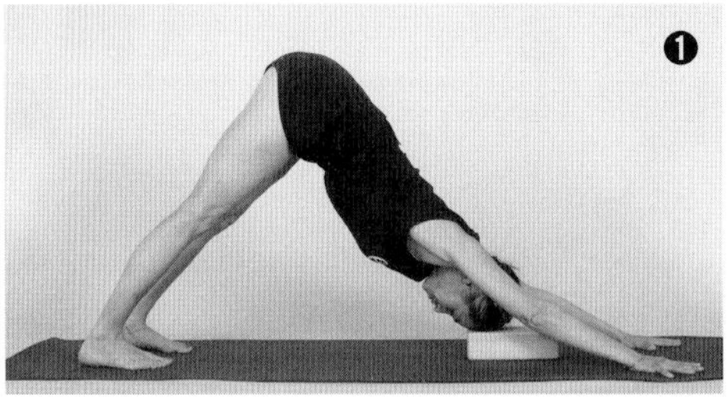

❶

효과

머리를 위한 받침은 근육의 수고를 덜어준다. 두뇌를 안정시키고 애를 덜 쓰고 자세에 좀 더 오래 머물 수 있게 한다.

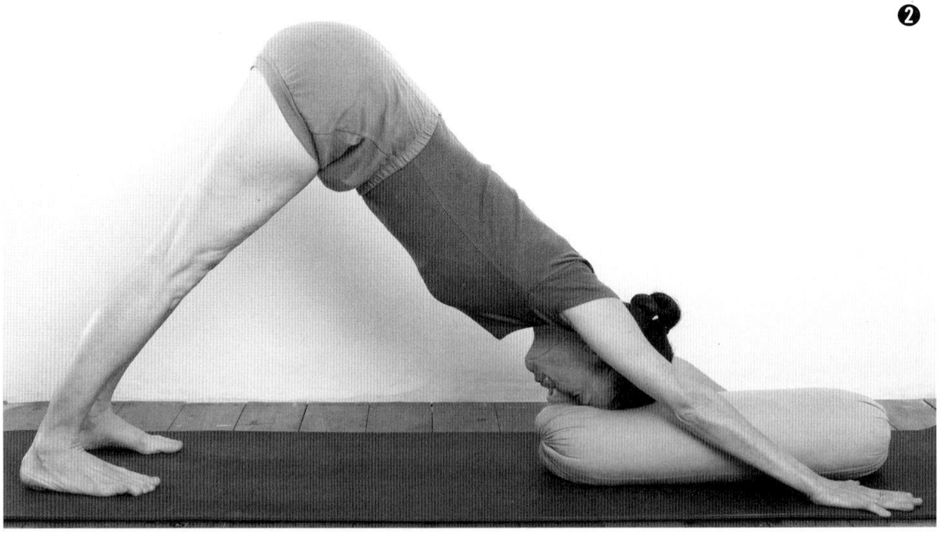

❷

Tips

- ✔ 이마의 윗부분과 이마 전체를 받침에 둔 위의 두 자세에서 내적인 느낌의 차이점을 비교해본다.
- ✔ 율동적으로 호흡하고 관찰하라. 이 자세를 오래하는 데서 오는 효과는 무엇인가?

아도무카 스바나아사나 변형 22

수동적 척주 늘이기: 벽에 단 로프를 서혜부 앞에 두르고

도구

로프(또는 벨트)
벽고리(또는 문고리)
볼스터
블록
담요(선택사항)

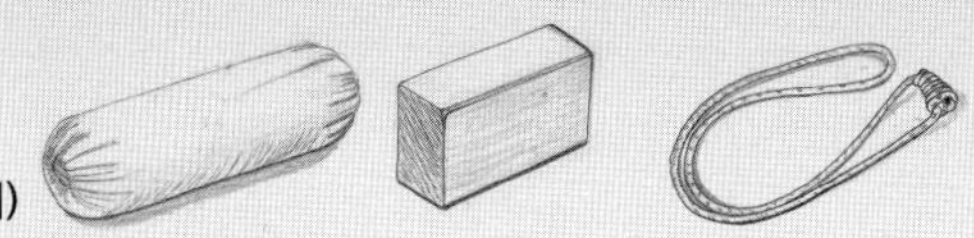

벽고리에 로프를 매달아 자세를 하는 여러 가지 방법이 있다. 우선 우리는 '표준적인' 방법을 보여준다.

사진에서와 같이, 벽에 특별한 고리를 걸 필요는 없다. 로프를 걸 수 있는 적절한 높이의 의지할 만한 지지물이 있으면 된다. 심지어 튼튼한 문고리도 쓸 수 있다❶.

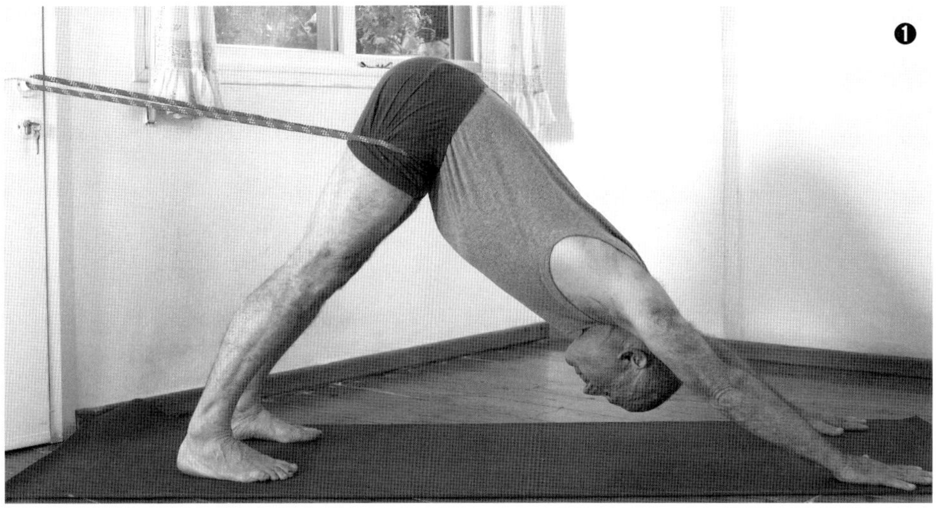
❶

자세로 들어가는 또 다른 방법은, 내가 가장 좋아하는 것이기도 한데, 그 이유는 더 잘 들어올리고 골반을 더 많이 확장시키기 때문이다. 여기서는 이것을 표준적인 중간 높이의 벽고리(자세는 좀 더 높은 벽고리나 더 긴 로프를 이용해서도 할 수 있다)를 이용해 보여준다.

- 고정된 로프로 고리를 만들고 그 안에서 벽을 향해 선 후 로프를 골반에 두른다.
- 고리 바깥쪽에서 한 다리를 들어올린다❷.
- 몸을 돌리면서 로프의 양옆(측면) 위로 다리를 움직여 발을 바닥에 놓는다. 이제 당신은 벽을 등 지고 있다❸.
- 천골, 서혜 부위의 로프를 정렬한 다음 몸을 앞으로 숙인다. 손바닥을 바닥에 대고 발을 뒤로 걸어 뒤꿈치를 벽에 댄다.

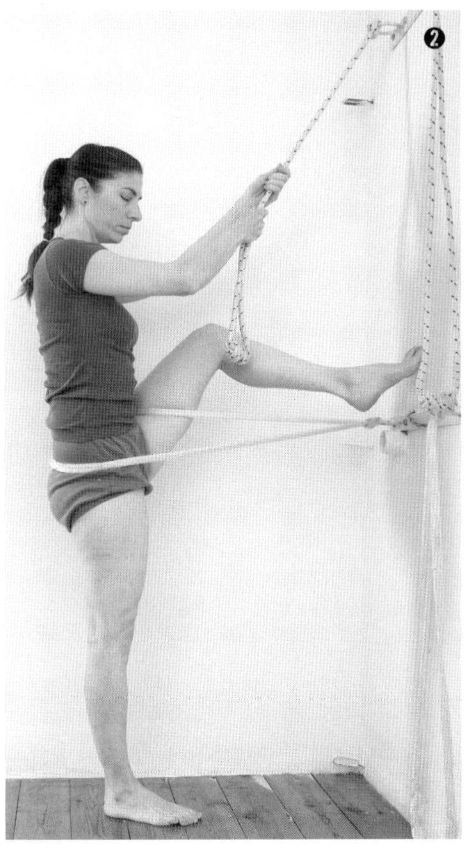
❷

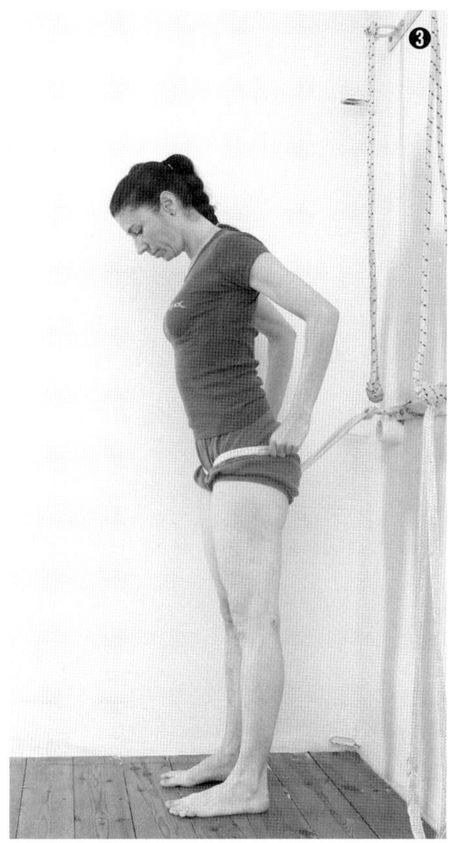
❸

Note: 벽과의 거리가 너무 멀다면, 사진❹처럼 발뒤꿈치를 받칠 블록을 놓는다(다음 페이지를 볼 것).

아도무카 스바나아사나 변형 22 (계속)

수동적 척주 늘이기: 벽에 단 로프를 서혜부 앞에 두르고

- 이제 팔을 앞으로 뻗어 자세에 들어간다.
- 블록, 볼스터 혹은 접은 담요를 이용 앞서 나온 변형 자세에서 설명한 대로 이마를 받친다❹.

Note: 손바닥이 쉽게 바닥에 닿지 않는다면, 블록이나 다른 적당한 받침을 손바닥 밑에 놓는다.

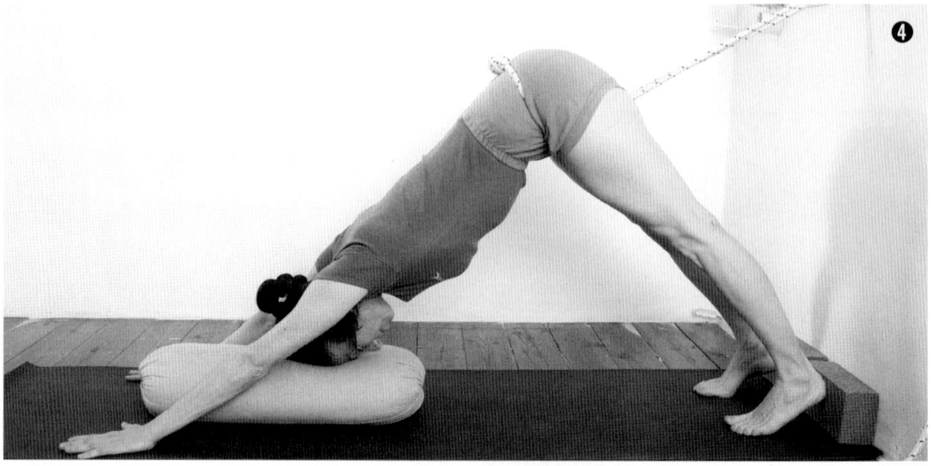

❹

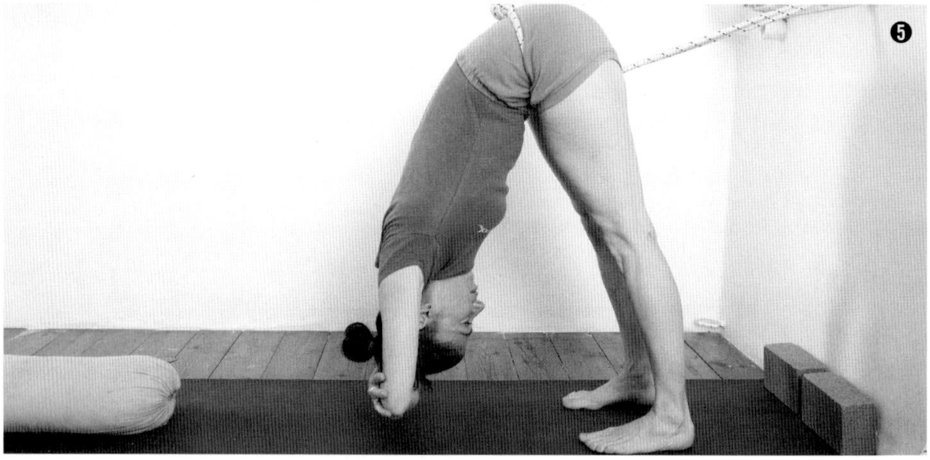

❺

- 몇 분 동안 이 자세를 유지한 후, 앞으로 조금 걸어나와 앞으로 기울인 웃타나아사나를 하기 위해 로프에 골반을 기댄다❺.
- 둔부는 앞으로 말고 허벅지 앞면은 뒤로 민다. 또한 정수리를 받치기 위해 블록을 사용할 수 있다.
- 자세를 풀 때는, 몸통을 천천히 점차적으로 든다. 어지러움을 방지하기 위해, 머리를 천천히 든다.
- 역순으로 로프에서 빠져나온다. 벽을 향해 돌면서, 다른쪽 위로 움직이며, 한쪽 다리를 들고 다른쪽 위로 움직인다.
- 임신했거나 생리 중인 여성은 2개의 벽고리에 걸린 로프를 교차해서 이 자세를 할 수 있다❻. 이것은 아랫배에 더 많은 공간을 만든다.

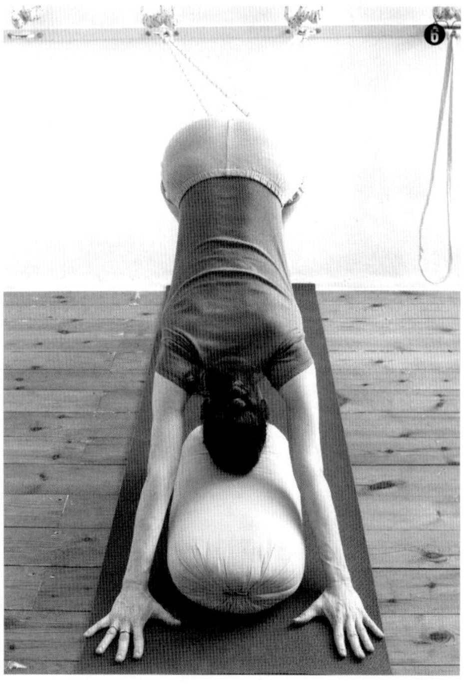

❻

효과

로프는 대부분의 몸무게를 지탱하여, 다리와 팔의 하중을 감소시킨다. 자세는 기력을 회복시키고 당신은 쉽게 5~10분 정도 유지할 수 있다. 로프는 골반을 단단하게 잡아줘서 척주가 잘 신장되도록 한다. 그러므로 이 변형 자세는 요통이 있는 사람들에게 추천된다.

웃타나아사나 단계에서 본다면, 로프는 다리를 앞으로 기울인 채 자세를 할 수 있게 한다. 이는 둔부를 앞으로 말고 상체는 아래로 긴장을 푸는 것을 알려준다.

웃타나아사나(Uttanasana)

웃타나아사나에 대하여

웃타나아사나는 '다리자세'이다. 몸통이 부드럽게 이완되어 바닥으로 향하는 반면에 다리는 강하게 잘 지지하고 있어야 한다. 이 자세에서는, 앞으로 구르는 상상의 도르래 3개가 있다. 이 도르래는 거친 것에서부터 미세한 것까지 있다. 골반, 머리, 귓속.

허벅지를 뒤로 미는 동작은 앞으로 쏠리는 것을 방지하고 자세를 안정시킨다. 이어지는 변형 자세에서 우리는 골반을 둥글게 마는 것에서 시작해 머리를 받친 상태에서 기력을 회복하는 자세로 끝난다. 이 모든 변형 자세에서, 다리는 골반너비로 벌린다(다리를 모은 최종 자세와는 다르게. 요가디피카 사진 48번 참고).

Tips

웃타나아사나는 나에게 폭포를 연상하게 한다. 다리는 절벽이고 몸통은 다리로부터 떨어지는 물 같다. 다리를 강하게 하고 길게 하고, 몸통은 부드럽고 물 흐르듯이!

주의

만약 당신이 척추디스크질환이 있다면, 등을 오목하게 하는 연습만 할 것

임신중인 여성 또한 등을 오목하게 하는 연습만 할 것

다리와 골반

여기에 다리를 강화시키고 유연성을 향상시키며 하체에 여러 가지 다른 효과를 만들기 위한 몇 가지 자세가 있다.

웃타나아사나 변형 1

도구

벽

블록 2개(선택사항)

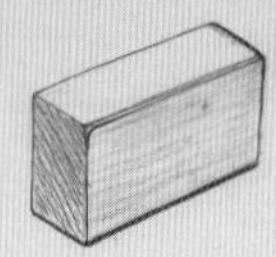

좌우대칭 확인하기: 엉덩이를 벽에 대고

- 벽을 등지고 선 다음, 40cm가량 떨어진다. 두 발이 벽에서 같은 거리에 있는지 명확하게 하기 위해 벽과 발 사이에 블록 2개를 놓는다.
- 엉덩이가 벽에 닿을 때까지 뒤로 기댄다. 몸을 앞으로 숙인 다음 엉덩이뼈가 벽에 잘 눌릴 때까지 엉덩이 살을 위로 그리고 옆으로 당긴다❶.
- 손가락 끝을 바닥에 대고 앞으로 뻗는다.
- 등을 아래로 이완하며 구부려 자세를 취한다.
- 발목을 잡고, 팔을 이용해 몸통을 좀 더 아래로 늘여서 다리 쪽으로 더 가까이 가져간다❷.

❶

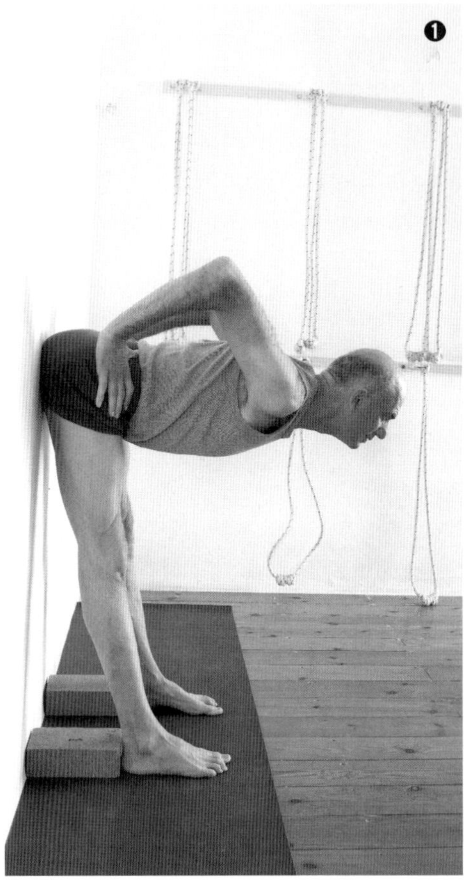

❷

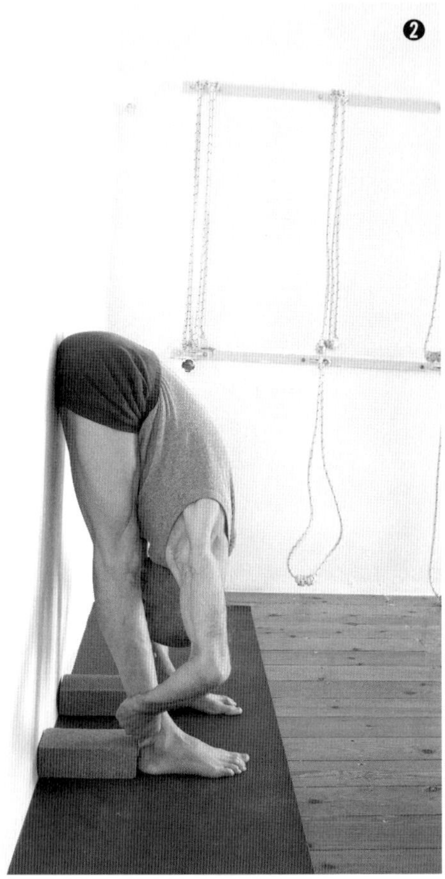

Tips

양쪽의 좌골뼈가 같은 높이에 있는지, 같은 힘으로 벽을 누르고 있는지 확인하라.

효과

벽은 자세를 편안하게 해준다. 또한 자세의 좌우대칭을 확인할 수 있다. 실내 한가운데 서서 할 경우, 골반이 한쪽으로 기울어지거나 돌아갈지도 모른다. 이런 불균형은 발견하기도 어렵고, 습관적이 될 수도 있다. 벽과 블록의 도움으로 잘못된 정렬을 고칠 수 있고, 수정된 정렬을 체득할 수 있다.

웃타나아사나 변형 2

도구
벽
블록 2개(선택사항)

허벅지 작용을 증가시키기: 다리의 뒷면을 벽에 대고

벽을 등지고 서서 몸을 앞으로 숙여 웃타나아사나를 한다.

> 손가락 끝을 바닥에 두고 다리가 벽에 닿을 때까지 뒤로 걷는다❶. 만약 손이 바닥에 닿지 않을 경우 블록 2개로 손가락을 받친다.

> 허벅지 앞면을 내리고 뒤로 밀어서 다리 뒷면과 벽 사이가 떨어지지 않게 한다.

> 이제 손가락을 바닥에서 들어올려, 발목을 잡고 몸을 더 깊숙이 숙여 자세를 취한다❷.

❶
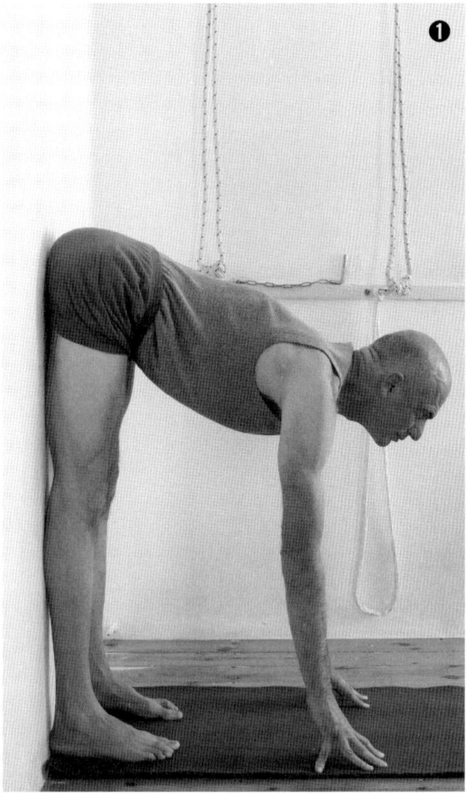

❷
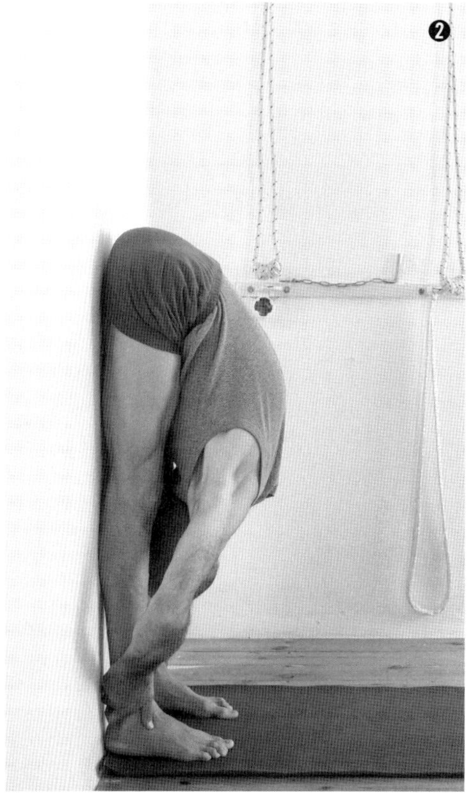

효과

웃타나아사나에서 다리 뒷면은 수직이어야 한다. 실내 한가운데서 자세를 할 때 엉덩이가 뒤로 기울어지는 경향이 있다. 벽은 다리가 수직이 되게 해준다. 또한 앞 허벅지가 얼마나 뒤로 당겨져야 하는지에 대한 척도가 되어준다. 이러한 방법으로 허벅지를 강화시킨다.

Tips

- 발뒤꿈치를 벽에 댄 채 몸을 숙여 자세로 들어가는 것은 어렵다. 앞으로 쏠리는 것을 방지하기 위해 앞 허벅지를 탄탄히 조여서 벽 쪽으로 강하게 민다.
- 여전히 앞으로 쏠린다면, 블록으로 손을 받친다(여기서 제시하지는 않음).

웃타나아사나
변형 3

다리 안정시키기: 의자의 등받이에 기대어

도구
의자

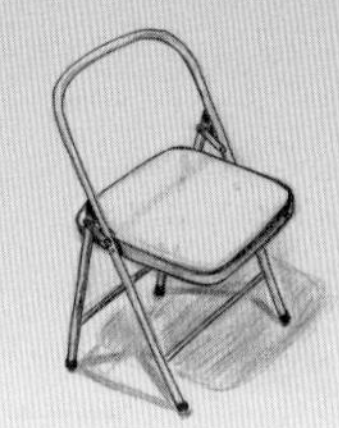

→ 의자를 접어 등받이를 서혜부 앞에 기댄다. 적당한 각도로 의자를 기울여 높이를 맞춘다.

- ✔ 몸을 앞으로 숙이고, 의자의 다리를 잡는다. 등을 오목하게 하고, 앞을 바라본다❶.
- ✔ 이제 숨을 내쉬며 몸을 숙여 자세에 들어간다. 이마를 의자 위에 둔다❷.
- ✔ 키가 큰 수련자는 보다 가파른 각도로 의자를 고정한다❸.

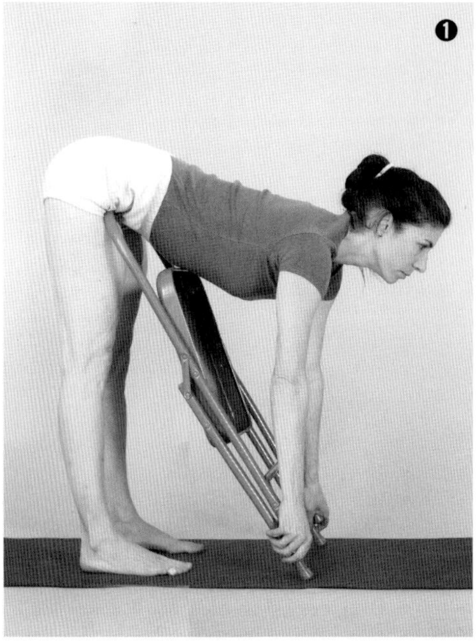

❶

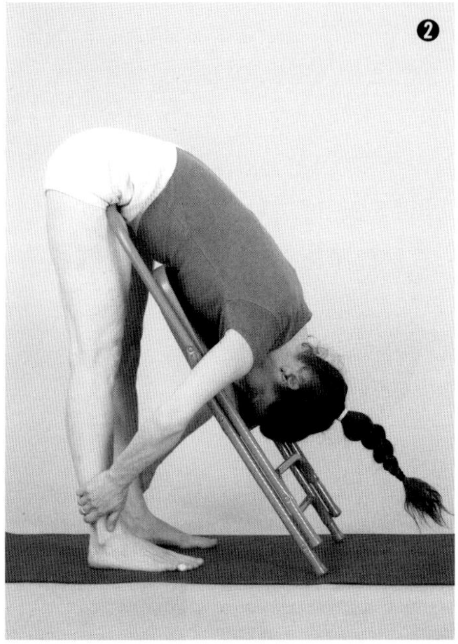

❷

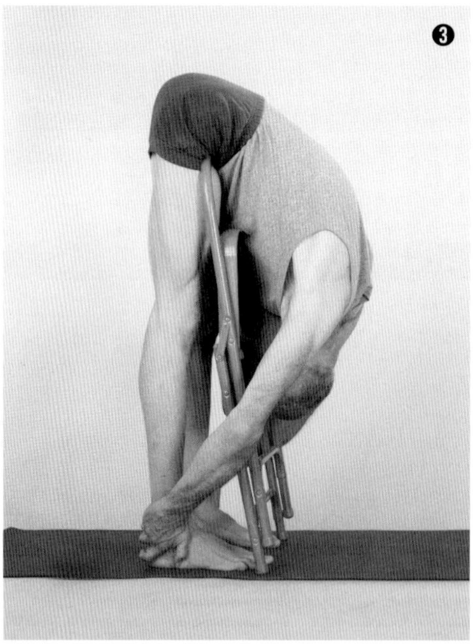

❸

효과

이 변형 자세는 '폭포 이미지'를 명확하게 한다(69쪽 Tips 참조). 다리는 매우 길어지고 안정되며 몸통은 부드럽고 물이 흐르는 듯하다. 받침은 복부를 부드럽게 해준다. 두뇌는 안정된다.

허벅지 앞면과 등받이의 접촉은 골반이 기울어지지 않게 하며 서혜부를 높이 유지시킨다. 그로써 골반 주변에 공간을 형성한다.

Tips

- ✔ 두 서혜부 앞을 등받이에 고르게 기댄다.
- ✔ 의자를 받친 채 자세를 유지한 후, 자세를 풀지 않고 의자를 바닥에 둔다. 두 다리에는 의자를 활용할 때와 같은 높이감과 견고함을, 몸통 또한 같은 부드러움을 유지해보자.

웃타나아사나 변형 4

종아리 늘이기: 경사진 표면에 서서

도구

의자

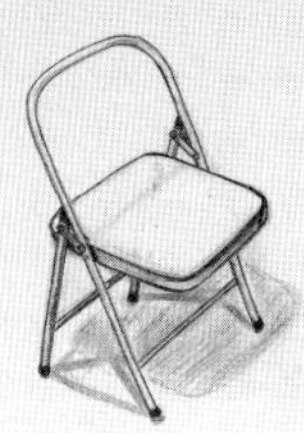

> 뒤집은 의자를 발가락의 볼록한 부분보다 높은 위치에 오도록 한 뒤 그 위에 선다.

> 의자의 뒤쪽 다리를 잡고서, 등을 오목하게 해 앞을 바라본다.

> 등받이나 좌석의 옆을 손으로 잡고 몸통을 아래로 내린다.

Note: 어떤 판자를 가지고도 경사면을 만들 수 있다. 예를 들면 나무 문짝을 가지고도 한쪽에 받침을 괴어 만들 수 있다. 다만 최고의 결과를 위해서 몸통을 아래로 내리기 위해 판자의 가장자리를 잡아야 하기 때문에, 판자가 너무 넓으면 안 된다.

효과

경사면은 정강이와 발 사이에 좁은 각도를 만드는데, 이는 종아리근육(비복근) 스트레칭을 증가시킨다. 또한 발바닥 아치를 발달시킨다.

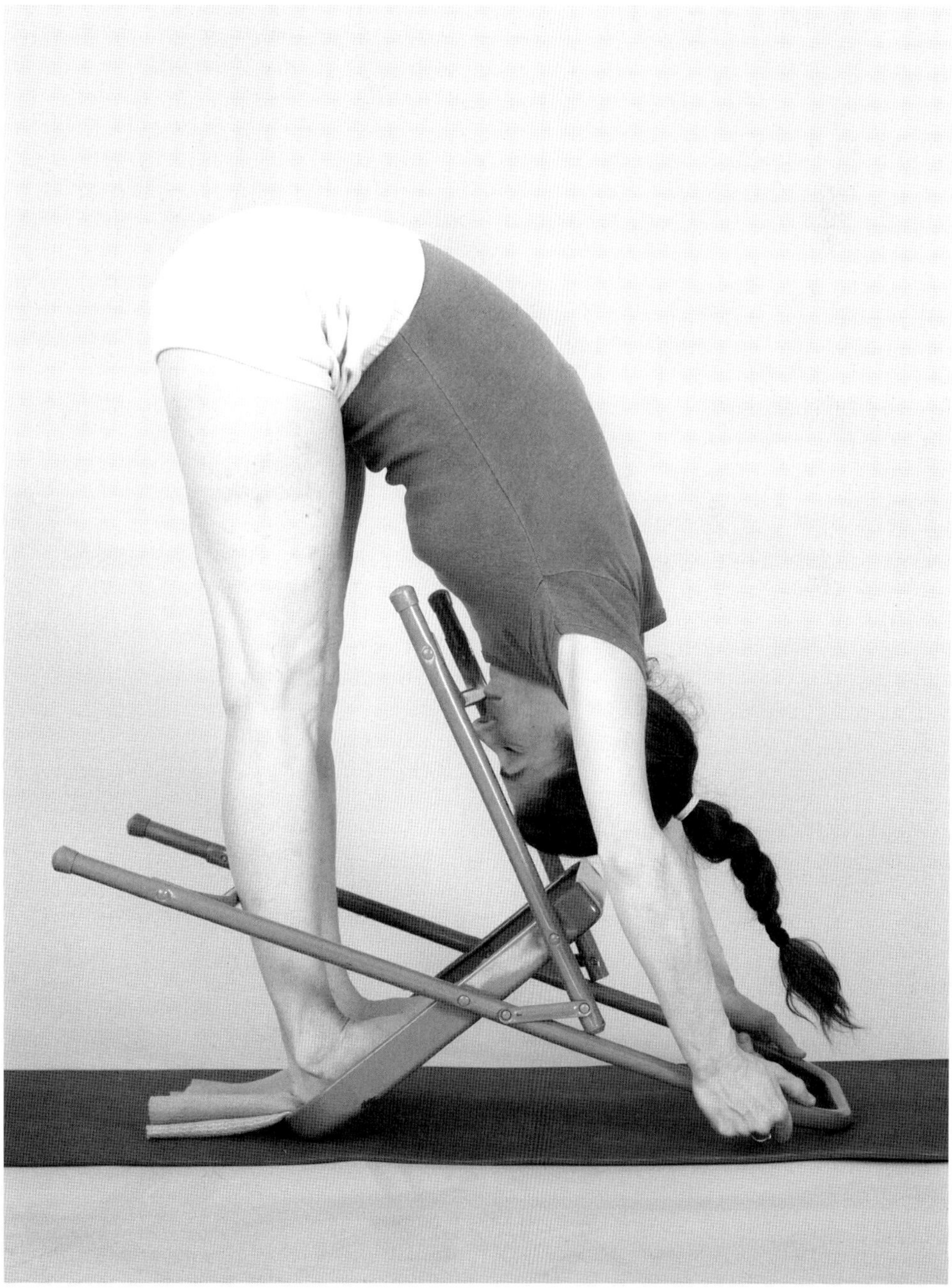

웃타나아사나 변형 5

높은 곳에 서서, 깊게 내리기: 높인 단 위에 서서

도구
의자 또는 블록 2개

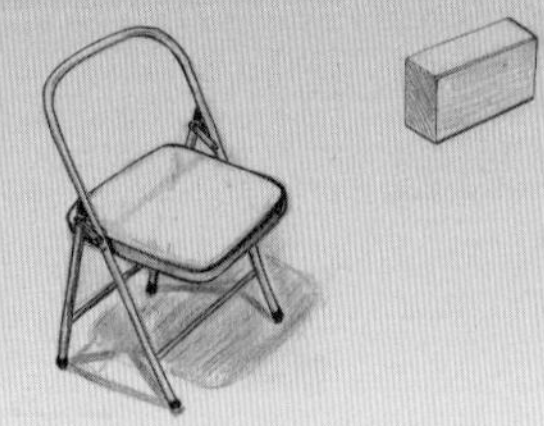

→ 의자 위나❶ 2개의 블록 위에서 ❷ 자세를 한다.

> 의자나 블록의 둥근 모서리를 발가락으로 감쌀 수 있게 자리잡는다.

> 의자 위에서 한다면, 좌석이나 의자의 다리를 잡는다❶. 그리고 몸통을 아래로 내린다.

> 블록 위에서 한다면, 발목을 잡고 몸통을 아래로 내린다❷.

Note: 이 변형 자세는 모서리 위에 설 수 있다면 어떤 높이의 표면 위에서라도 가능하다. 그러나 의자가 이상적이다. 좌석이나 의자 다리, 어디라도 잡을 수가 있기 때문이다. 떨어질 것 같은 공포를 극복하려면, 등받이를 바라보고 그 끝을 잡고서 시작할 수 있다.

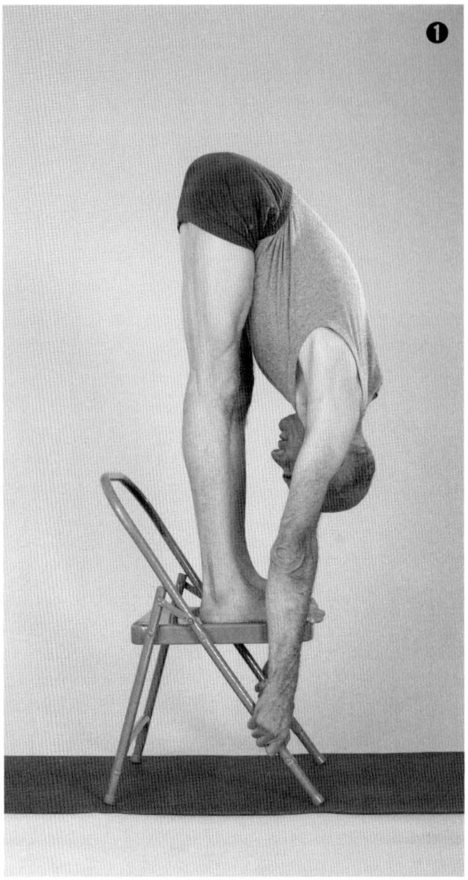
❶

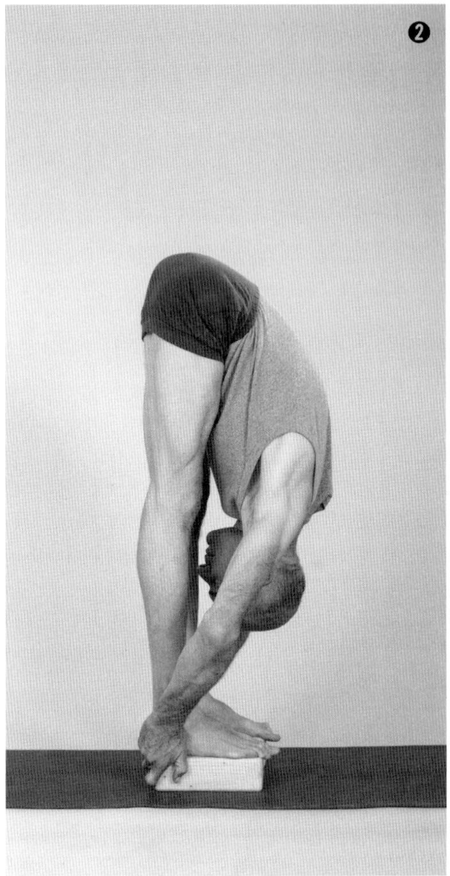
❷

효과

높인 단의 저항성이 다리를 활성화시키고 뼈를 좀 더 밀도 있게 만든다. 발가락을 밑으로 내려놓으면 요추의 근육을 이완시킬 수 있다. 높은 곳에 올라가는 것에 대한 두려움(특히 단이 높을 경우)이 생길 수 있으나 연습으로 극복할 수 있다.

Tips

- ✔ 발가락을 부드럽게 해서 아래로 구부려 내린다. 이는 몸통이 아래로 향하는 움직임을 이끌 것이다.
- ✔ 두 다리가 평행이 될 때까지 둔부를 앞으로 민다.

웃타나아사나 변형 6

다리 안정시키기: 발과 골반 주변에 벨트 두르기

도구

긴 벨트
블록 2개
붕대(선택사항)

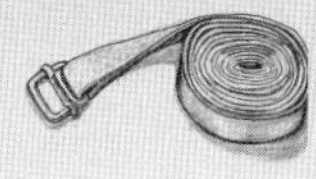
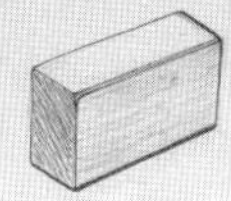

→ 자세에 들어가서 벨트를 발뒤꿈치와 골반에 둘러 매듭을 건다.

> 무릎을 약간 구부리고 벨트를 조인다❶.

> 벨트의 저항을 이용해 다리를 펴면서 엉덩이를 천천히 든다❷.

✔ 벨트의 길이는 다리를 폈을 때 저항이 느껴지는 정도로 조정한다.

> 벨트를 팽팽하게 하기 위해서 다리 안쪽을 바깥으로 편다. 발목 안쪽, 무릎 안쪽은 들고 허벅지 안쪽은 바깥으로 쳐내듯이 든다.

> 등을 오목하게 하고, 블록 위에 손바닥을 올리고 시선은 앞을 본다❷.

> 몸의 앞쪽이 수축되지 않게 유지하면서, 몸을 숙여 자세를 취한다❸.

> 천골을 더 안으로 집어넣기 위해서, 감은 붕대를 벨트와 천골 사이에 둔다❹.

효과

벨트는 다리를 압박해서 다리와 골반에 굳건함을 만든다. 천골과 대퇴골 머리는 골반으로 이어진다. 이는 생식기관을 포함해 골반 안의 장기를 자극한다. 저항력을 이용하는 다리뼈의 동작은 골밀도를 보존하는 데 유익하다.

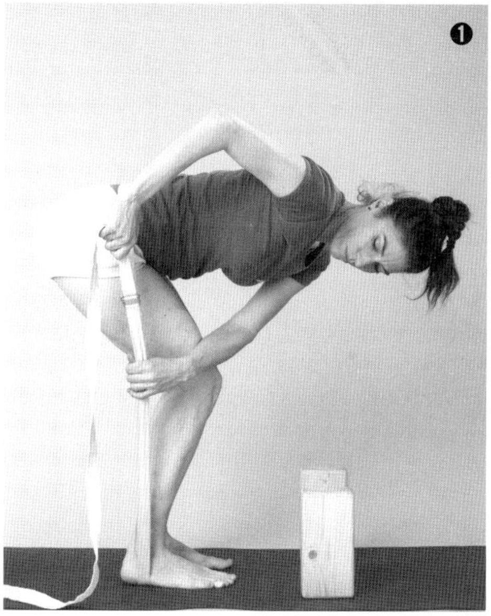
❶

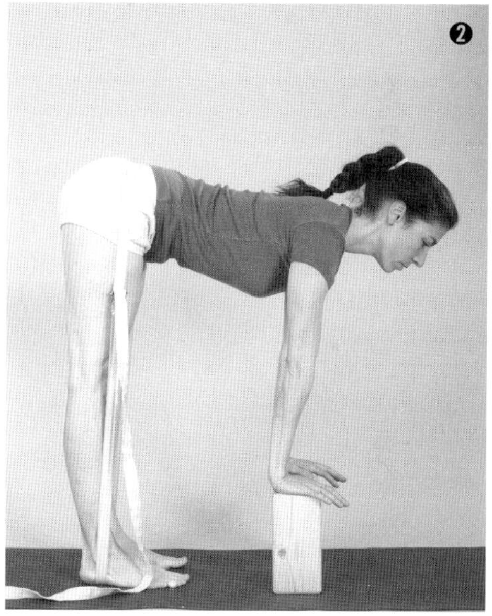
❷

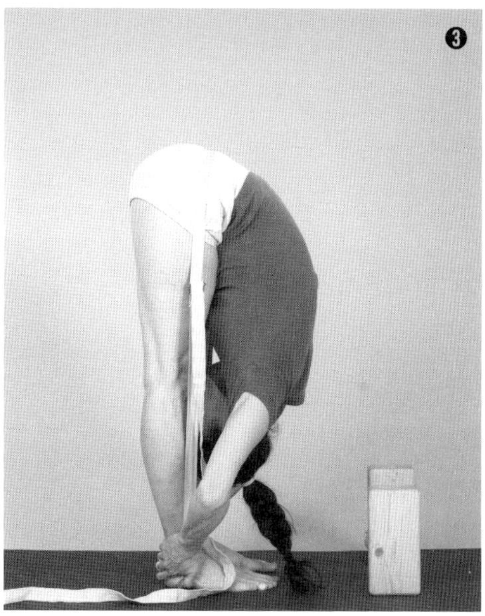
❸

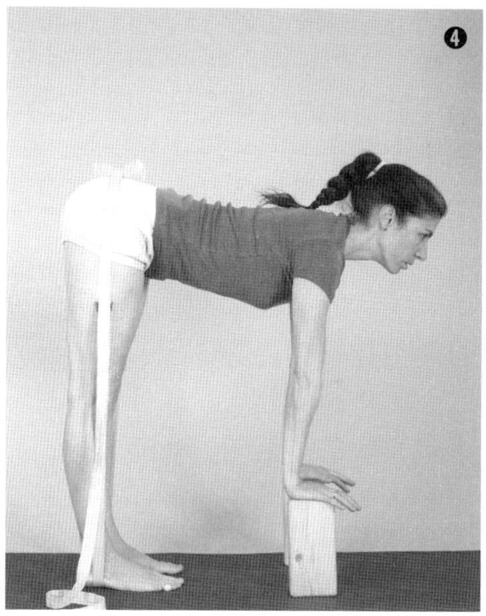
❹

웃타나아사나 변형 7

깊숙이 전굴하기: 등과 다리에 벨트를 두르고

도구

벨트

벽

의자 혹은 스툴

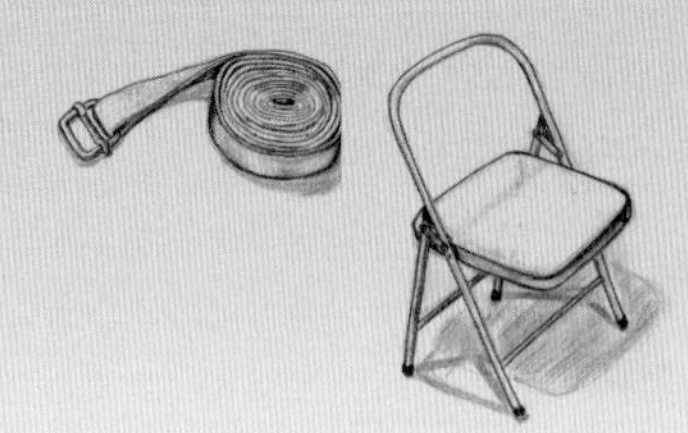

이 변형 자세는 더 깊게 전굴하기를 바라는, 유연성이 있는 사람들을 위한 상급 자세이다.

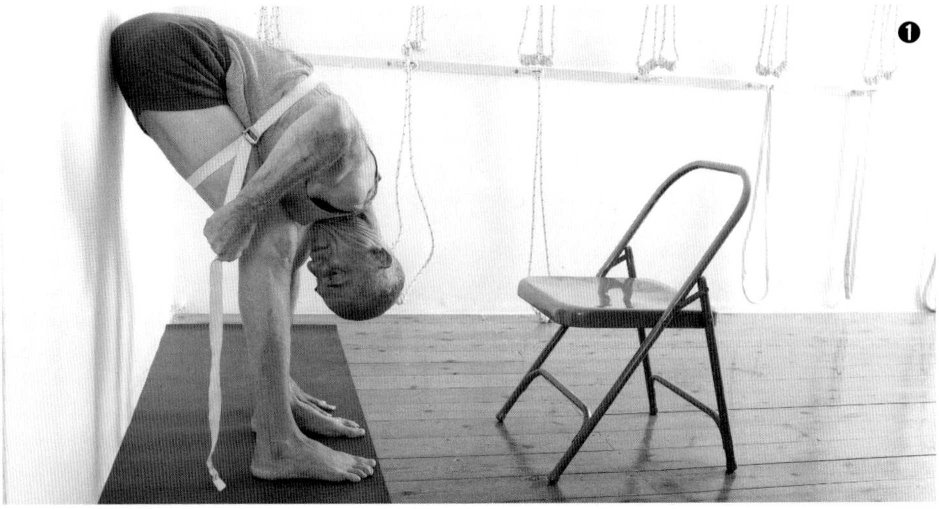

❶

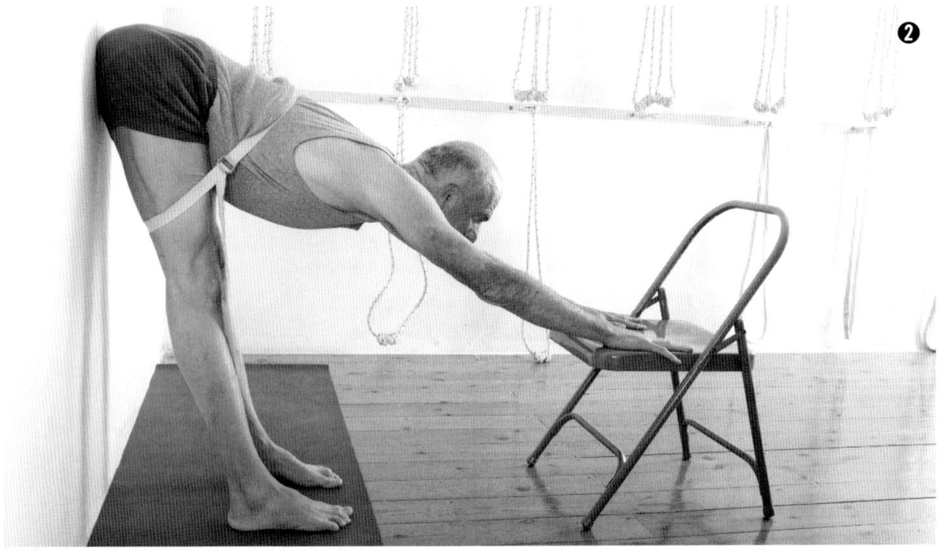

❷

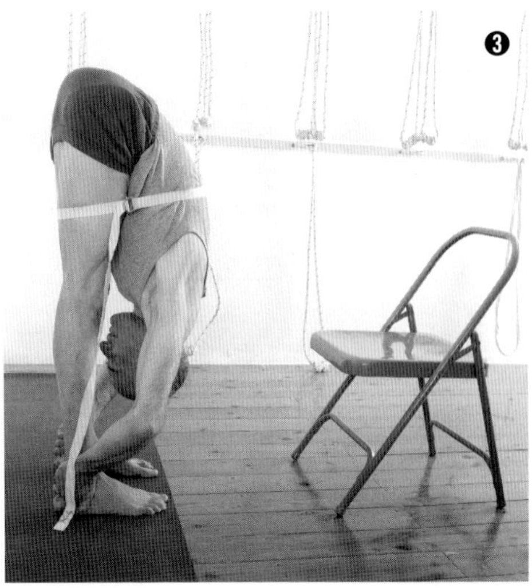

❸

→ 벽에서 약 1미터 떨어진 곳에 의자를 놓는다.

› 둔부를 벽에 기대고 무릎을 굽히고 앞으로 숙인다.

› 몸통을 가능한 다리에 가깝게 가져와 벨트를 등 한복판과 다리 주변에 두른다❶.

› 이제 벽을 따라서 둔부를 들어올려 다리를 편다.

› 몸통을 벽에서 멀어지게 해서, 등을 오목하게 하고 앞을 바라보며 손바닥은 의자 위에 둔다.

› 가슴을 앞으로 뻗고 흉추를 안으로 깊이 움직인다❷.

› 숙인 몸의 앞쪽을 길게 한 다음 엉덩이를 벽에서 떨어뜨리면서 허리는 허벅지 안쪽으로 가까이 가져오고, 발목을 잡고, 팔꿈치는 펴서 몸을 좀 더 깊게 숙인다❸.

효과

첫 번째 단계(❷)는 흉추를 몸 안으로 움직여, 등을 오목하게 하는 것을 가르쳐준다. 자세에 머물 때(❸), 벨트는 몸통을 제자리에 있게 한다. 그러므로 우리는 팔, 다리와 등 근육을 깊게 전굴하는 동안에도 이완시킬 수 있다.

어깨를 열기

다음의 변형 자세는 웃타나아사나를 이용해 어깨에서 더 많은 움직임을 만들어낼 수 있음을 보여준다.

웃타나아사나 변형 8

도구

블록이나 판자

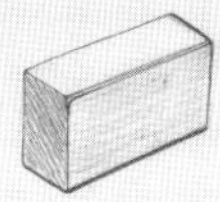

어깨에 움직임을 만들어내기: 등 뒤에서 블록을 잡고

> 등 뒤에서 블록을 잡고, 몸을 숙여 아르다 웃타나아사나를 한다. 블록을 단단히 잡고, 팔을 펴고, 어깨는 귀에서 멀리 떨어뜨린다❶.

> 이제 몸을 숙여서 웃타나아사나를 한다. 어깨는 계속 뒤로 젖히고, 팔을 등에서 멀어지게 한다❷.

효과

보통 이 자세는 등 뒤에서 손가락을 걸고서 한다. 그러나 어깨가 뻣뻣한 사람들은 등 뒤에서 손가락을 거는 것이 어렵다고 느낀다. 어깨에 움직임을 얻기 위해서는 손 사이 거리를 더 넓게 하는 게 필요하다. 블록이나 판자를 잡거나 벨트를 이용하는 것은 이러한 움직임을 얻는 데 도움이 된다. 이는 또한 팔을 단단하게 한다.

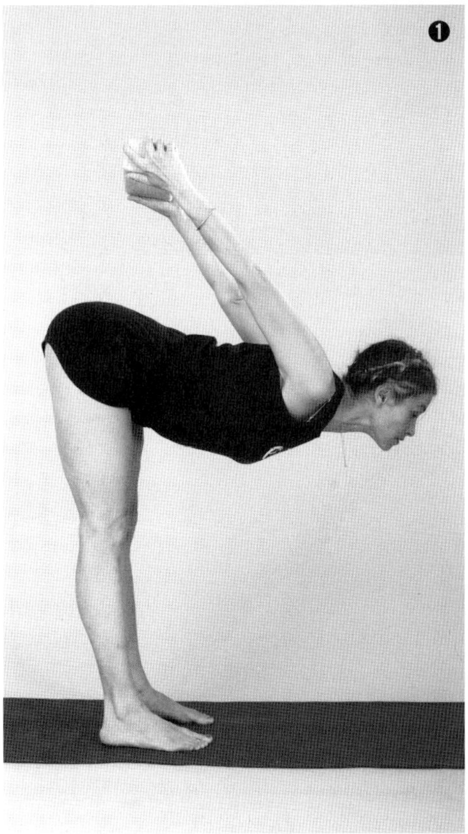

❶

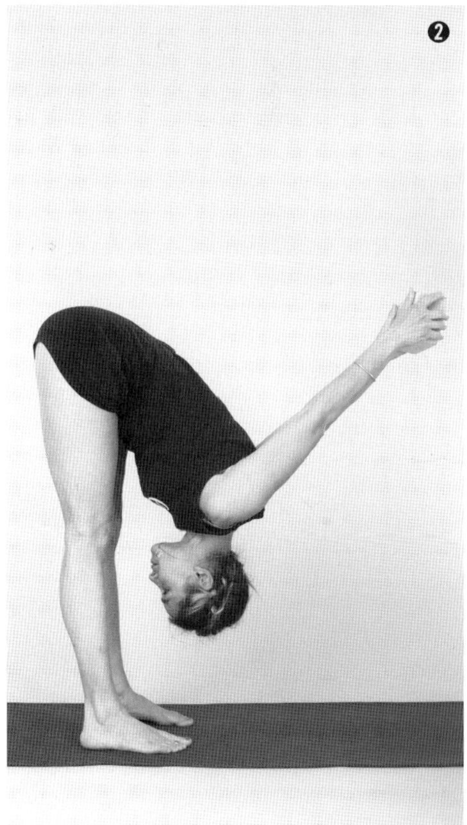

❷

웃타나아사나
변형 8 (계속)

어깨에 움직임을 만들어내기: 등 뒤에서 블록을 잡고

어깨의 좌우대칭을 체크하기:

등 뒤에서 블록을 잡고, 이전의 자세를 벽에서 약 1미터 떨어져서 시작한다.

웃타나아사나로 몸을 숙여 팔을 벽 쪽으로 움직인다.

블록이 벽에 닿을 때까지 팔을 회전시키며 늘인다(만약 필요하면 벽과의 거리를 조정할 것).

블록의 오른쪽과 왼쪽이 동시에 벽에 닿는지 체크하라❸.

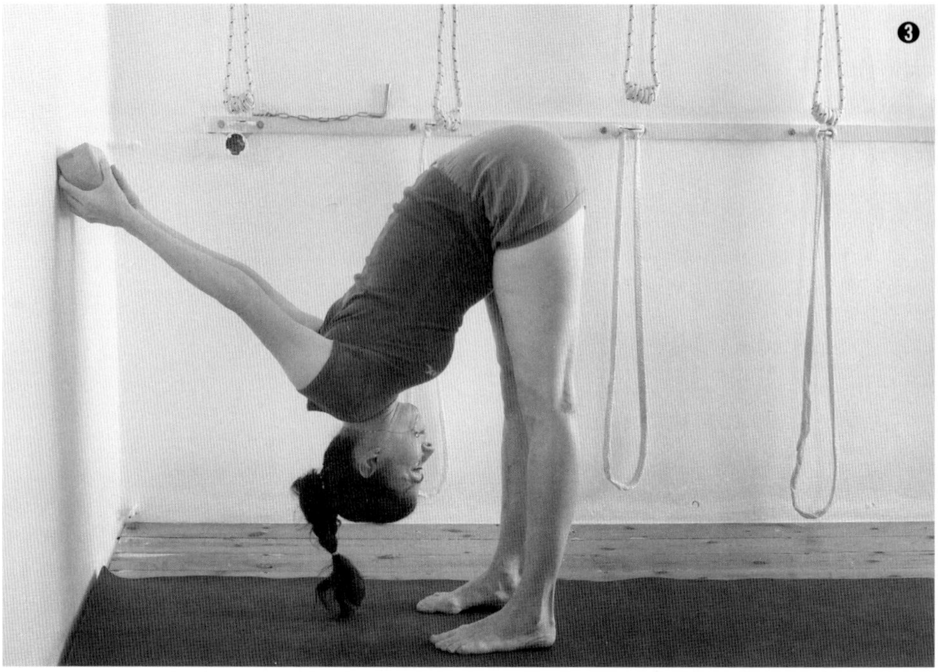

❸

파트너에게 당신의 팔이 몸의 중심선과 평행하는지 물어보라.

만약 평행하지 않는다면, 수정하라. 자세를 풀고 다시 해보자. 이것은 당신이 어깨 동작에서의 비대칭을 수정하는 것을 도와줄 것이다.

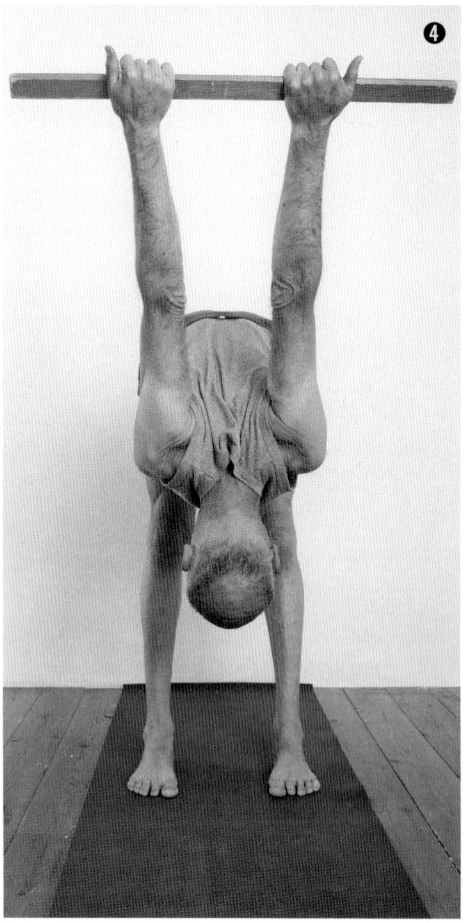

❹

만약 어깨가 뻣뻣하다면, 블록 대신에 나무로 된 판자를 사용하라. 판자를 어깨너비로 잡고, 손바닥은 등을 향하게 한다❹. 팔을 더 떨어뜨려 잡으면 어깨에 더 많은 움직임을 얻을 수 있다.

또 다른 선택사항은 팔꿈치 주변에 벨트를 둘러 어깨너비를 유지하는 것이다. 팔을 벨트에 대고 동작한다.

회복의 웃타나아사나

웃타나아사나의 몇 가지 효과에 대해 아헹가는 이렇게 언급했다.

> "심장박동은 천천히 가라앉고 척추신경은 활력을 되찾는다. 이 자세를 2분 혹은 그 이상 유지하면 마음에서 일어나는 어떤 우울증이라도 제거된다. 이 자세는 쉽게 흥분하는 사람에게 요긴하다. 뇌세포를 진정시켜주기 때문이다. 아사나를 끝낸 후, 평온하고 개운함을 느끼고, 눈은 빛나기 시작하며 마음은 평화를 느낀다."(요가디피카, 사진 48번)

그러나 주의하라. 대부분의 사람들의 경우 이러한 놀라운 효과를 경험하기 위해서는 도움이 필요하다. 여기서 몇 가지 예가 있다.

웃타나아사나 변형 9

도구
벽

몸을 반 접힌 상태로 휴식하기: 등을 벽에 대고

→ 벽에서 약 40cm 떨어져 선다.

> 무릎을 굽히고 자세에 들어간다. 앞으로 기울여서 등을 벽에 기댄다.

> 무릎을 구부려 몸통을 아래로 내린다❶.

> 이제 천천히 둔부를 위로 들면서 다리를 편다. 계속해서 등을 벽으로 누른다❷.

Note: 더 많은 효과를 위해서, 정수리 밑에 볼스터나 접은 담요를 댄다.

효과
벽은 몸을 더 굽히고 몸통을 다리에 더 가깝게 하는 것을 돕는다. 벽의 도움으로 등은 이완되고 뒤통수는 아래로 하여 쉴 수 있는 자세로 만든다.

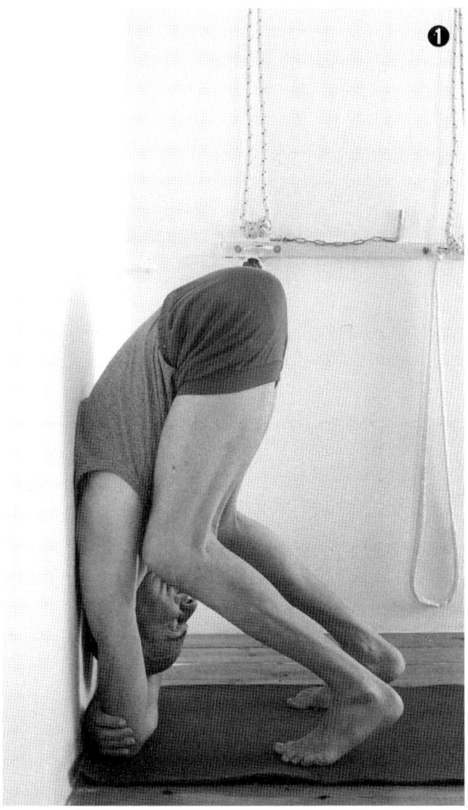
❶

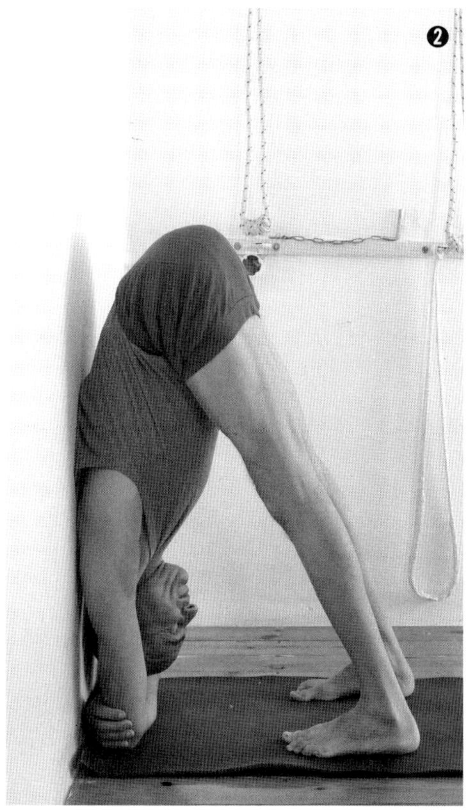
❷

웃타나아사나 변형 10

도구

블록 2개
담요(선택사항)

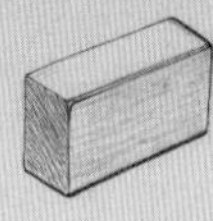

뇌를 휴식하기: 정수리를 블록 위에 두고

몸을 숙이고 정수리를 1개 혹은 2개의 블록 위에 둔다. 키나 유연성에 맞게 블록을 조정한다.

Note: 목에 어떤 압박감 없이 머리를 받칠 수 있는 것이 정확한 높이이다. 필요하다면 담요를 사용하여 세밀히 조정하라.

당신의 눈으로 뒤쪽을 보면서 바닥과 평행인지 체크하라.

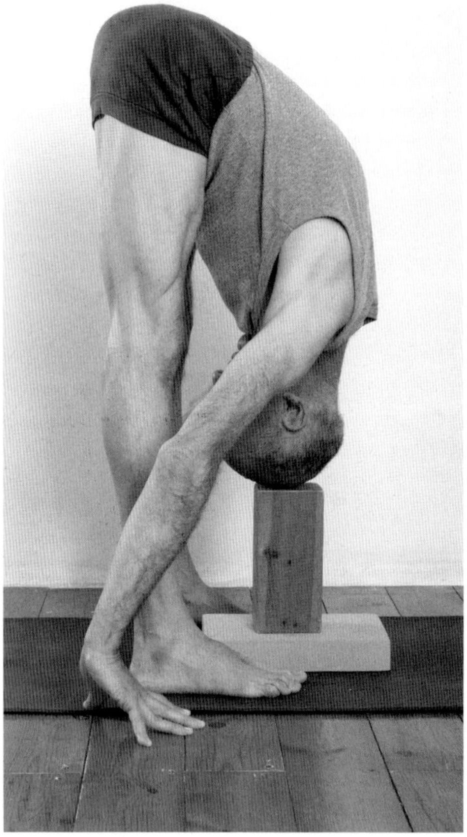

효과

정수리를 받치는 것은 두뇌를 휴식하게 한다. 이것은 '시르사아사나' 효과를 갖는다. 이것은 머리를 수직으로 놓는 방법을 알려주고 애씀을 줄여 자세 속에 더 오래 머물게 하여, 자세의 육체적, 정신적 효과를 강화시킨다.

Tips

- 다리 사이 거리의 변화시켜 머리 높이를 세밀히 조절하라. 다리 사이가 길어지면 머리는 낮아지고, 줄어들면 머리는 높아진다.
- 두 귀를 잇는 선으로 머리의 위치를 체크하라. 수직이 되어야 한다. 귀를 앞으로 만져서 정렬하라. 가능하다면 파트너에게 확인을 요청하라.
- '정수리의 뒷부분', 즉 두개골 꼭대기의 뒷부분에 머리를 대는 것을 배울 수 있다. 이것이 머리에 주는 효과를 관찰하라.

웃띠타 트리코나아사나(Utthita Trikonasana)

웃띠타 트리코나아사나에 대해

웃띠타 트리코나아사나는 일반적으로 다리를 벌리고 하는, 첫 번째 서서 하는 자세로 소개된다. 모든 서서 옆으로 기울이는 자세에 공통적으로 적용되는 정렬의 기본 원칙이 여기에 소개된다. 그러나 이 자세의 노련한 수행은 많은 미묘한 동작들의 조절과 협동이 요구되고, 이는 많은 시간이 지난 후에 이뤄진다.

우리가 여기에 소개하는 변형 자세에서, 벽과 바닥은 정렬을 체크하고 수정하는 것을 돕는 기준선이다. 동작을 강조하고 다른 효과들을 생성하기 위해 블록과 벨트를 여러 가지 방법으로 사용한다.

여기에 묘사된 많은 변형 자세들은, 다른 서서 하는 측굴 자세(비라바드라 II, 웃띠타 파르스바코나아사나 그리고 아르다 찬드라아사나)와 파리브르타 트리코나아사나에서도 적용가능하다. 늘 그러하듯이 몇몇의 변형 자세들은 결합되기도 한다.

Tips

좁은 통로에서 웃띠타 트리코나아사나를 한다고 상상해보라. 앞뒤에 벽이 있고 당신의 몸 어느 한 구석도 앞으로나 뒤로 튀어나올 수 없다. 당신의 두 다리로 인해 생긴 측면을 따라서 몸을 기울여 벽과 평행이 되게 유지해야한다.

주의

만약 당신이 어지럼 또는 고혈압 문제가 있다면, 마지막 자세를 할 때 바닥을 쳐다보라. 머리를 들지 마라. 만약 심장병이 있다면, 등을 벽에 대고 연습한다(이 자세의 변형 12를 볼 것). 팔을 들지 말고 옆구리에 두어라.

발을 정렬하기

웃띠타 트리코나아사나는 측굴 자세이다. 즉 뻗은 다리의 정렬에 따라 몸을 옆으로 기울이는 자세이다. 정렬은 두 다리의 올바른 위치부터 시작한다. 앞에 있는 발의 뒤꿈치가 뒤에 있는 발의 아치와 같은 선상에 위치해야 한다. 바닥선, 매트 위에 표시된 중앙선, 매트의 가장자리와 같은 기준선을 사용하는 것은 이러한 발 정렬을 배우기 위한 효과적인 방법이다.

웃띠타 트리코나아사나 변형 1

도구
바닥선
또는 점성이 있는 요가매트

다리의 정렬을 수정하기: 기준선을 사용하여

→ 오른쪽으로 자세하기:

> 타다아사나로 선다. 위에 언급한 기준선 중 하나를 고른다. 선 위에 발바닥의 아치가 오게 자리잡는다. 점프해서 다리를 벌려 웃띠타 하스타 파다아사나로 선다❶.

> 발을 보고 아치가 기준선에 있는지 확인하라. 필요하면 발을 조정한다.

> 오른다리는 바깥으로, 왼발은 안으로 돌린다. 오른발 뒤꿈치 중앙과 왼발 장심의 중간을 기준선 위에 둔다.

> 몸을 기준선 위로 유지하면서 오른쪽으로 기울인다. 특히 왼쪽 허벅지와 오른쪽 엉덩이, 두 어깨와 머리가 기준선 위에 있는지 관찰한다❷.

> 매트 중간에 벨트를 두거나, 오른쪽 손바닥을 지지하기 위해 블록을 사용할 수 있다❸.

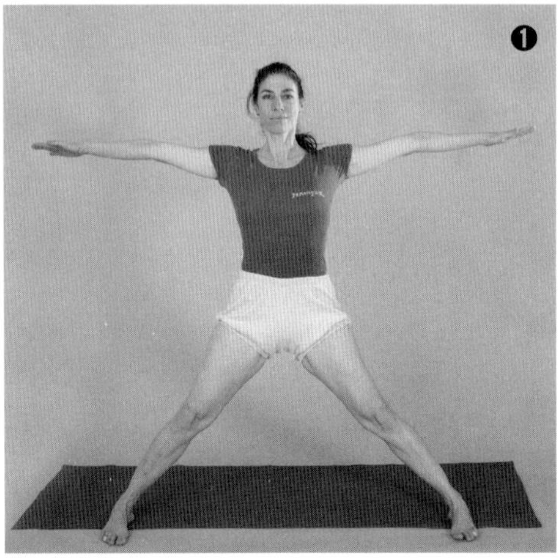
❶

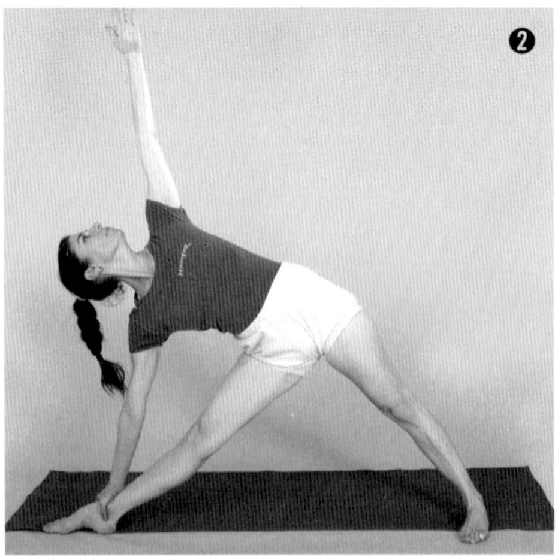
❷

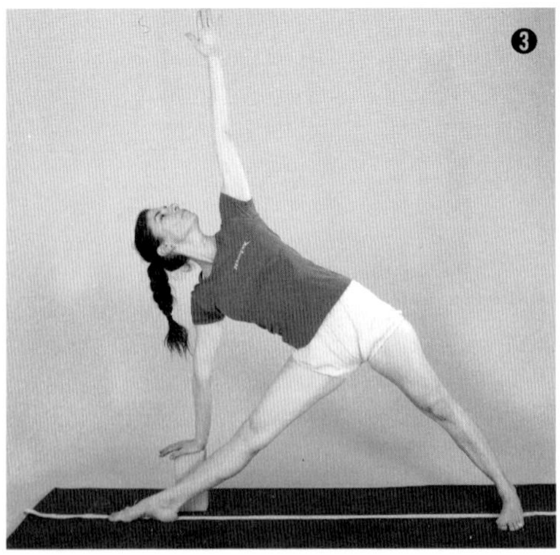
❸

효과
기준선은 다리의 정렬을 확인하고 수정할 수 있게 한다.

적용
다리를 벌리고 서서 하는 모든 자세

뒤쪽 다리 활성화하기

서서 하는 자세를 언급하며, 아헹가는 "뒤쪽 다리는 자세의 주축이다"라고 말했다. 다음의 변형 자세들은 뒤쪽 다리의 동작을 섬세하게 하도록 도와준다.

서서 하는 자세에서 뒤쪽 다리를 관찰하는 것은 우리에게 요가에서의 균형과 침착함의 중요성을 가르쳐준다. 오른쪽으로 몸을 기울여서 웃띠타 트리코나아사나를 할 때, 우리의 주의는 본능적으로 오른쪽으로 흘러가는데, 이는 동작의 방향이 그러하기 때문이다. 그러나 만약 우리가 왼쪽 방향을 무시할 경우, 우리는 이 아사나에서 중요한 부분을 놓치게 된다. 뒤쪽 다리는 자세를 안정시키는 역할을 한다. 앞쪽 다리에서 뒤쪽 다리로 무게를 이동시키는 것은 우리의 주의력을 좀 더 고르게 분산시키는 것을 의미한다. 이것은 자세를 내면화하게 만든다. 우리의 주의력이 몸으로 퍼지면서, 우리의 응시는 부드러워지고, 호흡은 규칙적이 되며, 마음속의 동요는 사라진다. 이때 자세는 좀 더 조화롭고 명상적이 된다.

웃띠타 트리코나아사나 변형 2

도구

벽

블록(선택사항)

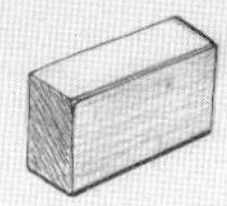

뒤에 있는 발에 기준 두기: 발 외측을 벽에 대고

→ 오른쪽으로 자세하기:

- 왼발을 벽에 대고 외측을 바닥으로 벽에 저항하며 강하게 누른다.
- 다리를 벌린다. 오른다리를 바깥으로 회전한다.
- 숨을 마시면서 팔을 펴고 내쉬면서 자세로 들어가는데, 이때 왼발이 벽에 저항하는 힘을 유지한다.
- 오른 손바닥은 블록 위에 둔다(보이는 바와 같이, 어깨를 뒤로 젖히기 위해서 손바닥을 뒤로 돌릴 수 있다).

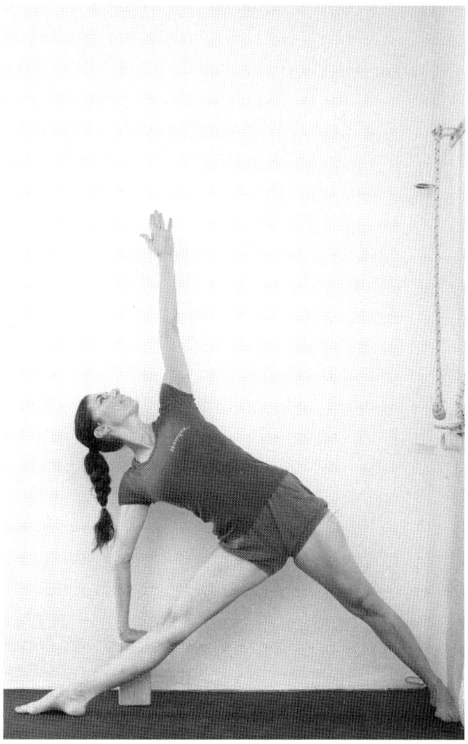

효과

벽에 대한 저항력이 뒤쪽 다리로 활성화되고 견고하게 유지한다.

Tips

- ✔ 다리를 벌리기 전에 뒤쪽 발을 벽에 댄다. 이것은 발 외측을 벽 모서리와 바닥에 강하게 밀어넣을 수 있게 도와줄 것이다.
- ✔ 잠시 동안 자세를 유지한 후에 벽으로부터 1인치 정도 떨어진다. 체크하라. 벽을 이용하지 않고도 왼다리로 똑같은 견고함과 안정성을 유지할 수 있는가?

웃띠타 트리코나아사나 변형 3

도구
벨트
보조자

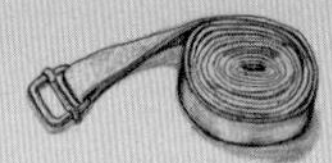

뒤쪽 다리 활성화하기: 벨트 위에 발을 두고

이 변형 자세에서 벨트 같은 가는 끈을 뒤쪽 발 외측에 둔다. 보조자가 벨트를 당길 때 수련자는 벨트가 딸려가지 않도록 벨트를 강하게 밟는다. 보조자가 더 강하게 벨트를 당길수록 수련자는 더 강하게 그것을 발로 눌러야 한다.

Note: 벨트는 종이나 판지, 헝겊 등으로 대체할 수 있다.

효과

벨트가 발에서 미끄러져 나가지 않게 하는 것은 발 외측에 대한 자각을 가져온다.

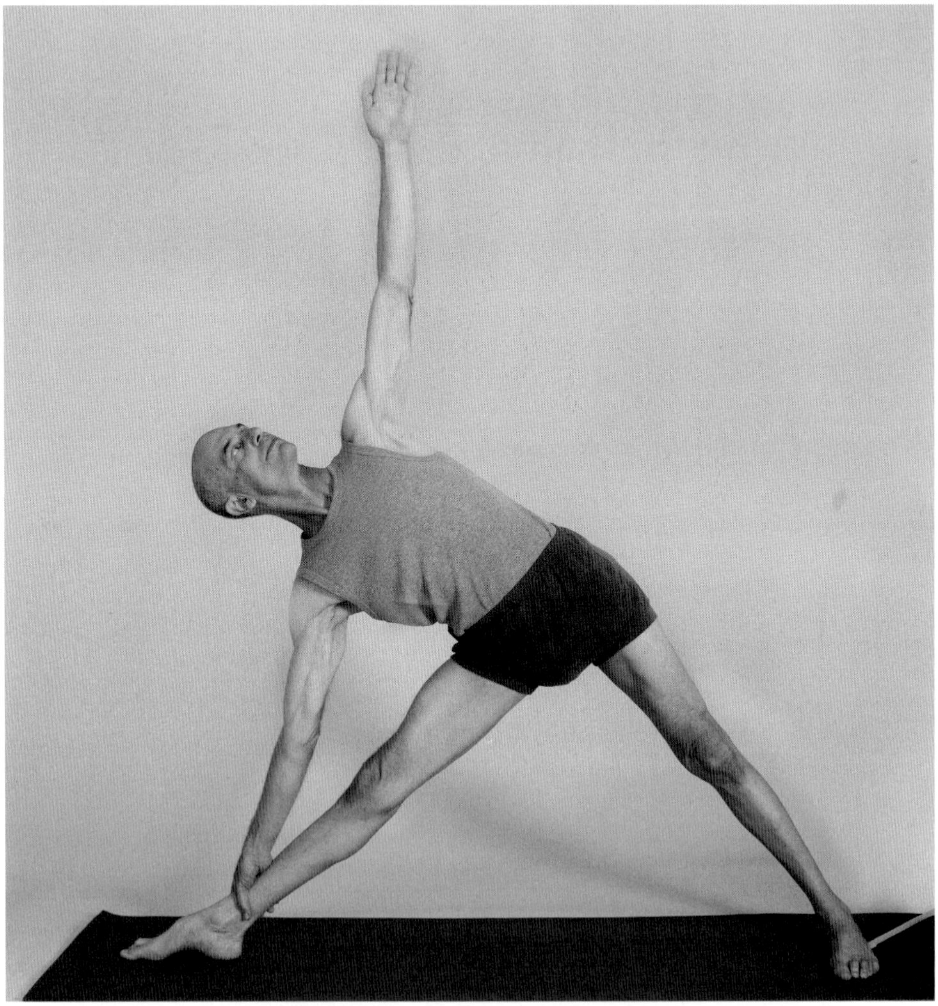

적용

웃띠타 파르스바코나아사나, 비라바드라아사나 II와 서서 하는 다른 자세들

웃띠타 트리코나아사나 변형 4

도구
벨트

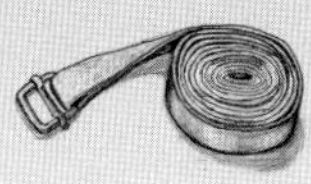

뒤쪽 다리 활성화하기: 벨트로 다리를 당기며

뒤쪽 다리를 활성화시키는 또 다른 방법은 벨트를 둘러 당기는 것이다. 벨트를 다리에 두르는 위치를 세 가지로 아래에 제시한다. 아치❶, 무릎 위❷ 그리고 서혜부❸.

→ 오른쪽으로 자세하기:

- 벨트를 왼다리 위 원하는 위치에 둘러 묶는다. 무릎이나 허벅지에 고정할 때, 버클의 방향은 벨트를 당겼을 때 다리가 외회전이 되는 방향으로 향해야 한다.
- 왼손으로 벨트를 당기고 자세에 들어간다.

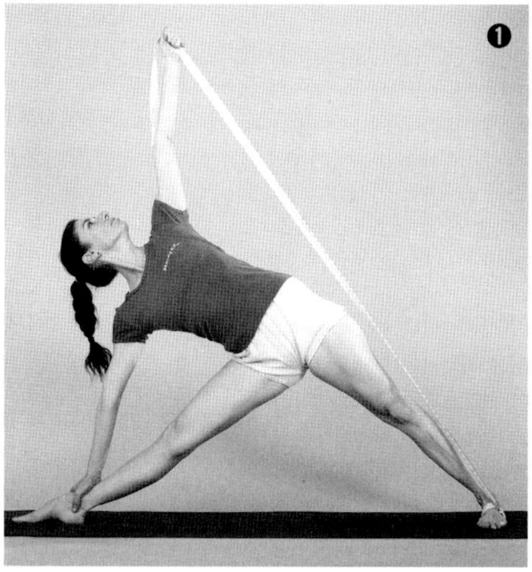

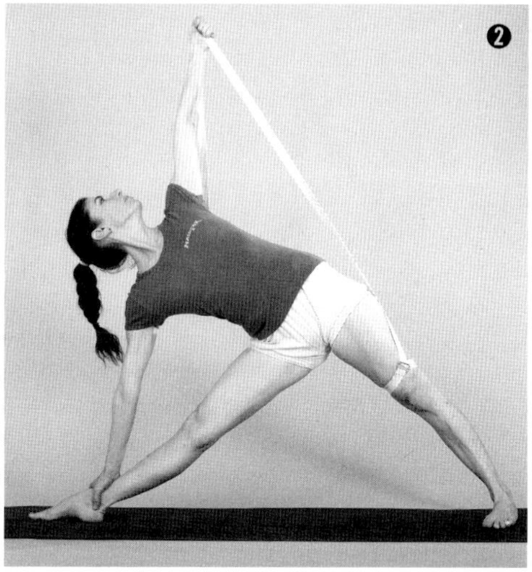

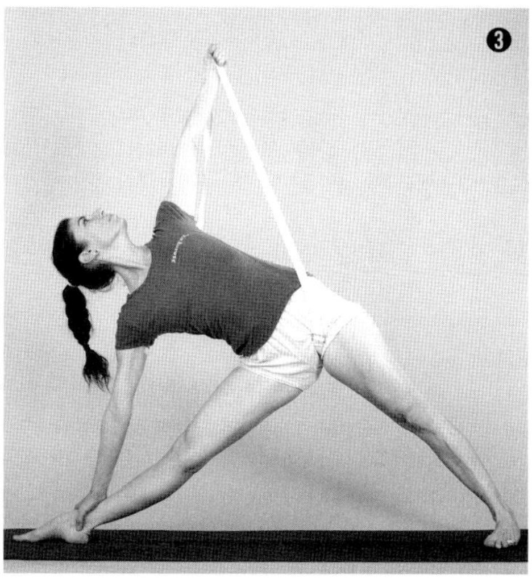

효과

여기서 제시한 세 가지 변형 자세는 뒤쪽 다리의 자각을 증가시키고 이를 안정적이게 한다. 무릎 위에 고정시키는 것은 무릎을 회전하게 도와주고 무릎 안에 공간을 만들고, 서혜부에 벨트를 고정하면 서혜부 안쪽을 들어올리고 열어준다. 이 변형 자세는 또한 가슴을 열고 회전하는 데 효과적인데, 왼손으로 벨트를 당기는 것이 가슴 회전을 도와주기 때문이다.

적용

여기서 벨트는 뒤쪽 다리의 외회전을 유도하기 때문에 많은 선측굴 자세에 도움이 된다. 즉, 웃띠타 파르스바코나아사나, 비라바드라아사나 II, 그리고 아르다 찬드라아사나. 비라바드라아사나 I과 같은 자세에서는 벨트를 당겼을 때 뒤쪽 다리가 내회전이 되게끔, 벨트를 위와는 반대 방향으로 묶어야 한다.

웃띠타 트리코나아사나 변형 5

도구

벨트
파트너

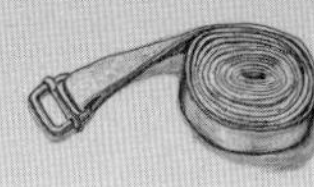

서혜부 안쪽을 들어올리기: 파트너가 뒤쪽 다리를 당기며

뒤쪽 다리를 안정시키려면 수련자는 허벅지 안쪽과 서혜부를 들어올리기 위해서 발아치를 아래로 누를 필요가 있다. 다음의 변형 자세는 뒤쪽 다리의 서혜부가 들여올려지는 것에 대한 효과를 보여준다.

→ 오른쪽으로 자세하기(설명은 도와주고 있는 보조자를 위한 것이다)

> 왼다리의 서혜부 안쪽에 벨트를 두른다.

> 보조자의 발을 수련자의 발뒤꿈치 뒤와 바깥 부분에 댄다.

> 벨트를 부드럽게 당기고 수련자에게 자세로 들어가라고 지시한다❶.

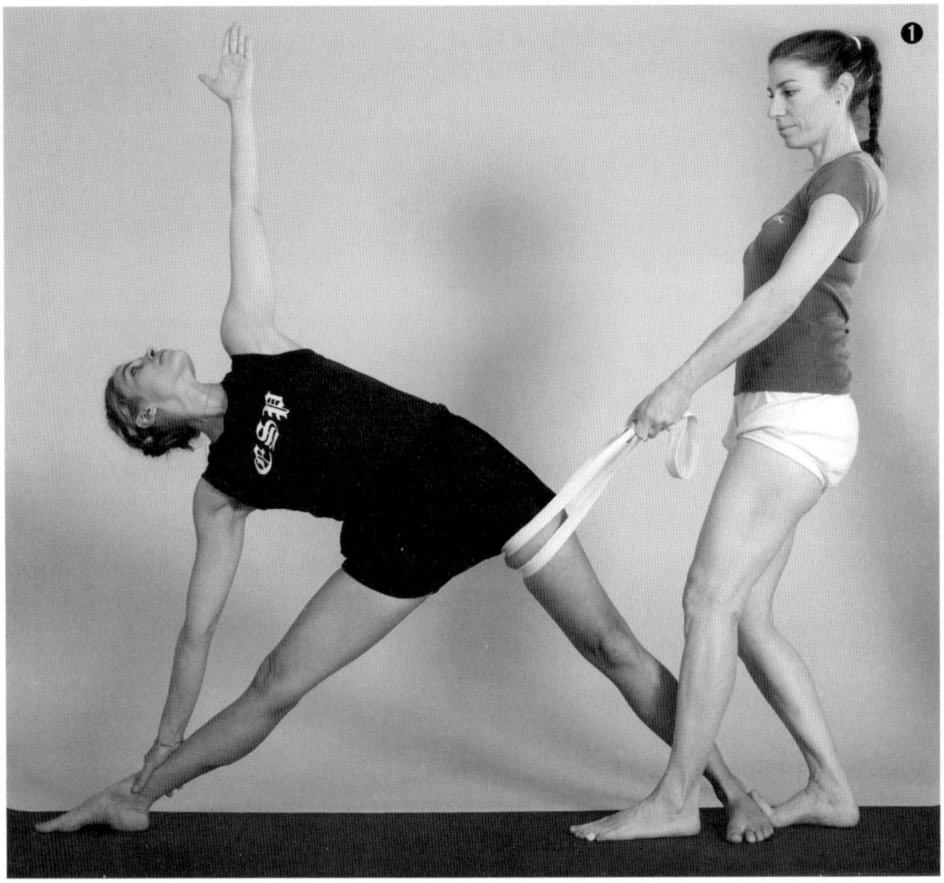

❶

Note:

- 당신의 발을 수련자의 발뒤꿈치 바깥에 가져다댈 때 아플지도 모르는 이 부분의 피부를 '긁지' 않도록 최대한 조심해야 한다.
- 수련자가 자세에 들어가는 움직임과 벨트를 당기는 것이 동시에 일어나야 한다.
- 임산부는 서혜부가 아닌 허벅지 윗부분에 벨트를 맨다.

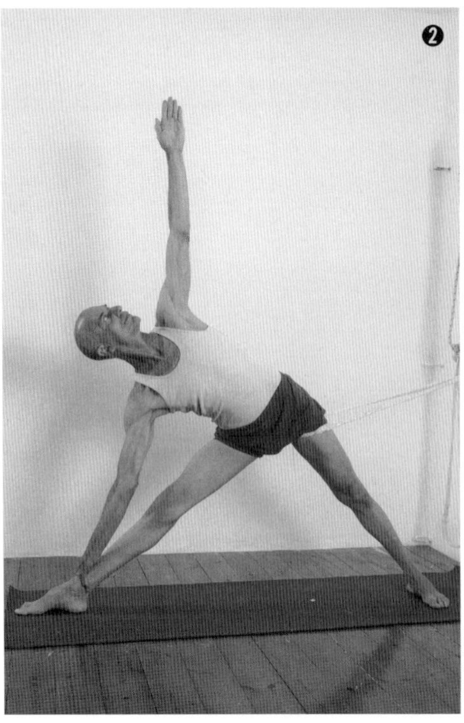

❷

효과

뒤쪽 다리를 당기는 것은 체중이 뒤쪽 다리로 이동하는 것의 중요성을 명확하게 한다. 이것은 골반에 공간을 만들고 하복부의 내장들을 넓게 한다. 그러므로 특히나 임산부에게 유익하다. 또한 자세를 훨씬 더 유지하기 쉽게 한다. 벽고리❷나 문고리에 벨트나 로프를 달아서, 파트너 없이 같은 효과를 얻을 수 있다. (아도무카 스바나아사나 변형 22, 사진❶)

적용

서서 하는 모든 측굴 자세들

다리를 바깥으로 회전하기

앞쪽 다리를 고관절로부터 바깥으로 회전하는 것은 웃띠타 트리코나아사나에서 매우 중요한 동작이다. 이것은 몸을 굽히는 자세를 취했을 때 대퇴골두가 관절 내에 확실히 남아 있게 하고, 꼬리뼈를 안으로 넣는 것을 가능하게 한다. 게다가 다리 아래, 무릎, 다리 위가 서로 정렬되지 않는다면, 무릎에서의 불균등한 하중이 원하지 않는 인대 손상을 초래할지도 모른다.

웃띠타 트리코나아사나 변형 6

다리 회전: 허벅지 윗부분에 벨트 2개를 두르고

→ 오른쪽으로 자세하기

> 벨트 하나는 오른쪽 허벅지 위쪽에 두르고, 다른 하나는 왼쪽 허벅지 위쪽에 두른다. 벨트들이 바깥쪽으로 조여 있는지 확인하라. 버클들은 허벅지 안쪽에 위치해야 하고 벨트의 늘어진 끝은 앞쪽으로 펼쳐져 있어야 한다.

> 다리를 펴고 오른다리를 바깥으로 회전한다. 벨트의 늘어진 끝을 등 뒤에서 팔을 교차시켜 잡는다. 왼손으로 오른다리의 벨트를 잡고, 오른손으로 왼다리의 벨트를 잡는다❶.

> 고관절이 밖으로 회전하도록 벨트를 당기고 몸을 옆으로 기울여 자세를 취한다.

Note: 22쪽 타다아사나에서 이와 비슷한 변형 자세를 제시하였다. 그러나 타다아사나에서는 허벅지 위를 안으로 회전하게끔 벨트가 정반대로 채워졌다. 반면에 여기에서 벨트는 밖으로 회전을 돕는다.

> 이 변형 자세는 앞쪽 다리에 단 1개의 벨트를 가지고 할 수 있다(이 다리의 회전이 주된 동작이다). 팔이 긴 사람들은 벨트 없이도 왼손으로 오른쪽 허벅지 위를 잡을 수 있다❷.

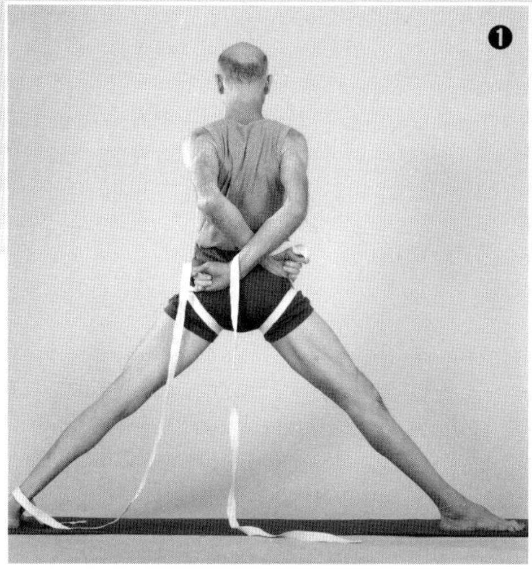

❶

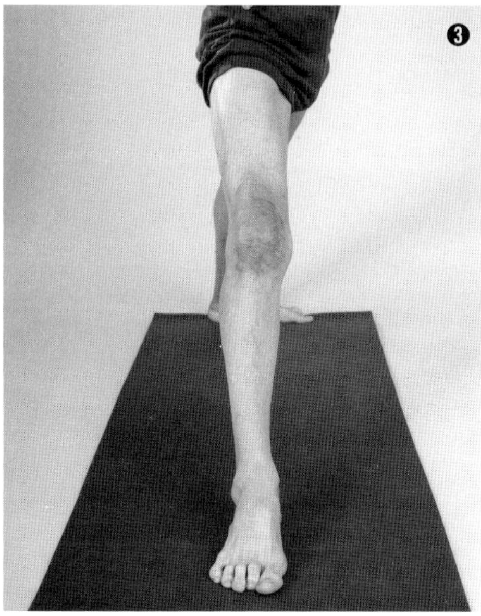

❸

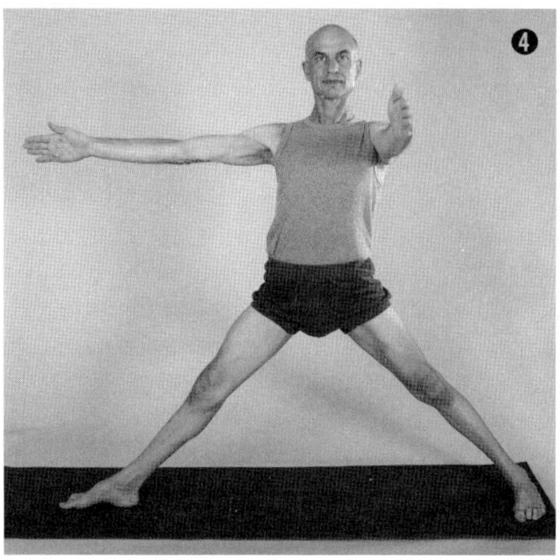

❹

도구

벨트 2개

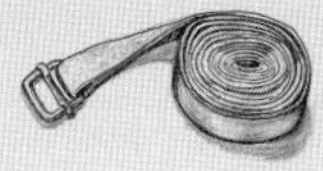

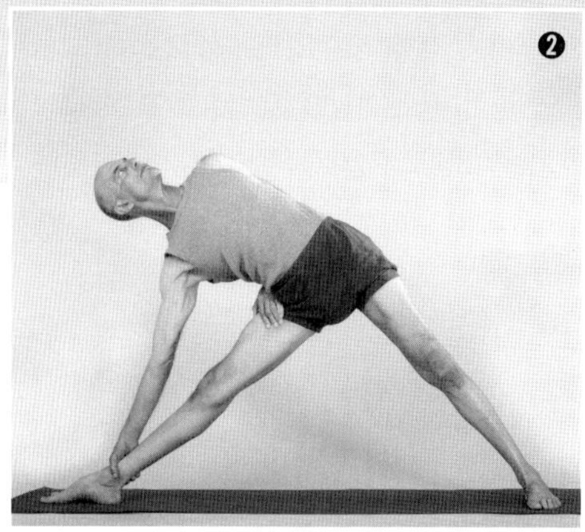

❷

효과

벨트를 당기는 것은 회전동작을 강화시키고 이것이 중요한 동작임을 가르쳐준다.

Tips

- ✔ 앞쪽 다리가 발에서부터가 아닌 이것의 뿌리(고관절)로부터 회전되는 것임을 배운다.
- ✔ 다리는 완전히 회전되어야 한다. 발목 앞면의 중간 부분, 무릎 앞 그리고 허벅지 앞이 정렬되었는지를 확인하라❸. 이것은 무릎 위에 지나친 압력이 가해지는 것을 예방한다.
- ✔ 뒤쪽 다리의 허벅지 앞면은 앞을 향해야 한다(타다아사나에서 처럼). 안으로 돌아가지 않아야 한다. 앞쪽 다리 무릎 방향과 뒤쪽 다리 무릎 방향 사이의 각도는 90도가 되어야 한다.

적용

다리를 넓게 벌리고 서서 하는 모든 측굴 자세

웃띠타 트리코나아사나 변형 7

앞쪽 다리를 바깥으로 회전하기: 발을 90° 이상 돌리기

어떤 사람들에게는, 앞쪽 다리를 회전시키는 것이 쉽지 않다. 만약 당신이 이러하다면, 발을 90° 이상 회전시키는 것이 앞쪽 다리의 뿌리(고관절)를 90°로 회전하는 것을 더 쉽게 만든다.

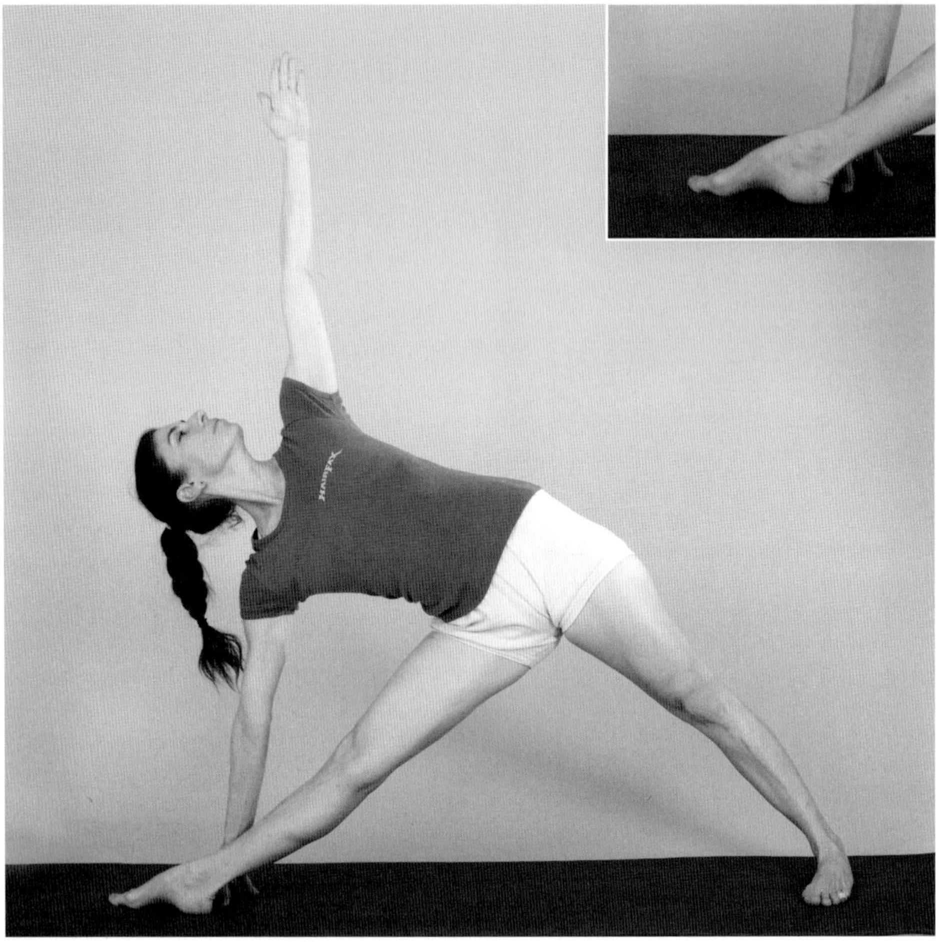

→ 오른쪽으로 자세를 할 때:

- 오른다리를 90° 밖으로 돌려라. 발을 좀 더 회전하고 앞 허벅지의 근육을 허벅지뼈 밖으로 돌린다.
- 오른다리의 중심선을 본다. 앞 허벅지가 충분히 회전했는지 확인한다. 만약 그렇지 않다면, 발을 좀 더 바깥으로 회전한다.

Tips

✓ 앞 허벅지를 회전시킬 때, 발 안쪽을 바닥으로 누르고 발목 앞쪽을 안으로 돌린다.

웃띠타 트리코나아사나 변형 8

무릎을 밖으로, 둔부는 안으로: 웃띠타 파르스바코나아사나로부터 자세 들어가기

오른쪽으로 자세하기:

- 웃띠타 파르스바코나아사나 자세를 한다❶.
- 오른쪽 무릎 바깥쪽을 팔로 누르면서 천천히 오른다리를 편다❷.
- 오른쪽 무릎을 바깥으로 향하게 유지하면서 웃띠타 트리코나아사나로 완전하게 다리를 편다.

Note: 무릎을 직각으로 굽힐 필요는 없다. 오히려 반 정도 굽히는 것이 다리를 회전하는 데 도움이 된다.

효과

다리를 굽히면 바깥으로 회전하고 둔부는 안으로 돌리는 것이 훨씬 쉽다. 다리를 트리코나아사나로 펼 때 이것은 계속 유지할 수 있다.

❶

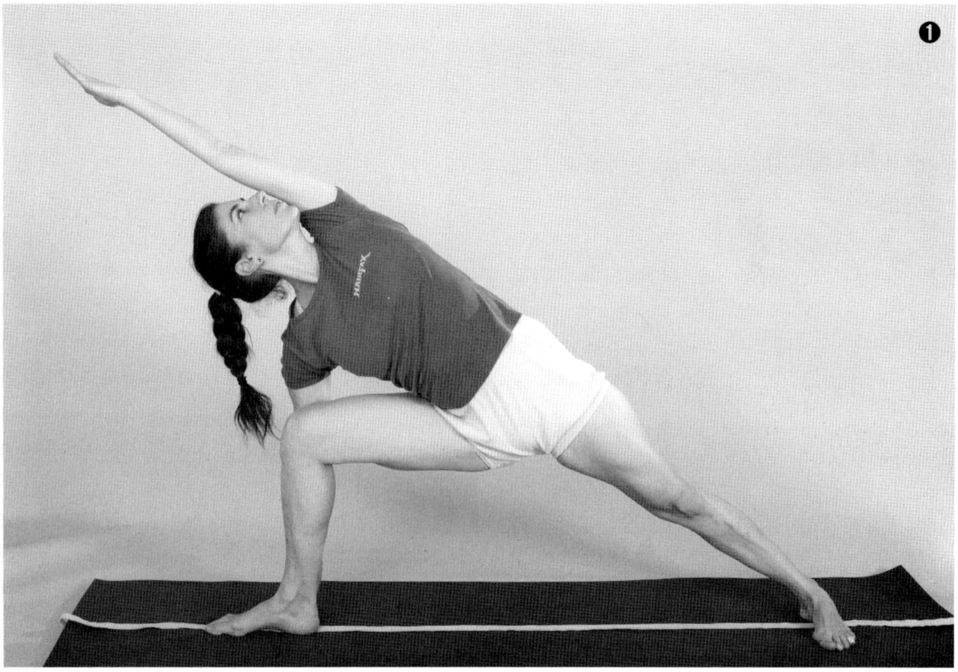

❷

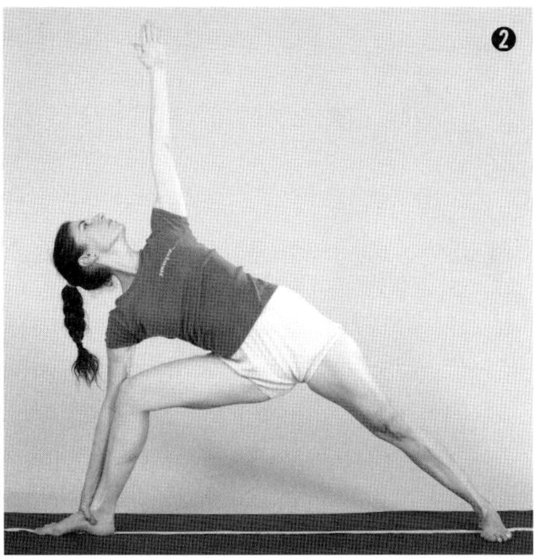

적용

다리를 넓게 벌리고 서서 하는 모든 측굴 자세

앞쪽 다리 활성화하기

웃띠타 트리코나아사나를 하면서, 앞쪽 다리는 완전하게 펴지지 않고 무릎이 아래로 떨어지기 쉽다. 자각이 흐려지면 다리가 흔들리는 경향이 있다. 다음의 변형 자세는 앞쪽 다리를 활성화하고 자세를 안정되게 유지하는 것을 돕는다.

웃띠타 트리코나아사나 변형 9

앞쪽 다리 활성화하기: 발바닥의 볼록한 부분을 들고

→ 오른쪽으로 자세하기:

- 오른발 발뒤꿈치로 바닥을 누르면서 발가락과 발바닥을 든다.
- 발가락과 발바닥을 들고 자세를 취한다❶.

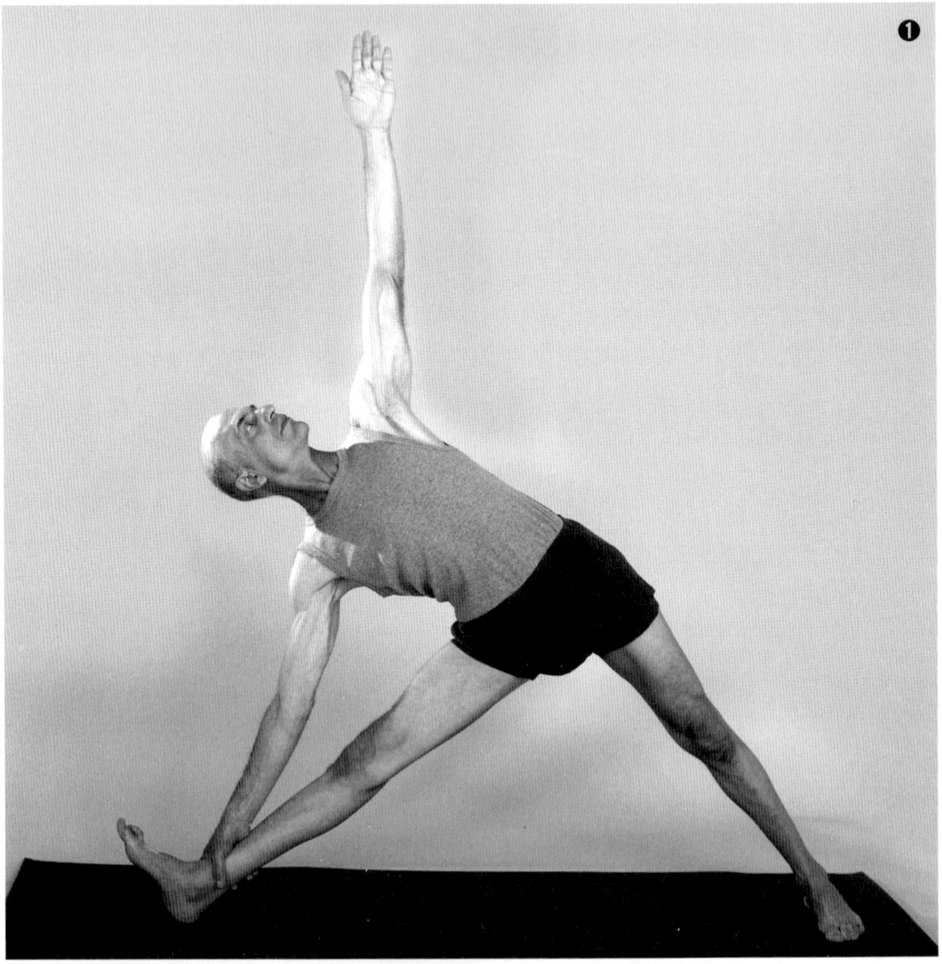

❶

- 어떤 사람들은 발뒤꿈치의 통증 때문에 위의 변형 자세가 어렵다. 이 통증은 둥근 모양의 블록(만약 사용할 수 있다면)❷ 위에 발바닥을 놓으면 피할 수 있다.
- 또한 발뒤꿈치를 사각형 블록 위에, 발가락 둔덕은 벽에 댈 수도 있다. 이는 다음의 변형 자세에서 설명된다.

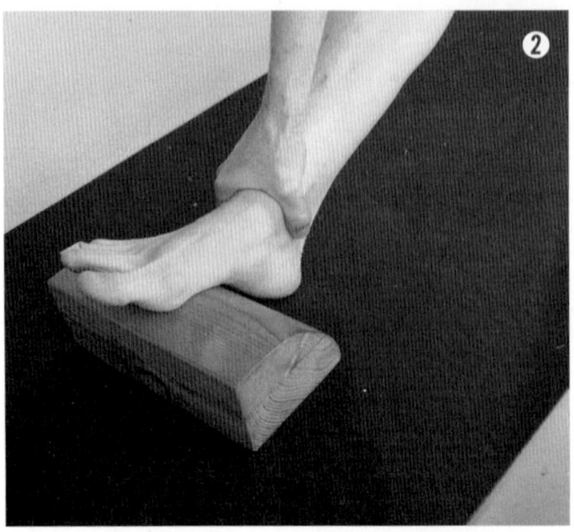

❷

효과

발바닥을 드는 것이 다리 전체를 활성화시킨다.

웃띠타 트리코나아사나 변형 10a

도구

블록 2개

벽

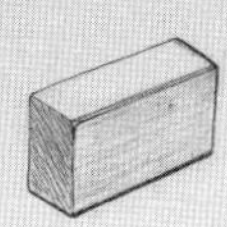

앞쪽 다리 활성화하기: 블록 위에 발뒤꿈치를 대고

오른쪽으로 자세하기:

- 블록 하나는 벽 앞에 납작하게 놓고 다른 블록은 벽에서 약 25cm 떨어뜨려 놓는다.

  Note: 조금 높은 박스, 낮은 스툴, 혹은 의자로 블록을 대체할 수도 있다. 이것은 효과를 더 강화시켜줄 것이다.

- 오른발 뒤꿈치를 납작한 블록 위에 두고 발가락 둔덕은 벽에 기댄다.
- 블록과 벽을 밀어서 오른다리를 활성화시킨다.
- 몸을 굽혀 자세에 들어가고 오른 손바닥은 두 번째 블록 위에 둔다❶.
- 왼쪽 팔을 머리 위로 뻗어 손 끝을 벽에 댄다. 손가락으로 벽을 밀어 가슴을 오른쪽에서 왼쪽으로 회전한다❷.

❶

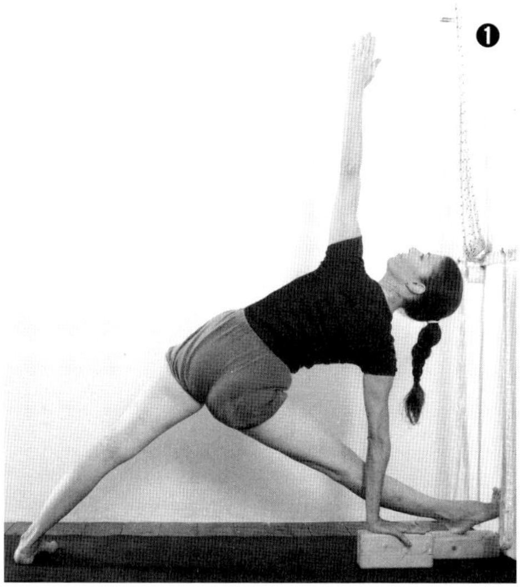

❷

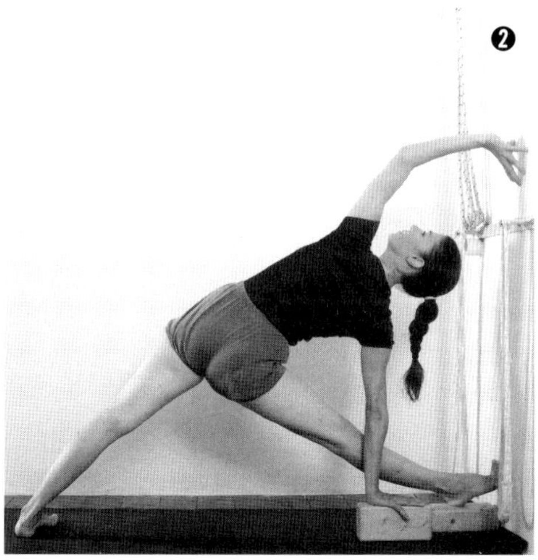

효과

이 변형 자세는 다리관절에 다음과 같은 문제가 있는 사람에게 유용하다.

- 평편발: 발뒤꿈치와 발 둔덕을 눌러 장심의 만곡을 증가시킨다.
- 발목 통증: 발의 위치는 발목에 가는 압력을 줄여준다. 특히 아킬레스건에 통증이 있는 사람들은 이 변형 자세로 위안을 찾을 것이다.
- 무릎 통증: 앞쪽 다리로 가는 하중은 줄어들고 무릎은 활성화된다. 이것은 발받침을 더 높임으로써 강화될 수 있다.
- 고관절: 대퇴골두는 고관절구의 제자리로 들어간다.

Tips

- 발을 펼 때 앞쪽 다리를 활성화시키는 방법을 배운다.
- 다리 전체를 활성화하기 위해 벽에 대고 발을 활성화한다.
- 앞쪽 다리의 무릎이 어떻게 제자리로 들어가는지 관찰하라. 무릎 뒷면은 열리고 대퇴골두는 고관절구로 깊이 들어간다.

적용

균형 잡는 자세를 제외한 다리를 넓게 벌리고 서서 하는 모든 측굴 자세

웃띠타 트리코나아사나 변형 10b

도구
벽

앞쪽 다리 스트레칭: 발바닥을 벽에 대고

발바닥 전체를 벽에 대면 앞쪽 다리에 심화된 스트레칭과 활성화가 이루어질 수 있다.

→ 오른쪽으로 자세하기:

- 벽과 적당한 거리를 두고 파리가아사나를 하듯 무릎으로 선다. 벽과 바닥의 모서리가 발뒤꿈치를 밀어내듯, 벽에 오른발 전체를 댄다.
- 발바닥을 벽에 대고 강하게 누른다❶.
- 이제, 몸을 돌려 오른다리 위로 약간 굽힌다❷. 손으로 바닥을 집고 일어나 왼다리를 펴고 웃띠타 트리코나아사나를 한다❸.

❶
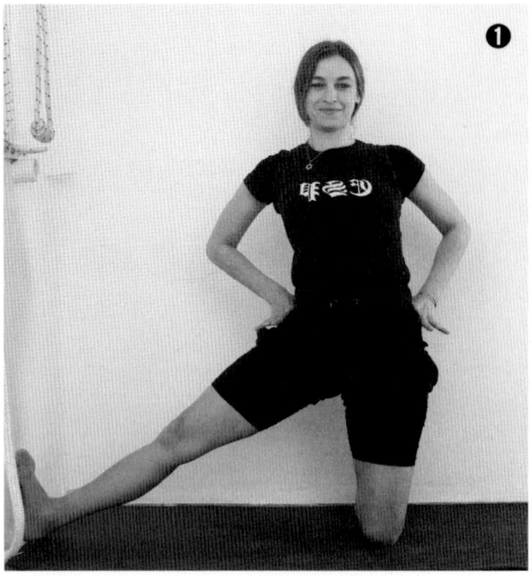

❷
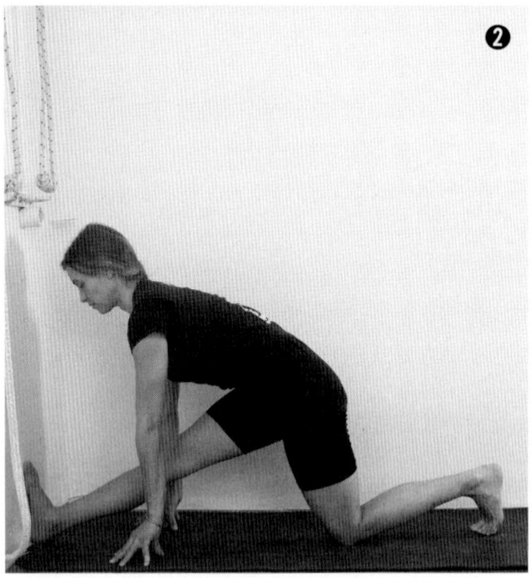

❸
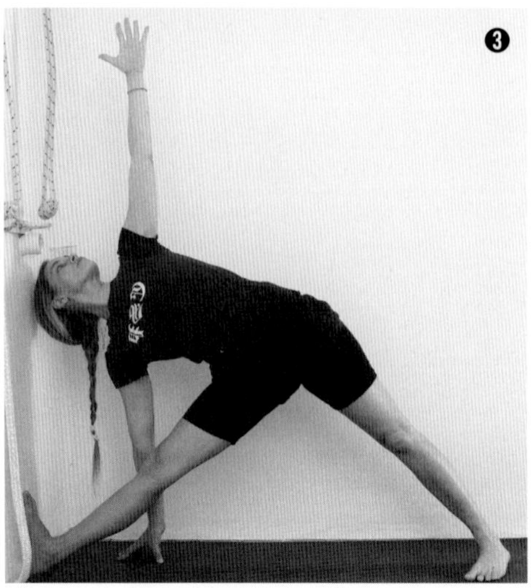

효과

이전보다 더 강한 이 변형 자세는 무릎의 뒷면을 한층 더 열어주며, 종아리근육을 스트레칭해주고 다리 전체를 활성화시킨다.

적용

파르스보타나아사나, 파리브르타 트리코나아사나

골반을 열기

서서 하는 측굴 자세에서 골반을 넓히기 위해서, 뒤쪽 다리의 허벅지는 뒤로 밀면서, 앞쪽 다리의 엉덩이를 강하게 안으로 밀어넣을 필요가 있다. 고관절과 골반대 주변에서 주된 동작이 이루어져야 한다. 즉 이 부분들이 바르게 작용하고 꼬리뼈가 골반 안으로 깊이 들어가면, 허리에 가해지는 압력은 없을 것이다.

- ✔ 골반이 마치 잘 펴지기를 바라는 책과 같다고 상상해보라. 같은 방법으로 골반의 양쪽을 분리하고 넓게 벌린다.
- ✔ 척주의 아랫부분을 척주의 윗부분을 향해 늘이는 법을 배운다.

이러한 동작을 발달시키는 세 가지 방법이 있다.

웃띠타 트리코나아사나 변형 11

서혜부 열기: 사선정렬

도구

블록

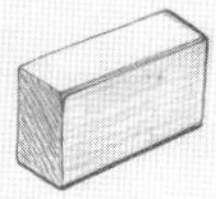

→ 오른쪽으로 자세하기

> 매트의 가운데서 평소와 같이 자세를 취한다. 오른쪽 손바닥을 블록 위에 둔다❶(사진에서는 벨트로 매트의 중앙선을 표시했다).

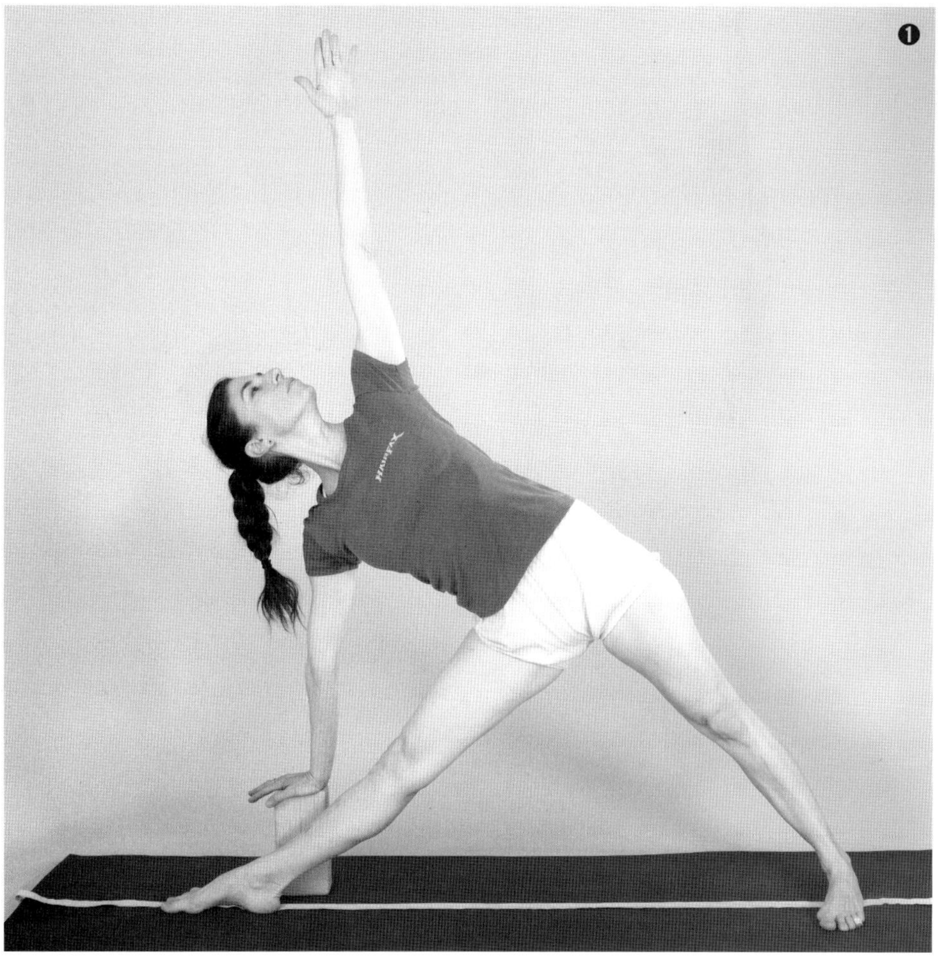

웃띠타 트리코나아사나 변형 11 (계속)

서혜부 열기: 사선정렬

도구
블록

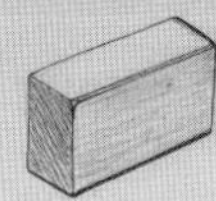

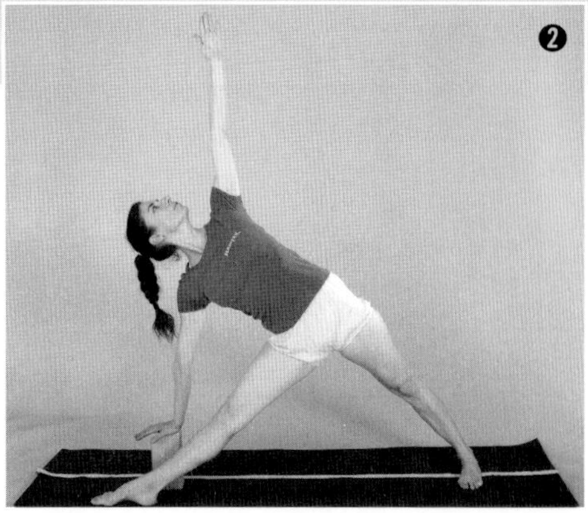

> 이제 발 안쪽이 매트의 앞쪽 가장자리를 따라 위치하도록 오른다리를 움직인다. 오른쪽 둔부를 안으로 움직여 발과 나란히 한다. 블록을 오른발 가까이에 둔다❷.

> 왼발 뒤꿈치가 매트의 오른쪽 뒤 가장자리에 나란히 오도록 다리를 뒤로 움직인다. 왼쪽 허벅지 앞을 뒤로 당겨 다리와 나란히 한다.

> 두 다리는 이제 대각선으로 위치한다❸.

> 오른발 안쪽을 아래로 누르고 오른쪽 엉덩이는 안으로 민다. 이와 동시에 꼬리뼈를 안으로 밀어넣은 상태를 유지하며 왼발의 바깥쪽은 아래로 누르고 왼쪽 허벅지는 뒤로 움직인다.

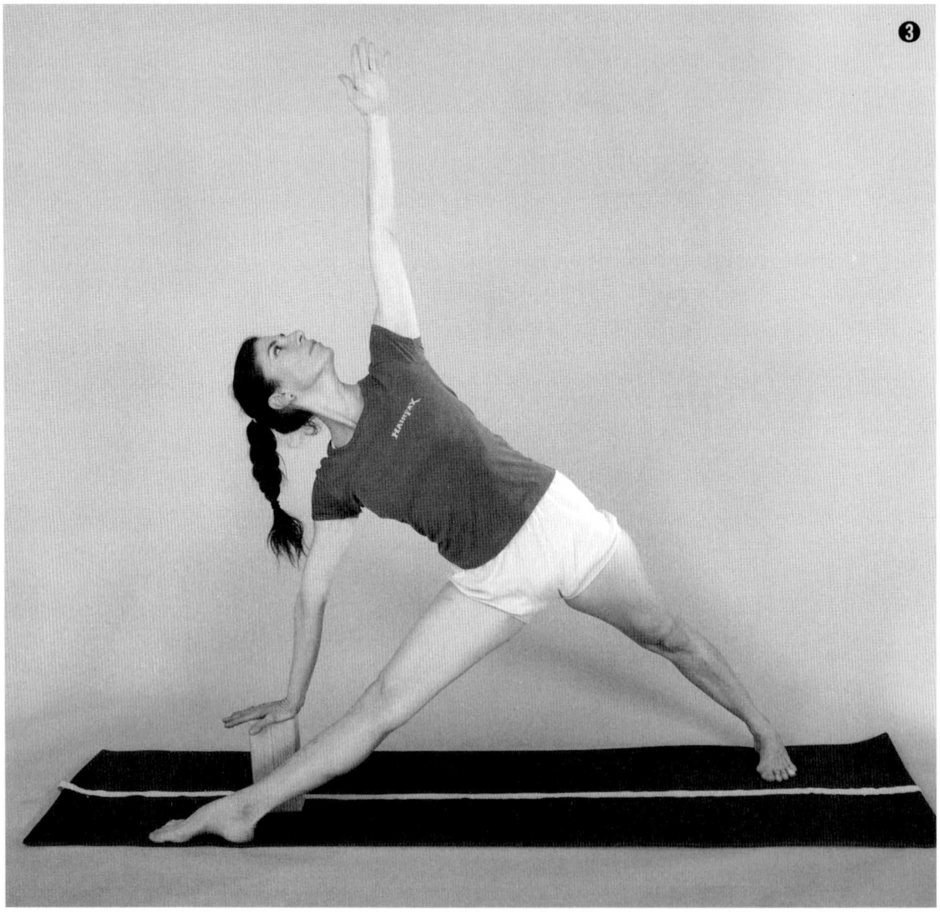

효과

사선으로 정렬하는 것은 서혜부를 열고 골반을 넓힌다. 우리는 뒤쪽 다리의 허벅지를 뒤로 당기며, 앞쪽 다리 엉덩이를 안으로 미는 것을 배운다.

Tips

✔ 꼬리뼈와 오른쪽 엉덩이가 실제로 안으로 밀리는지 확인하라. 왼손을 골반 위에 놓는다. 왼쪽 팔꿈치를 뒤로 움직이고 왼쪽 엄지와 손가락으로 골반의 모양을 느껴보라. 그 다음 왼손을 곧게 높이 든다.

적용

다리를 펴고 서서 하는 모든 측굴 자세

웃띠타 트리코나아사나 변형 12

측면의 정렬을 확인하기: 벽에 등을 대고

도구

벽
로프나 벨트
(도와주는 파트너를 위해)

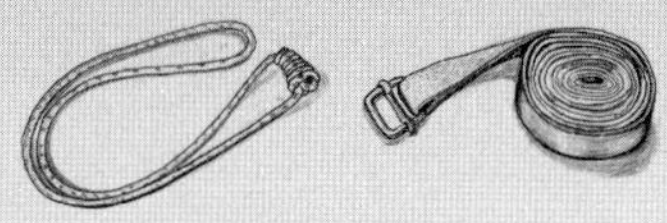

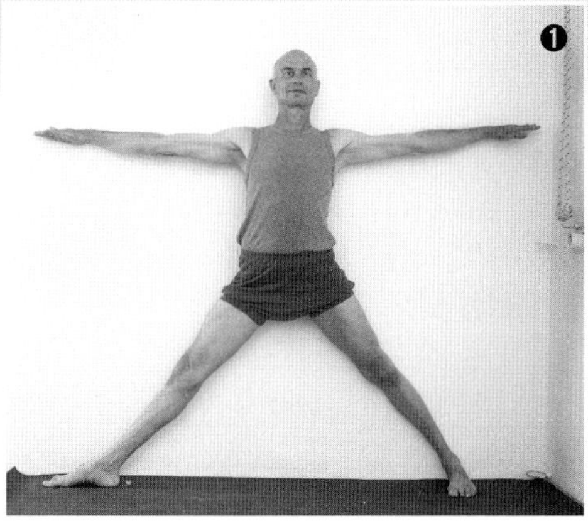

벽은 골반과 견갑골대의 측면 정렬에 피드백을 제공한다.

→ 오른쪽으로 자세하기:

> 벽에 등을 대고 선다. 다리를 벌리고 오른다리를 밖으로 회전하여 파르스바 하스타 파다아사나로 선다❶.

> 왼발 뒤꿈치를 벽에 닿게 하고 오른발을 벽과 평행하게, 왼발의 장심과 나란히 한다. 오른발이 벽에서 약 5cm 떨어지게 한다.

> 오른쪽 엉덩이는 벽에서 떨어뜨리고 왼쪽 허벅지는 벽 쪽으로 민다.

> 어깨 뒷면과 머리 뒷면이 벽에 닿게 한다.

> 이제 등을 벽에 대고 미끄러지듯 굽혀서 웃띠타 트리코나아사나를 한다. 등 양쪽을 벽에 닿은 상태로 유지한다❷.

파트너는 당신이 이 동작을 하는 것을 도울 수 있다.

전과 마찬가지로 벽에 등을 대고 자세를 잡는다.

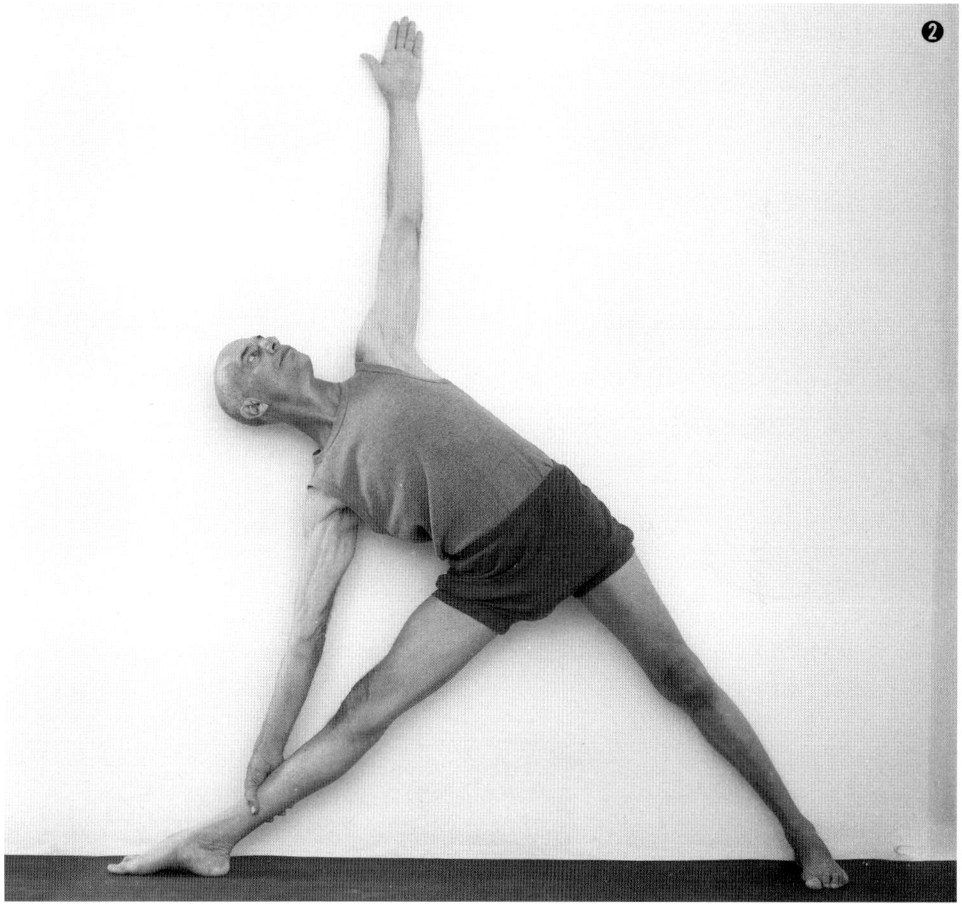

효과

실내 한가운데서 자세를 할 때, 몸이 정확하게 정렬되었는가를 알기는 어렵다. 벽은 즉각적인 피드백을 주는데, 이것은 배우는 단계에서 매우 유용하다.

Tips

✔ 당신이 오른쪽 엉덩이를 조이고 벽에서 떨어뜨렸을 때, 여전히 왼쪽 엉덩이를 벽에 닿게 할 수 있는가? 왼다리의 뒷면은 어떠한가?

적용

서서 하는 모든 측굴 자세

웃띠타 트리코나아사나 변형 12 (계속)

측면 정렬을 확인하기: 벽에 등을 대고

도구
벽
로프나 벨트
(도와주는 파트너를 위한)

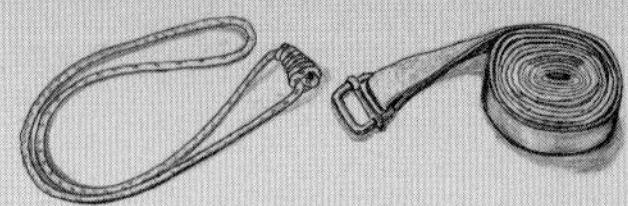

보조자를 위한 설명

- 수련자가 등을 벽에 대고 자세로 들어가고 난 후, 수련자의 앞에 앉아서 로프를 그의 오른쪽 둔부(로프의 올바른 위치는 사진 ❷를 볼 것)에 두른다.
- 왼발을 수련자의 오른쪽 무릎 바로 위에 두고 당신의 오른발을 그의 왼쪽 서혜부 앞 근처 허벅지 위에 둔다.
- 발로 수련자가 당신 쪽으로 쓰러지는 것을 막으면서 로프로 수련자의 오른쪽 둔부를 당긴다. 수련자의 둔부가 안으로 회전하는 것을 돕기 위해, 로프의 아랫부분을 윗부분보다 좀 더 강하게 당긴다❷.
- 수련자가 몸을 굽혀 자세에 들어가는 동안 유지한다.
- 잠시 후에 로프를 천천히 풀어주고 수련자가 혼자 자세를 할 수 있도록 한다.

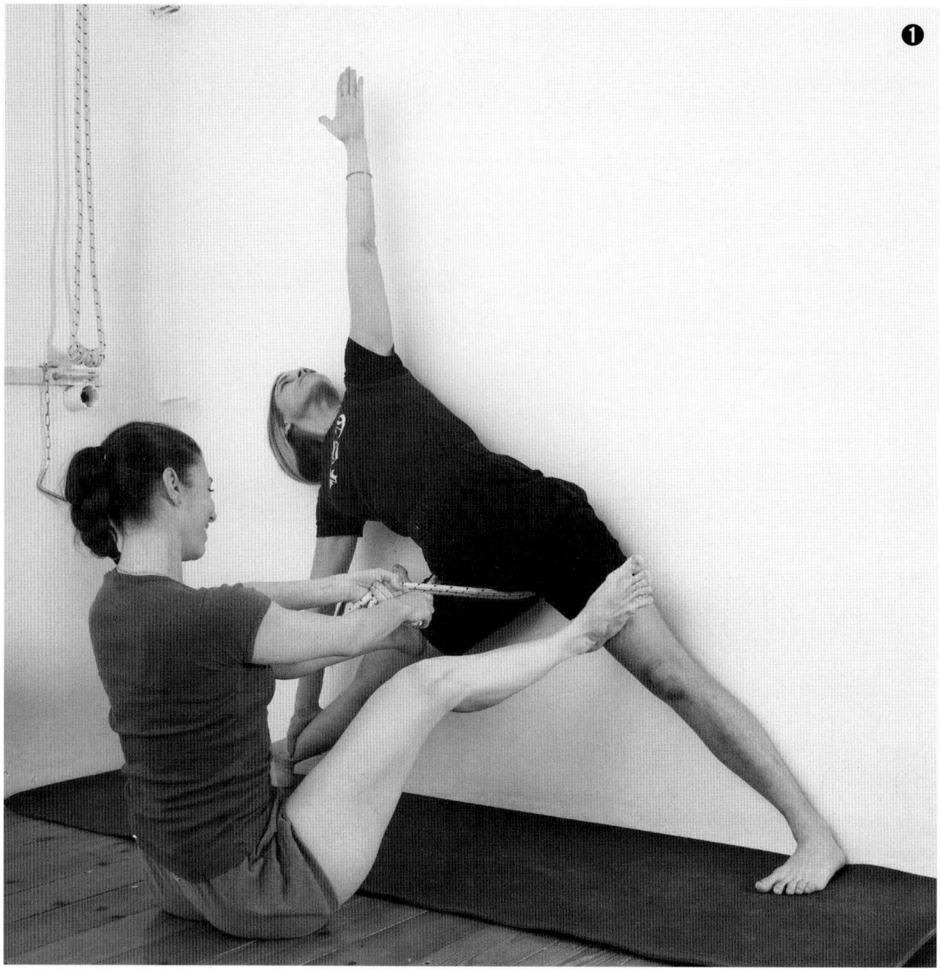
❶

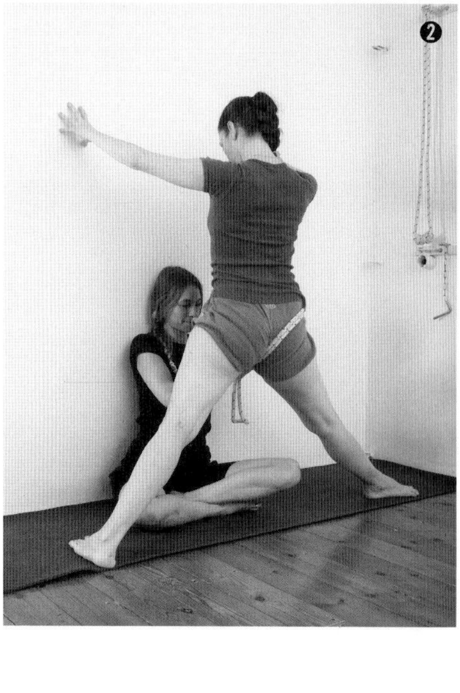
❷

Note:
- 수련자의 허벅지 위에 발을 놓기 전에 로프를 당기지 마라.
- 다른 사람과 같이 작업할 때는 항상 조심하고 민감할 것. 너무 세게 당기거나 밀지 말 것. 파트너가 얼마나 감당할 수 있는지 보라.

효과

외부에서 당겨주는 작업이 둔부가 스트레칭되는 범위를 명확히 해준다. 이러한 세포기억은 혼자서 자세를 할 때 안내해줄 수 있다.

적용

서서 하는 모든 측굴 자세

웃띠타 트리코나아사나 변형 13

도구

블록

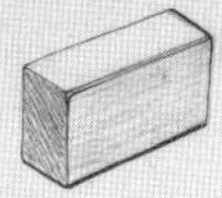

몸통을 확장하고 눈을 이완시키기: 벽을 마주하고

벽을 이용하는 또 하나의 방법은 벽을 바라보고 자세를 하는 것이다. 오른쪽으로 자세하기:

- 벽을 바라보고 선다. 다리를 벌리고 오른다리를 바깥으로 회전한다.
- 오른발과 벽 사이에 블록을 놓는다.
- 왼발가락 끝이 벽에 닿을 때까지 왼다리를 벽을 향해 움직인다.
- 오른발로 블록을 누르고 오른쪽 엉덩이는 벽을 향해 움직인다.
- 몸을 굽혀 자세를 한다. 가슴을 오른쪽에서 왼쪽으로 회전시키기 위해 왼손으로 벽을 누른다.

효과

벽은 몸의 바른 정렬을 위한 참조평면을 제공한다. 실제로 아헹가는 가장 좋은 스승은 벽이라고 종종 이야기하곤 했다. 벽의 접근성과 시각적으로 제한된 공간이 특별한 효과를 창조한다. 바깥으로 볼 곳이 없어 시각은 내면으로 향한다. 벽을 미는 위쪽 손은 상체를 회전시키고, 골반과 복부를 확장하는 것을 돕는다.

적용

서서 하는 모든 측굴 자세

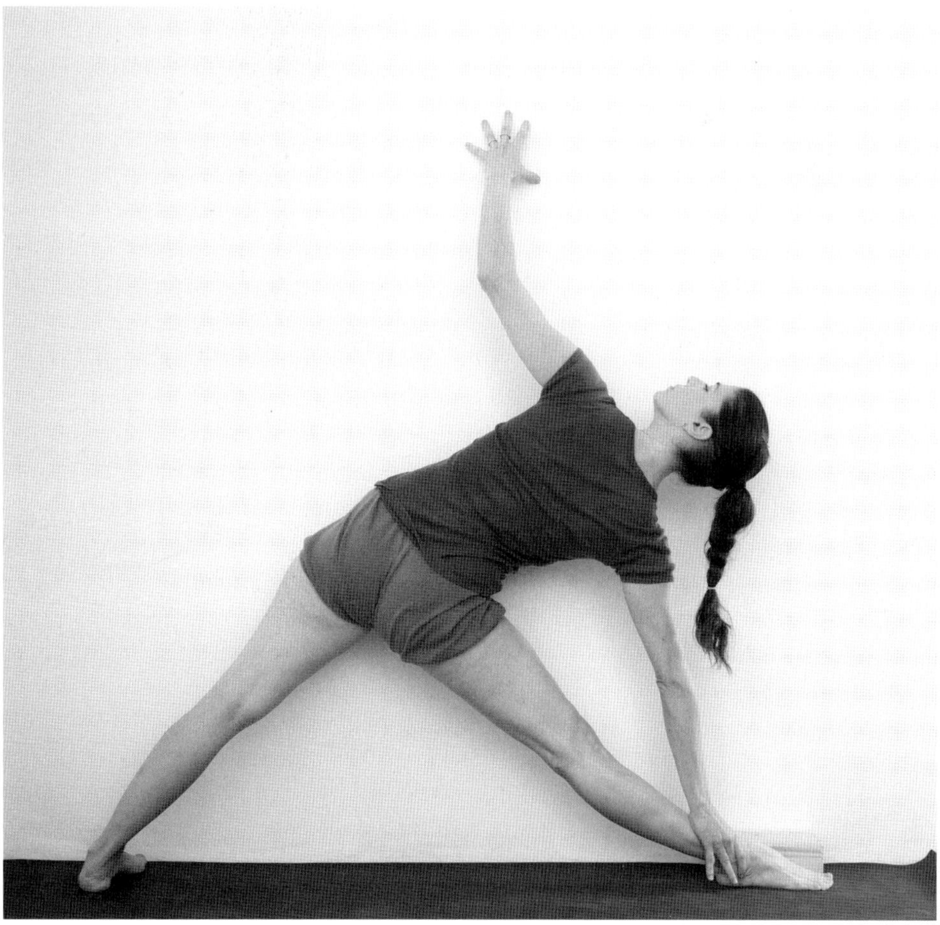

몸통의 양면을 길게 유지하기

웃띠타 트리코나아사나에서 몸통의 양면은 충분히 길게 뻗은 상태를 유지해야 한다. 오른쪽으로 자세를 할 때, 여기 보이는 대로 몸통의 오른쪽 면이 짧아지는 경향이 있다.

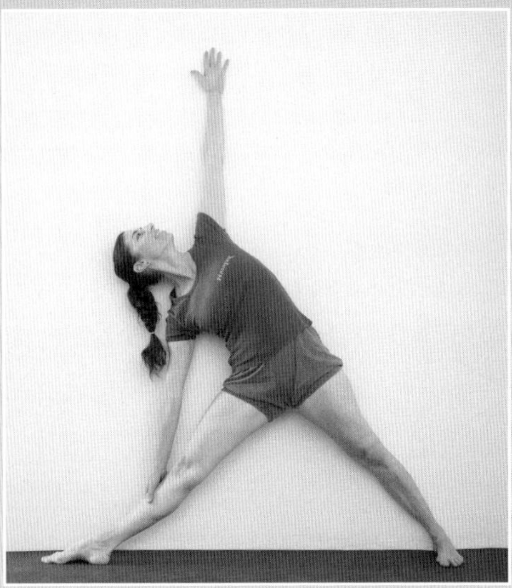

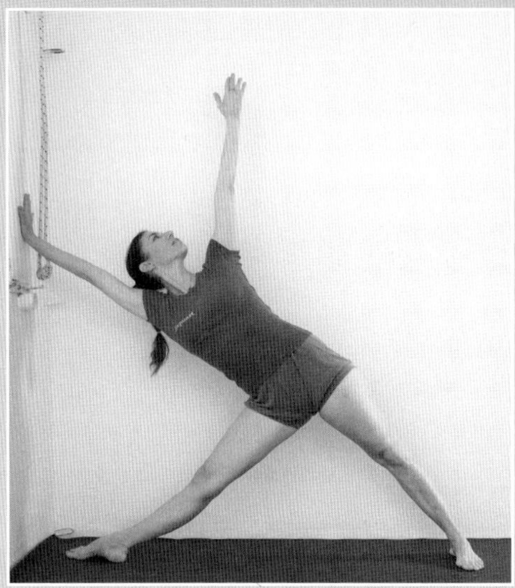

옆구리를 길게 유지하기 위해서, 측굴은 허리에서부터가 아닌, 고관절에서부터 시작해야 한다. 여기 이러한 동작을 배우기 위한 여러 가지 방법들이 있다.

웃띠타 트리코나아사나 변형 14

도구
벽

몸통의 양면을 늘이기: 앞으로 뻗은 손을 벽에 대고

오른쪽으로 자세하기:

- 오른발을 벽에서 약 20cm 떨어지게 하고 두 다리를 벌리고 선다.
- 오른다리를 바깥으로 회전한다. 오른쪽 옆구리를 펴기 위해 오른팔을 들고 자세에 들어간다.
- 오른쪽 옆구리와 오른팔이 직선이 되도록 오른 손바닥을 벽에 댄다.
- 오른쪽 둔부를 벽에서 멀리 그리고 안으로 당기며 벽을 밀어서 몸을 좀 더 기울이고, 오른쪽 옆구리를 수축시키지 않고 오른다리 바로 위로 골반을 기울인다.
- 벽으로 연습한 후에, 손바닥을 벽에 기대지 않고서 동작을 해본다.
- 오른쪽으로 자세를 할 때, 오른손바닥을 오른쪽 서혜부 앞에 두고, 서혜부에서 겨드랑이까지 몸의 길이를 길게 유지하며 서혜부를 안으로 민다❷.
- 기울이는 동안 오른쪽 옆구리가 수축되고 갈비뼈가 왼쪽으로 튀어나온 것 같이 느껴지면, 오른손을 뻗어올려 오른쪽의 길이를 만든다. 동시에 왼손을 몸 가까이 움직이고 뻗어서 왼쪽이 너무 길게 늘어나지 않도록 한다❸.

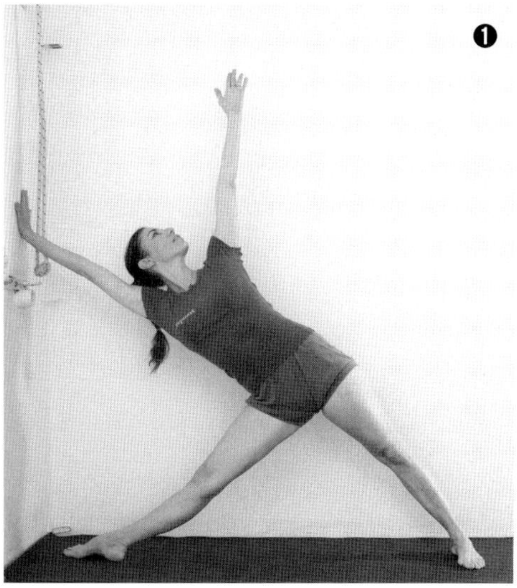
❶

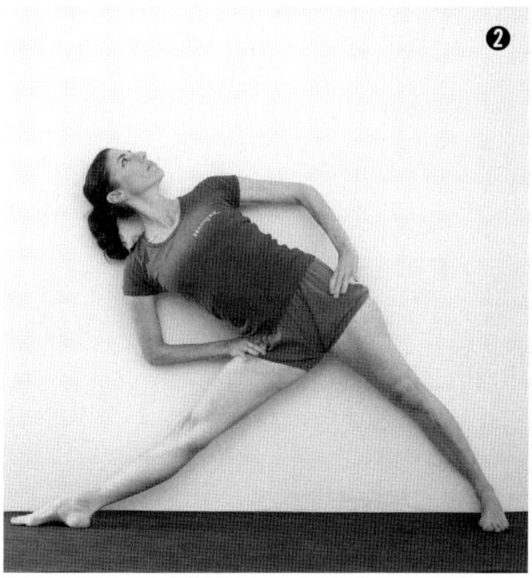
❷

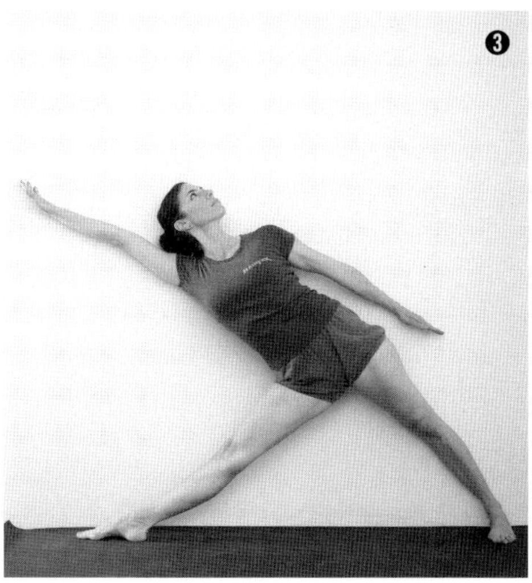
❸

Tips

✔ 호흡을 이용하여 몸통의 확장이 고르게 일어나는지 측정하라. 자세로 들어가기 전에 몇 차례 느리고 깊은 호흡을 하여, 폐를 느껴본다. 천천히 자세로 들어가고 폐 안의 호흡에 대한 감각에 계속 주목한다. 양쪽 폐의 폐활량과 호흡의 강도를 체크하라. 만약 오른쪽 폐에서의 호흡이 덜 나타나면, 그것을 좀 더 팽창하라. 즉 엉덩이부터 겨드랑이까지 오른쪽 옆구리를 늘여서 오른쪽 갈비뼈 사이의 공간을 넓힌다.

적용

웃띠타 파르스바코나아사나

파트너는 올바른 동작을 유도할 수 있다. 여기에 두 가지 방법이 있다.

웃띠타 트리코나아사나 변형 15a

도구
벨트
파트너

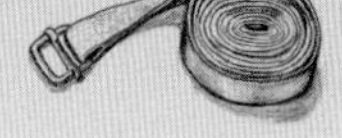

엉덩이에서 측굴하기: 파트너가 앞에 있는 엉덩이를 당기기

웃띠타 트리코나아사나 측굴은 허리가 아니라 고관절로부터 시작해야만 한다. 몸을 오른쪽으로 굽힐 때 오른다리의 서혜부 앞면은 안으로 깊이 이동해야 한다.

효과

벨트는 오른쪽 몸통의 아랫부분이 회전뿐만 아니라 신장되도록 도와, 오른쪽 엉덩이가 제자리에 있도록 고정시킨다.

→ 오른쪽으로 자세를 취한다(설명은 보조자를 위한 것이다).

> 수련자의 왼쪽에 서서 그(혹은 그녀)의 골반에 벨트를 두른다.

> 수련자가 자세에 들어가는 동시에 벨트의 양끝을 잡고 부드럽게 당긴다.

> 수련자가 오른쪽 허벅지를 바깥으로 회전하고 오른쪽 고관절은 안으로 당기도록 벨트의 오른쪽을 좀 더 세게 당긴다.

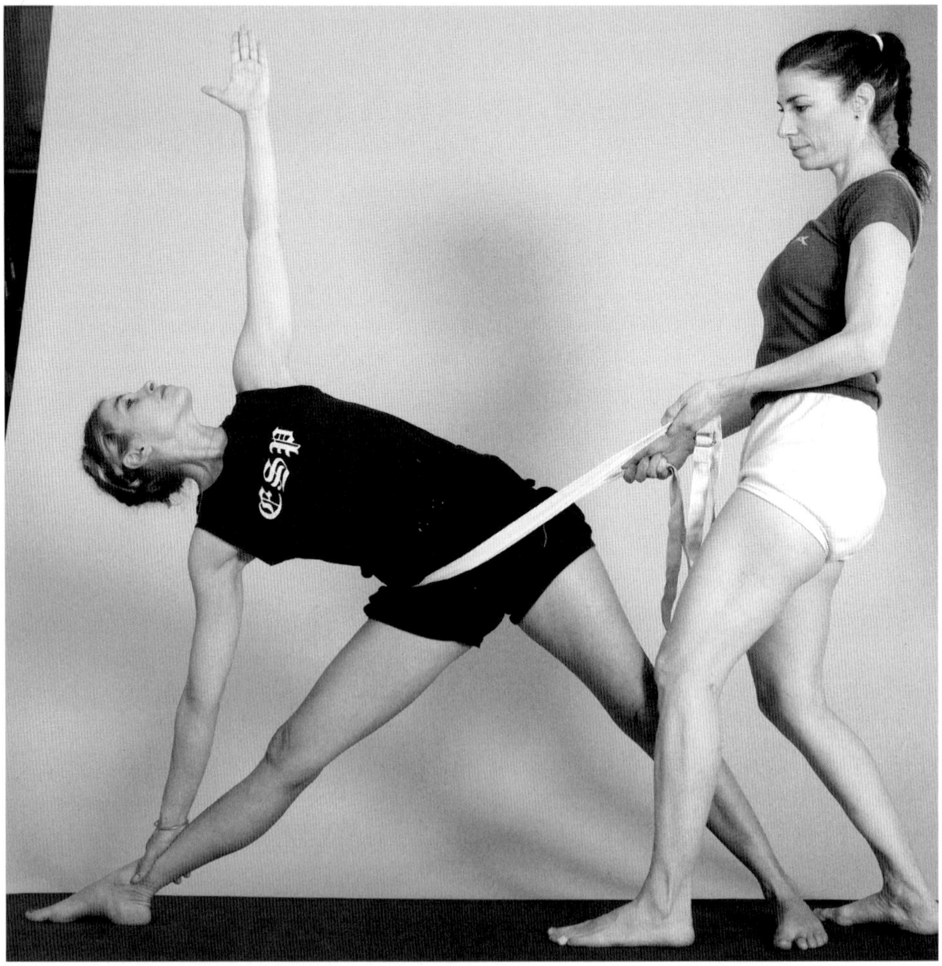

웃띠타 트리코나아사나 변형 15b

도구
벨트
파트너

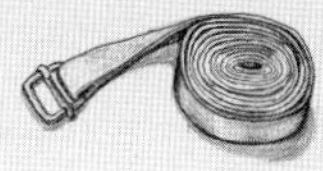

뒤쪽 다리를 안정시키며 서혜부 앞쪽을 당기기

이 변형 자세는 오른쪽 둔부를 안으로 밀고 동시에 왼쪽 허벅지 바깥쪽을 뒤로 당기는 것을 도와주는 것으로 이전의 변형 자세보다 좀 더 향상된 것이다.

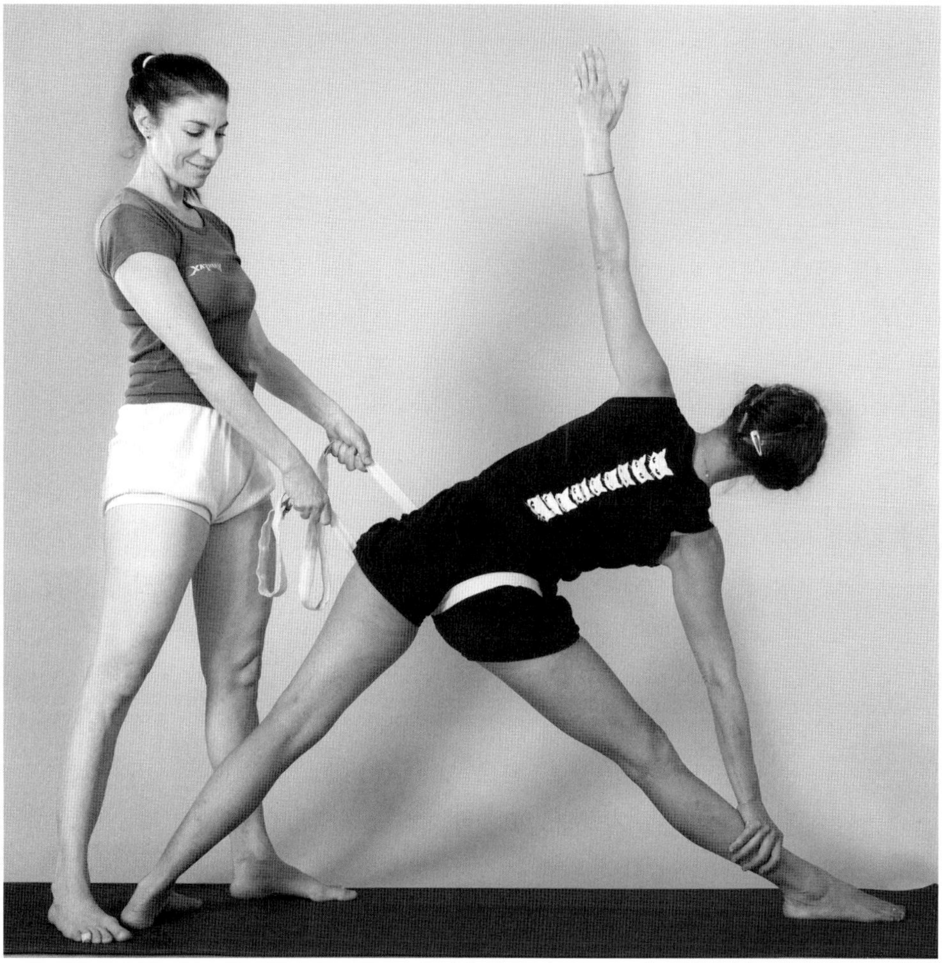

오른쪽으로 자세하기:

- 수련자의 왼쪽에 서서 벨트를 이전의 변형 자세처럼 골반 주변에 두른다.
- 벨트의 오른쪽 끝을 수련자 다리 사이로, 뒤에서 앞으로 끄집어내서 잡는다.
- 이제 벨트는 오른쪽 엉덩이 뒤와 수련자의 왼쪽 허벅지 앞에 매어 있어야 한다.
- 수련자가 자세로 들어갈 때 벨트를 부드럽게 당긴다.

Note: 조심스럽게 벨트를 당긴다. 항상 수련자가 뒤로 넘어지지 않도록 수련자의 두 발 사이에 중력이 올 수 있게 무게중심을 잡는 것이 중요하다.

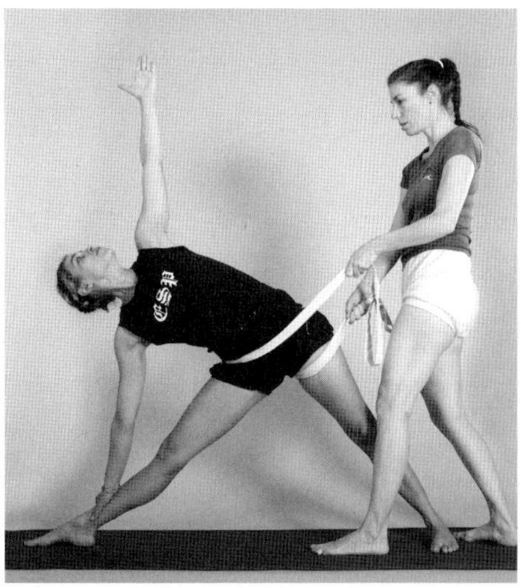

효과

벨트는 왼쪽 허벅지가 앞으로 쏠리는 것을 막아주면서 오른쪽 엉덩이가 제자리에 있도록 고정한다. 이것은 다리와 같은 선상에서 몸통이 신장되도록 도와준다.

적용

웃띠타 파르스바코나아사나

과신전된 무릎 교정하기

어떤 이들은 다리의 과도한 유연성으로 고통받는다. 트리코나아사나를 할 때, 바닥으로 과도하게 내려와 있고 무릎을 '잠그고' 있는 앞쪽 다리의 종아리에 의해 이러한 과신전은 일반적으로 확실히 드러난다. 시간이 흐르며, 무릎에 가해지는 이런 건강하지 못한 압력은 부상을 일으킬 수도 있다. 이러한 구조를 가지고 있는 사람들은 정강이뼈에 대한 하중을 줄이는 동시에 허벅지근육을 강화시키는 것으로 다리를 곧게 뻗는 것을 배워야 한다. 우리는 먼저 무릎을 활성화시키는 방법을 배우고, 그 다음은 종아리를 지지하는 방법을 보여줄 것이다.

웃띠타 트리코나아사나 변형 16

도구
벽
블록(선택사항)

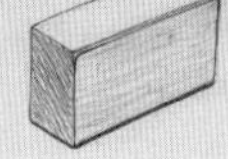

과신전 무릎을 위한 적극적인 동작: 발로 벽을 누르기

효과
발가락 둔덕을 벽에 누르는 것은 다리를 안정시키고 무릎의 움직임을 통제하기 쉽게 해준다.

→ 오른쪽으로 자세하기:

- 몸을 측굴해서 자세로 들어가기 전에, 오른다리를 살짝 굽혀서 무게를 발가락 둔덕으로 옮긴다.
- 발가락 둔덕을 바닥으로 강하게 누르고 종아리 근육은 정강이뼈를 향한다.
- 종아리가 뒤로 가려고 하는 것에 저항하며, 허벅지뼈를 골반 안으로 밀어올려서 다리를 편다.
- 무릎을 뒤로 밀지 않고 무릎뼈를 든다.

블록과 벽을 사용해서 이것을 배우게 할 수 있다.

- 발가락 둔덕을 벽에 대고 무릎을 굽힌다.
- 발가락 둔덕을 벽에 대고 눌러서 다리를 편다. 정강이가 뒤로 향하는 움직임에 저항하면서 종아리근육을 활성화시킨다.

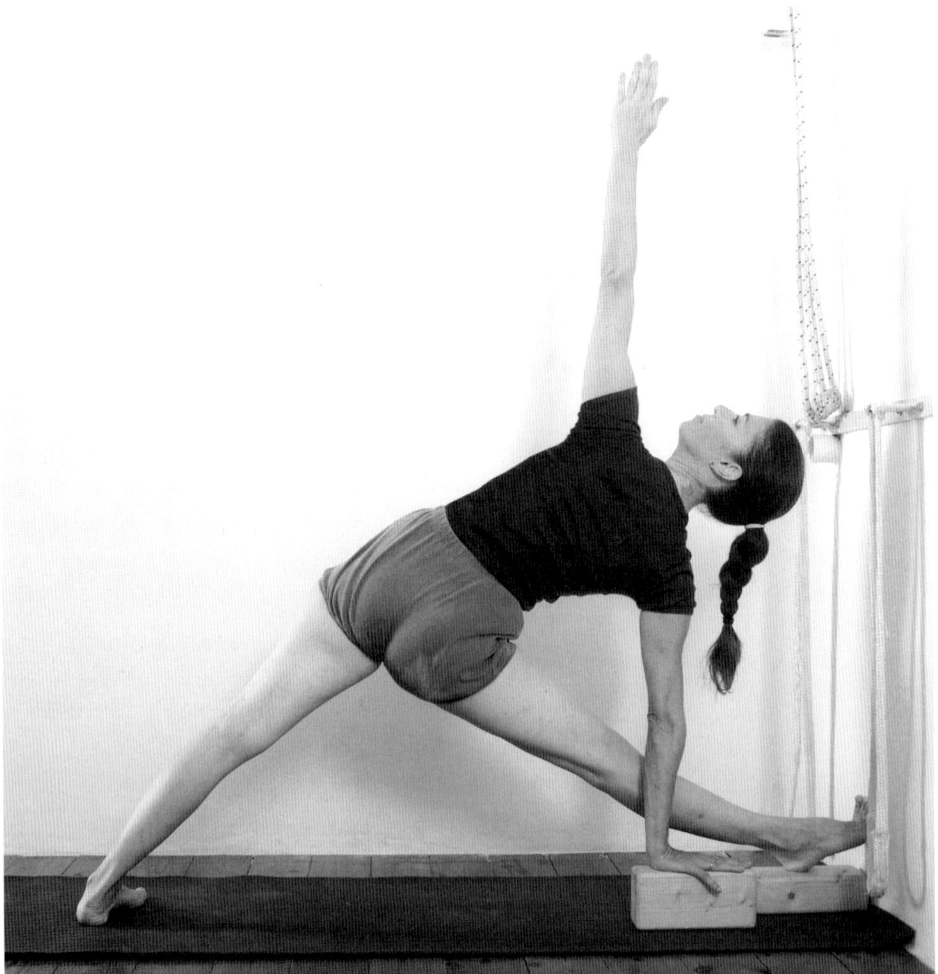

웃띠타 트리코나아사나 변형 17

과신전된 무릎 안정시키기: 블록으로 종아리를 지지하기

도구

블록

경사진 판자(선택사항)

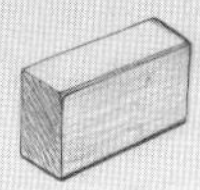

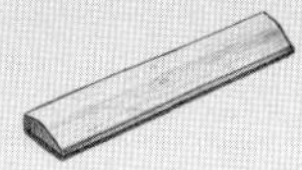

오른쪽으로 자세하기:

- 자세에 들어가고 오른다리를 살짝 굽힌다. 블록의 윗부분이 종아리근육을 지지할 수 있도록 블록을 정강이 밑에 대각선으로 받친다.
- 다리를 펴고 허벅지 앞쪽 근육을 뒤로 움직인다(허벅지뼈 안으로 그리고 골반을 향해 위로).
- 정강이가 아래로 움직이는 것을 막고 다리를 계속해서 곧게 뻗을 수 있게끔 블록의 위치를 잡는다❶.
- 경사진 판자는 블록을 안정시키기 위해 추가될 수 있다❷.

효과

블록은 무릎의 과도한 동작을 방지하고 허벅지 앞쪽 근육(대퇴사두근)의 활성을 돕는다.

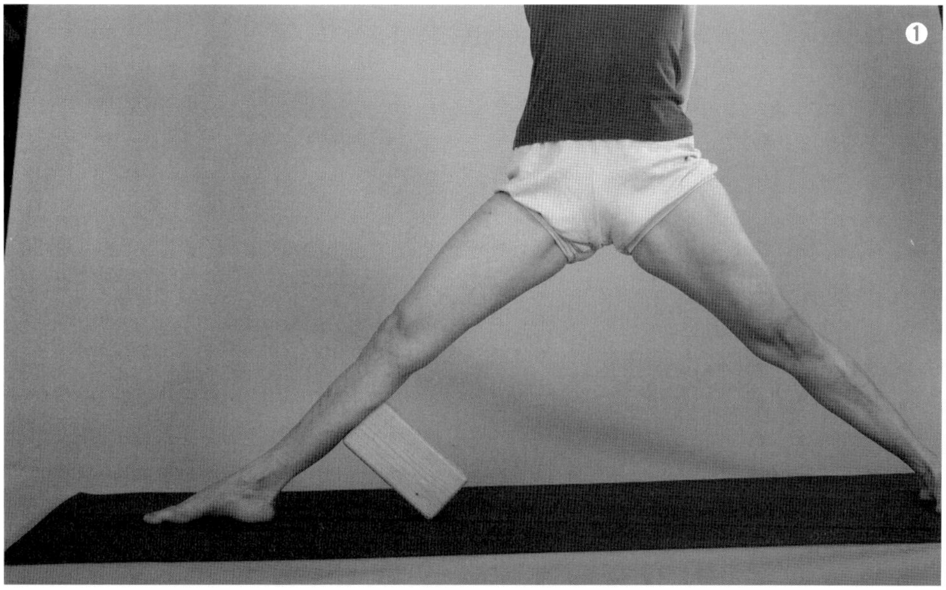

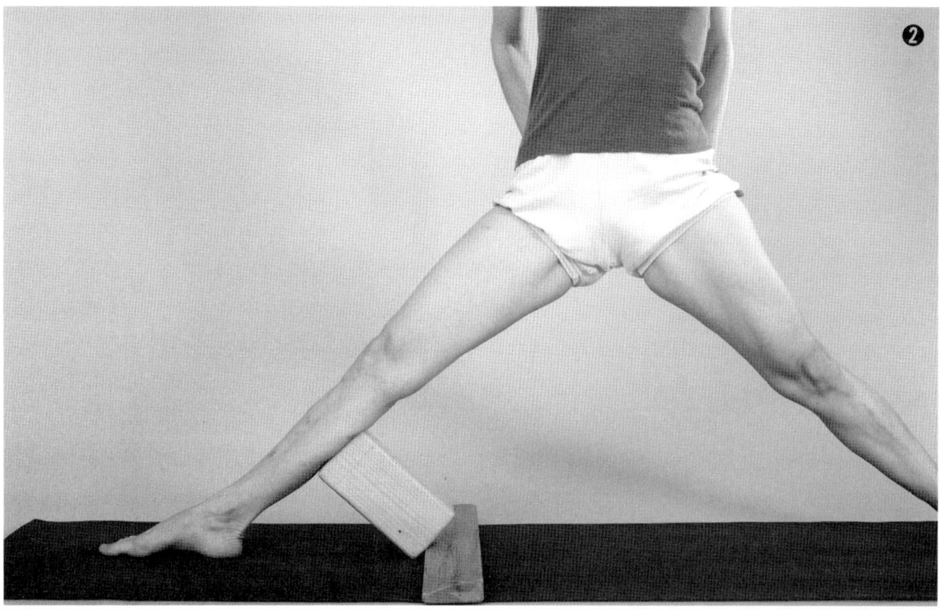

Tips

대퇴사두근을 허벅지뼈로 향해 움직이고 골반 쪽으로 당겨 올린다.

적용

파르스보타나아사나

상체운동

여기에 웃띠타 트리코나아사나에서 상체의 동작을 강화하기 위한 몇 가지 동작이 있다.

웃띠타 트리코나아사나 변형 18

도구

나무로 된 블록

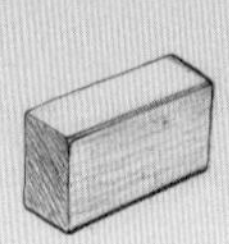

가슴 회전: 위로 뻗은 손을 무겁게 하고

오른쪽으로 자세하기:

- 나무로 된 (무거운) 블록을 왼손에 잡는다.

Note: 무거운 블록을 이용하라. 하지만 떨어뜨리지 않도록 주의하라! 블록은 1~2kg 정도의 손에 쥐기 쉬운 작은 물체로 대체할 수 있다.

- 자세에 들어가고 난 후, 왼팔을 위로 펴고 뒤로 움직인다.
- 왼팔의 움직임을 이용해서 가슴을 오른쪽에서 왼쪽으로 회전한다.
- 가슴을 회전시킨 다음, 머리는 위로 돌리고 천정을 바라본다.
- 얼마간 자세를 유지한 후 왼팔을 다시 수직으로 움직여 위로 뻗고 왼손을 바라본다❷.

❶

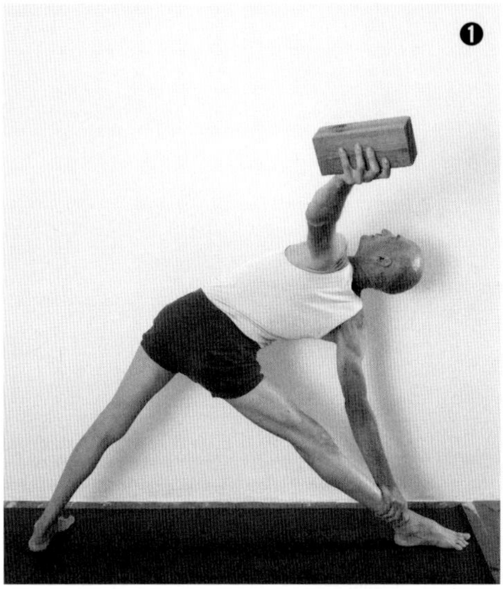

❷

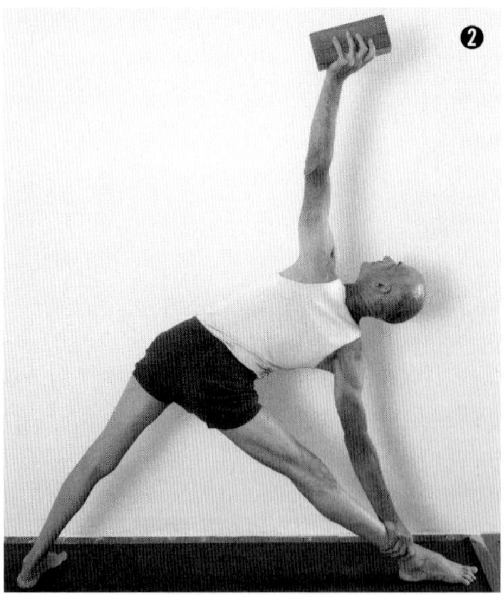

효과

위로 뻗은 손으로 든 무게는 위에 있는 어깨에 움직임을 만들고 가슴을 회전하는 데 도움이 된다. 뻣뻣한 어깨를 가진 사람들은 견갑골대의 움직임을 발달시키기 위해 이 방법을 사용할 수 있다.

Tips

- 몸통의 양쪽 모두 당신 앞에 있는 벽을 바라볼 때까지 가슴을 회전하라.
- 눈과 턱 그리고 얼굴을 이완시키고 부드럽게 하라. 눈동자는 중앙에 있어야 하고, 위로 향한 응시는 이완되어 있어야 한다. 눈은 부드럽게 하고, 바닥을 향하고 있어야 하는 두개골은 뒤쪽으로 물러나 있어야 한다.

적용

웃띠타 파르스바코나아사나

웃띠타 트리코나아사나 변형 19

가슴 회전: 뒤에 있는 의자를 손으로 잡고

도구
의자

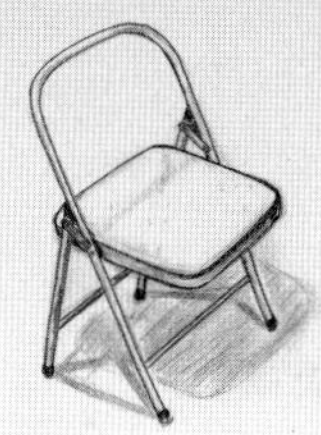

의자는 이 사진에서 보이는 바와 같이 자세를 지탱하고 정렬하기 위해 사용 가능하다(보다 자세한 것은 『의자 활용 요가』 참조).

효과

의자는 자세를 좀 더 오랫동안 유지할 수 있게 도와준다. 등받이를 잡는 것은 위에 있는 어깨를 뒤로 돌리는 것을 도와준다. 또한 의자는 몸 정렬을 확인하기 위한 기준선을 제공한다.

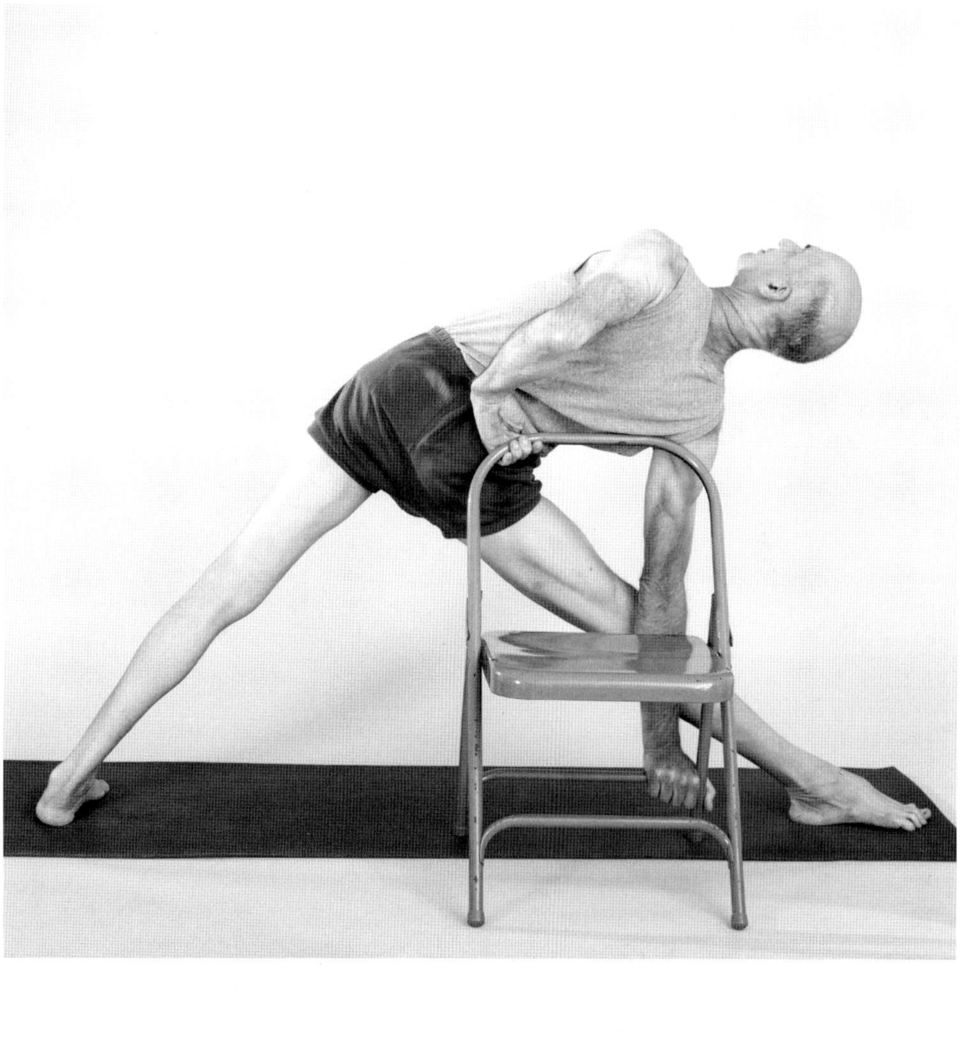

적용

서서 하는 모든 측굴회전 자세

웃띠타 트리코나아사나 변형 20

도구
블록

어깨를 뒤로 젖히기: 손바닥 아랫부분을 블록에 대고

오른쪽으로 자세하기:

- 블록을 오른쪽 정강이 옆에 둔다.
- 자세로 들어간다. 오른팔을 안에서 밖으로 돌리고 손바닥은 손가락이 뒤쪽을 향하도록 블록 위에 놓는다.
- 이러한 팔의 회전을 이용하여, 어깨를 밖으로 돌리고 견갑골은 안으로 민다.
- 가슴을 오른쪽에서 왼쪽으로 회전하고, 위를 바라본다.

효과

상완이두근은 바깥으로 상완삼두근은 안으로 해서 팔을 회전시키는 것은 어깨를 뒤로 돌리고 견갑골은 안으로 밀어넣는 것을 가능하게 하는 핵심 동작이다. 손바닥을 돌리는 것은 이러한 동작을 강화시키고 명확하게 해준다.

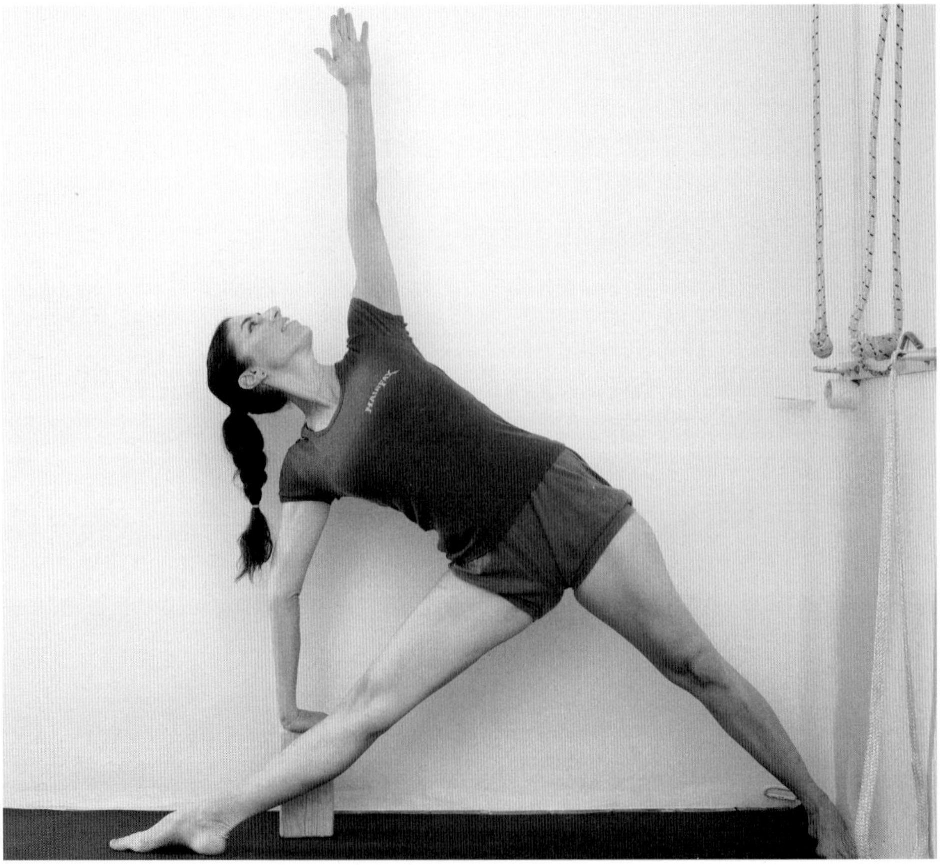

Tips

- 상완이두근은 안에서 밖으로, 상완삼두근은 밖에서 안으로 회전시키는 것을 배운다.
- 오른쪽 무릎뼈와 오른쪽 상완이두근은 당신의 오른쪽을 향해야 한다.

적용

웃띠타 파르스바코나아사나, 아르다 찬드라아사나

웃띠타 트리코나아사나 변형 21

어깨를 뒤로 움직이기: 팔을 등 뒤에 두고

전통적인 웃띠타 트리코나아사나에서는 두 팔이 몸과 같은 선을 따라서 펼쳐진다. 등 뒤에서 팔꿈치를 맞잡거나 손가락을 깍지 끼는 것은 어깨를 뒤로 움직이게 한다. 사진 ❶~❺는 팔을 거는 여러 가지 방법들을 보여준다.

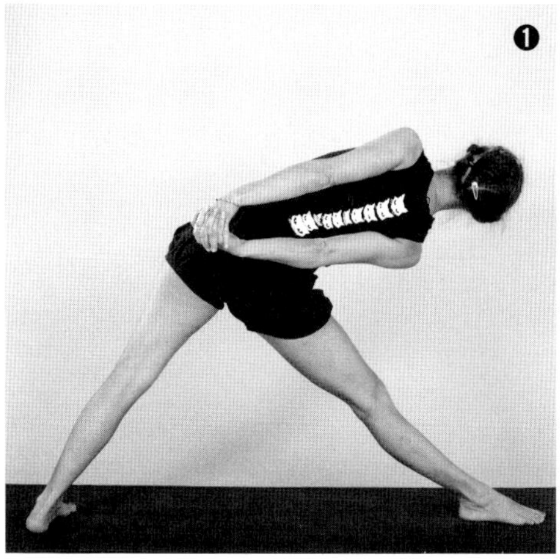
❶

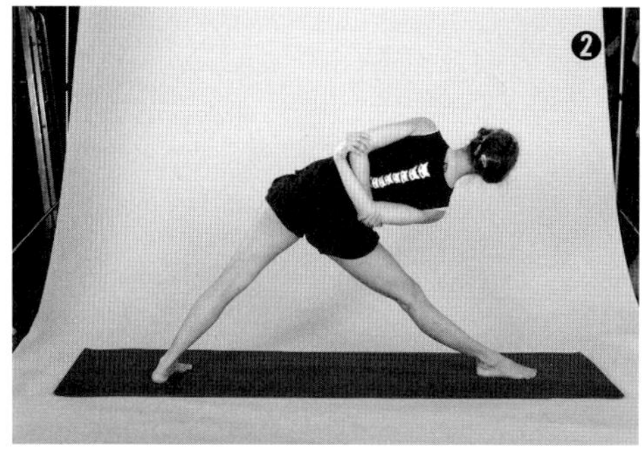
❷

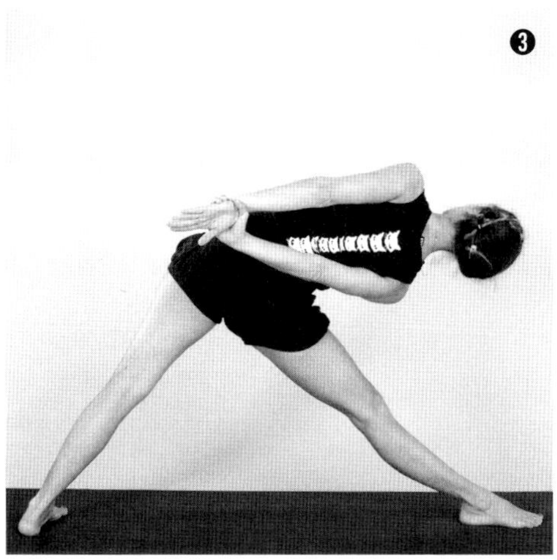
❸

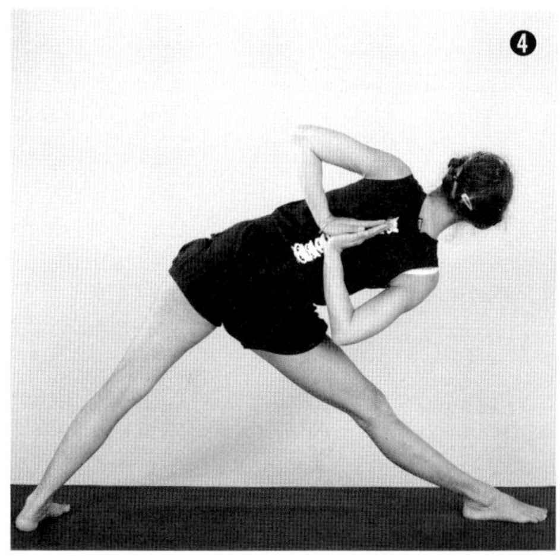
❹

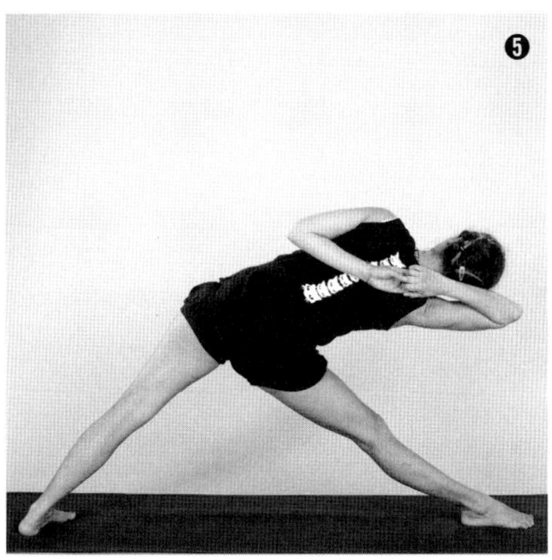
❺

효과

등 뒤에서 팔을 스트레칭하는 것은 어깨를 뒤로 움직이게 하여 가슴을 여는 것을 돕는다.

Tips

- 등 뒤에서 팔로 하는 동작을 잠시 동안 한 후에, 어깨와 가슴을 연 상태를 유지하며 원래의 팔 동작으로 전환한다.

적용

서서 하는 모든 자세

위로 뻗은 팔 스트레칭하기

웃띠타 트리코나아사나를 할 때 위로 뻗은 팔을 스트레칭하는 것은 가슴을 여는 것을 돕는다. 로프를 잡는 것이 이 동작을 명확히 한다.

웃띠타 트리코나아사나 변형 22

도구
천정이나 벽고리에 매단 로프

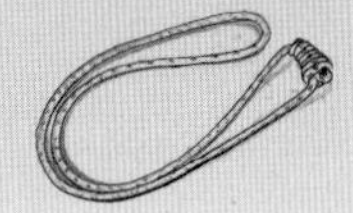

위로 뻗은 팔을 스트레칭하기: 로프를 잡고

⟶ 오른쪽으로 자세하기:

> 천정에 매단 로프 아래에 서서 왼손으로 로프를 잡는다.

> 왼팔을 뻗어 로프를 단단히 잡는다.

> 자세로 들어갈 때, 로프를 느슨하게 잡아서 손바닥이 로프를 따라 미끄러지게 한다. 손바닥은 왼팔이 뻗은 상태를 유지하도록 저항성을 가지고 움직인다.

> 가슴을 오른쪽에서 왼쪽으로 돌리기 위해 팔의 스트레칭을 이용한다❶.

> 잠시 후에 로프를 놓고 왼팔을 수직으로 든다.

> 벽에 매단 로프도 사진 ❷에서처럼 사용될 수 있다.

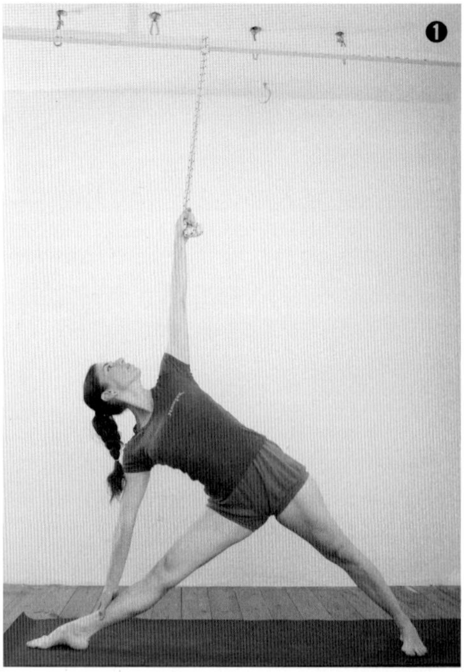
❶

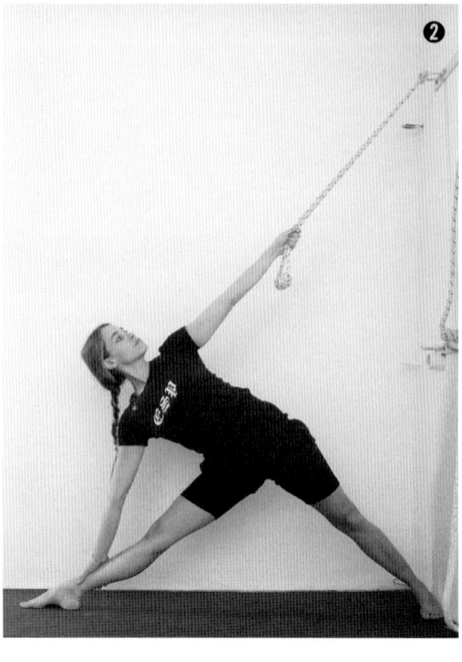
❷

효과

로프를 당기는 것은 가슴을 회전하고 여는 것에서의 위로 뻗은 팔의 역할을 이해하고 경험하는 데 도움을 준다. 오른쪽으로 자세를 할 때, 왼팔을 스트레칭하는 것은 또한 오른쪽 몸통을 신장시키는 것을 돕는다.

Tips

✔ 가슴을 회전시키고 넓히기 위해 위로 뻗은 팔을 사용하는 법을 배워라.

적용

팔을 위로 뻗어서 서서 하는 모든 자세, 비라바드라아사나 I & II, 팔을 위로 들고 두 손으로 로프를 잡는다.

비라바드라아사나 II(Virabhadrasana II)

비라바드라자세(I, II, III)는 서서 하는 다른 자세들과 비교해 좀 더 격렬하다. 이 자세들에서, 몸무게는 손의 지지 없이 발로만 지탱되어야 한다.

처음 세 가지 변형 자세는 앞쪽 다리를 90°로 굽히는 것에 집중한다. 다른 변형 자세들은 자세에 들어갔을 때 가슴을 펴는 것을 유지하도록 돕는다.

주의

심장병, 심장 떨림, 속쓰림, 설사 또는 이질 등을 앓는 사람은 이 아사나를 연습하지 마라.

월경과다와 자궁 출혈이 있는 여성도 이 아사나를 피해야 한다.

사각형 형태로 무릎을 굽히기

많은 초보자들이 앞쪽 다리의 엉덩이를 편안히 내려서 '사각형'(즉, 정강이와 허벅지 사이에 90°를 만드는 것)을 만드는 것을 어려워한다.

비라바드라아사나 II
변형 1

도구
긴 벨트

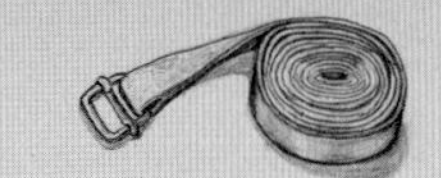

앞쪽 다리를 사각형 모양으로 굽히기: 벨트를 무릎에서 뒤쪽 다리까지 묶기

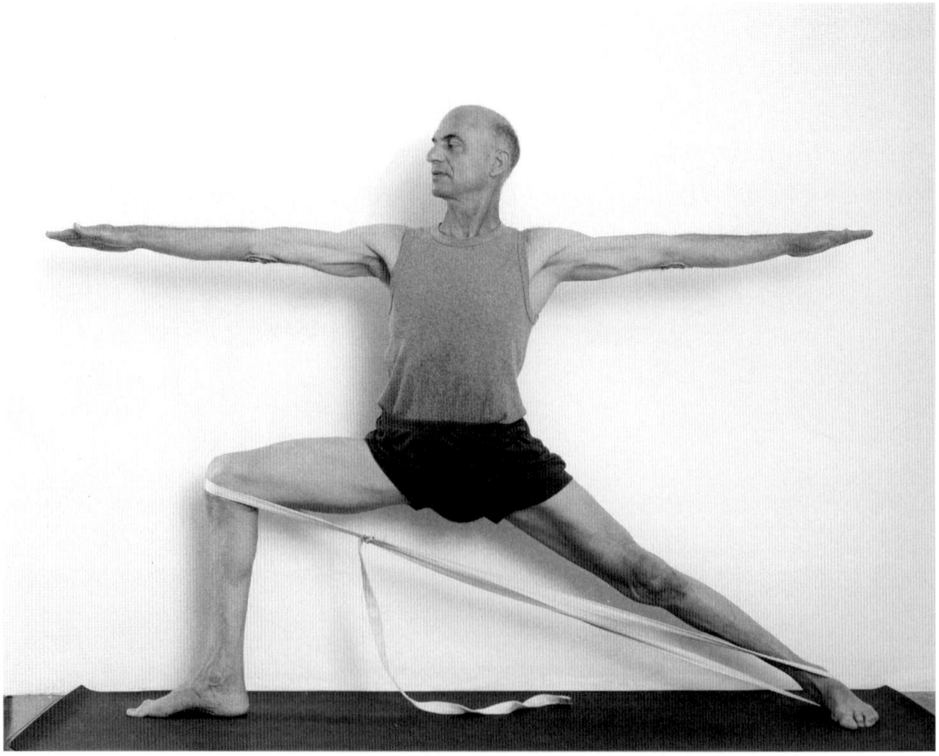

→ 오른쪽으로 자세하기:

- 오른다리를 중간 반 정도 굽히고 벨트를 무릎뼈 바로 아래에 두른다. 벨트를 단단히 쥔다.
- 이제 다리를 90°로 굽힌다. 벨트는 팽팽해져 있어야 한다. 벨트의 길이를 조정할 수 있도록 버클을 손에 닿을 수 있는 곳에 위치시킨다.
- 오른다리의 허벅지 윗면을 보고 이곳이 수평이 되었는지 확인하라.
- 벨트의 저항력을 유지하면서 왼다리를 뻗는다.
- 팔을 옆으로 뻗어 1분 정도 자세를 유지한다.

Tips

- 꼬리뼈를 안으로 밀고, 척주는 위로 신장시키고, 부드러운 호흡을 위해 가슴을 연다.
- 이 자세를 좀 더 오래 유지하는 법을 배운다. 당신의 호흡이 방해 없이 물과 같이 흐르게 해야 한다.
- 머리를 오른쪽으로 돌릴 때, 우뇌와 왼쪽 손바닥이 그리고 좌뇌와 오른쪽 손바닥이 정신적으로 연결된다.
- 눈에 긴장을 풀고 오른손 손톱 위를 지나 멀리 바라본다.

효과

벨트는 앞에 있는 무릎을 안정시키고 체중을 뒤쪽 다리로 이동하는 동안 앞에 있는 엉덩이를 아래로 내리는 것을 도와준다. 그러므로 이 자세를 좀 덜 힘들게 만든다. 대퇴골두가 관골 안으로 들어가는 것을 돕는다. 벨트는 또한 뒤쪽 다리가 저항성을 가지게 해서 뒤쪽 다리를 활성화시킨다.

적용

비라바드라아사나 I, 웃띠타 파르스바코나아사나

비라바드라아사나 II 변형 2

도구
벽
폼 혹은 코르크블록

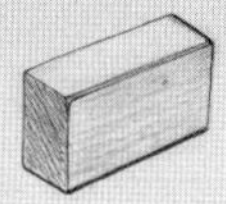

앞쪽 다리를 사각형 모양으로 굽히기: 블록으로 무릎을 받치며

→ 오른쪽으로 자세하기:

- 무릎을 굽혔을 때, 오른쪽 무릎이 벽에서 약 25cm 떨어져서 오른쪽으로 자세를 취한다.
- 블록을 앞에 있는 무릎과 벽 사이에 놓는다. 필요하다면 블록이 무릎으로 잘 눌리고, 무릎을 90°로 굽히도록 벽과의 거리를 조절한다.

  Note: 가벼운 폼 블록이나 코르크 블록을 사용하라. 만약 나무 블록만 사용 가능하다면, 블록이 미끄러져 떨어질 때에 대비해 발을 접은 매트나 담요 등으로 덮는다.

- 블록과 앞에 있는 허벅지를 나란히 하고, 둘이 수평이 되었는지 확인하라.

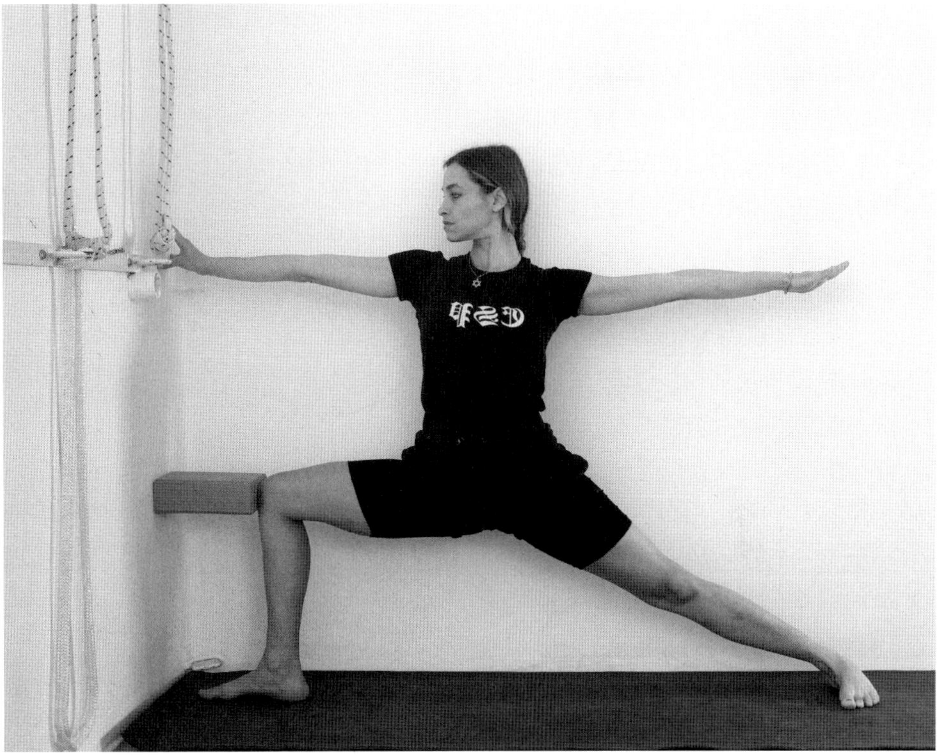

Tips

- ✔ 앞쪽 다리를 비라바드라아사나 II로 굽힐 때, 무릎을 앞으로 미는 동작보다는 엉덩이를 아래로 내리는 것에 집중하라. 무릎이 앞으로 나가려는 것을 막는다. 사실은 정강이뼈 머리가 뒤쪽으로 당겨져야 한다. 그렇지 않으면 앞으로 향하는 움직임의 앞쪽 다리에 지나친 무게를 실어줄 것이다.
- ✔ 앞쪽 다리 허벅지를 관찰하고 허벅지가 블록과 나란하고 바닥과 블록이 평행인지 확인하라.

효과

블록은 앞쪽 다리를 안정시키고 뒤쪽 다리로 무게를 이동시킨다. 이것은 엉덩이를 낮춰서 90°에 이르게 하고 뒤쪽 다리는 견고하게 바닥을 누르고 있다. 이 변형은 굽힌 다리의 정렬을 체크하는 것을 돕는다. 즉 엉덩이뼈, 무릎, 발뒤꿈치는 모두 블록과 동일한 수직선상에 있어야 한다.

적용

비라바드라아사나 I, 웃띠타 파르스바코나아사나

비라바드라아사나 II
변형 3

도구

의자

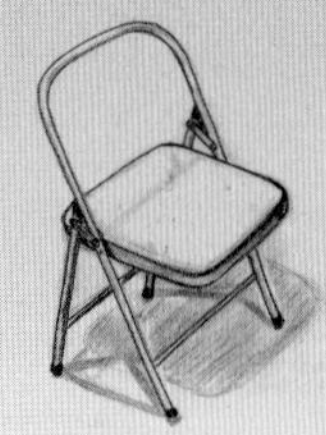

근육의 수고를 줄이기: 의자 위에 엉덩이를 두고

의자는 앞쪽 다리의 엉덩이를 지지하는 데 사용될 수 있다. 이것은 자세를 유지하는 데 필요한 근육의 수고를 줄이지만 자세가 가져오는 강렬한 스트레칭을 경험하게 한다.

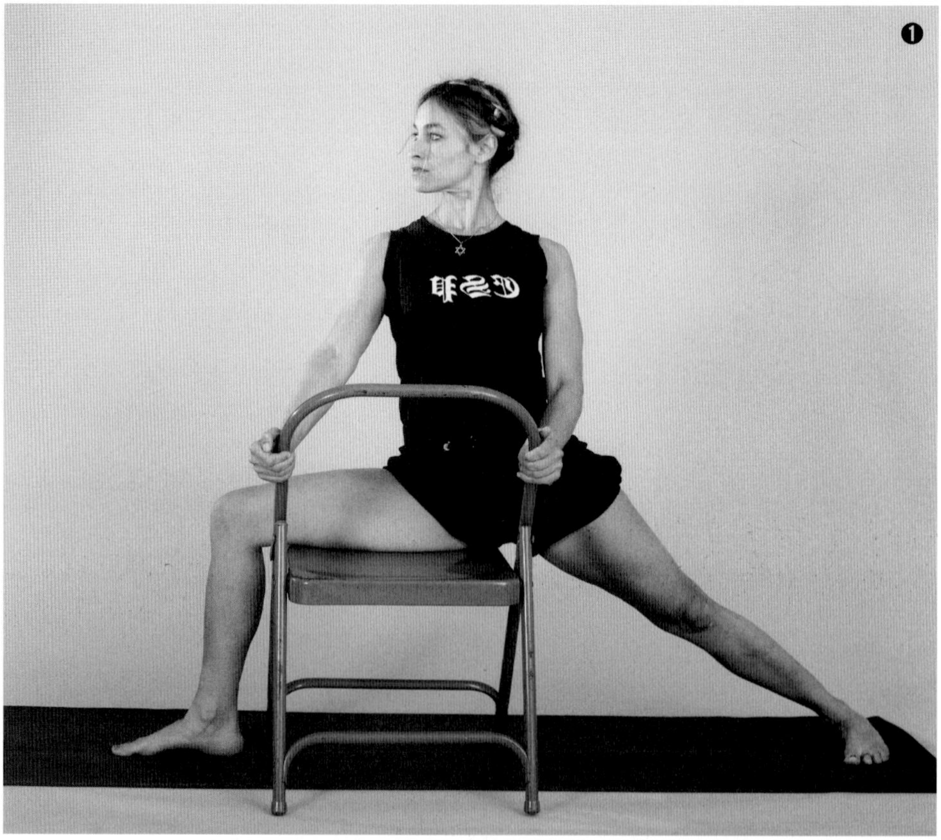

→ 오른쪽에서 의자를 사용한다.

- 다리를 넓게 벌린 후 앞에 의자를 두고 좌석의 앞 가장자리와 오른쪽 허벅지를 나란하게 둔다.
- 오른다리를 밖으로 회전시키고 의자를 다리에 더 가깝게 끌어당긴다.
- 오른다리를 굽힌다. 오른쪽 엉덩이와 허벅지를 지지할 수 있도록 필요한 만큼 의자를 옮긴다.
- 왼다리는 잘 뻗은 채로 유지한다.
- 등받이를 잡고 팔을 사용하여 가슴을 오른쪽에서 왼쪽으로 회전하고, 위로 든다❶.

당신의 다리 사이에 있는 의자를 몸에 더 가깝게 당기는 것은 허벅지를 펴고 서혜부 안쪽을 여는 것을 도와준다.

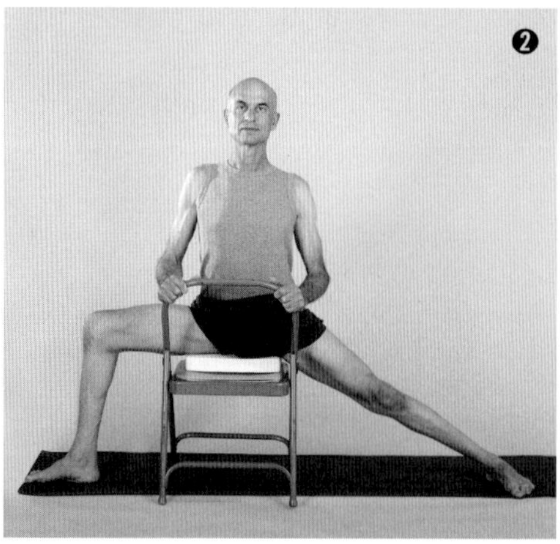

- 만약 의자의 좌석이 무릎 높이보다 낮다면, 좌석 위에 접은 담요나 폼블록을 둔다❷.
- 의자를 높이는 것은 또한 서혜부가 굳어 있는 사람들을 위해서도 도움이 된다. 여분의 높이가 서혜부를 열어 주고 뒤쪽 다리를 펴게 해준다.

효과

앞의 세 가지 변형에서, 대부분의 체중이 도구로 분산된다. 두 다리에서 감소된 노력은, 자세를 좀 더 오래 유지하고 자세의 미세한 부분을 할 수 있게 해준다. 오른쪽으로 할 때 당신은, 왼다리를 뻗어서 뒤로 움직이고, 오른쪽 무릎을 안에서 밖으로 돌려서 90°로 확실히 하고, 골반에 너비를 만들고, 아랫배를 위로 끌어올리고 가슴을 오른쪽에서 왼쪽으로 회전하는 동작을 한다.

적용

웃띠타 파르스바코나아사나, 비라바드라아사나 I

뒤에 있는 팔 스트레칭하기

비라바드라 II에서 가슴은 골반 위에 수직으로 정렬되어야 한다. 다음의 두 변형은 몸통이 앞쪽 다리 방향으로 기울어지는 것을 방지하도록 돕는다.

비라바드라아사나 II 변형 4a

도구
벽

뒤에 있는 팔 활성화하기: 뒤에 있는 팔로 벽을 밀며

오른쪽으로 자세하기

- 왼발의 바깥쪽을 벽에 대고 선다. 팔을 옆으로 뻗고 왼손 바닥을 벽에 댄다. 이 단계에서 왼팔은 위로 들려 있다❶.
- 다리를 굽혀 자세에 들어가면서, 계속 왼손으로 벽을 밀며 손을 미끄러지듯 내린다.

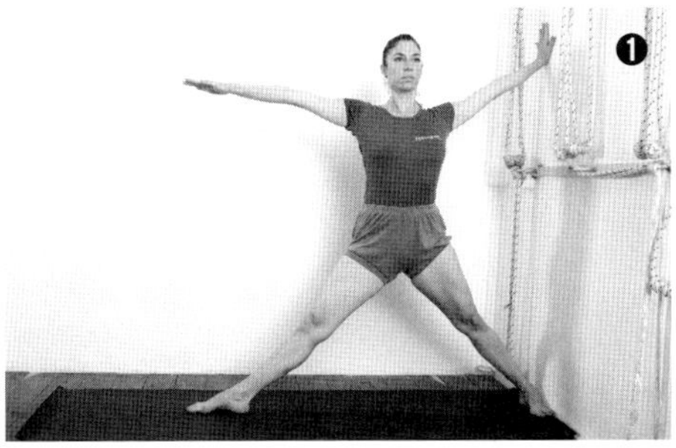
❶

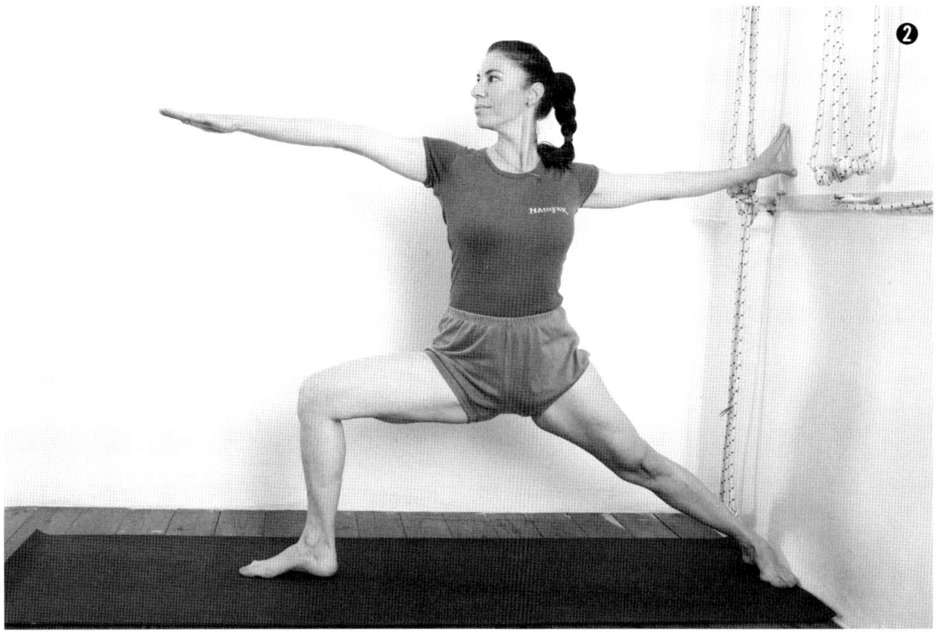
❷

효과

팔로 뒤의 벽까지 스트레칭하는 것은 그 팔을 활성화시키고 몸통이 앞쪽 다리로 기울어지지 않도록 한다.

Tips

- 뒤에 있는 팔을 스트레칭하는 것을 배운다. 손바닥이 벽에서 떨어지지 않게 한다.
- 당신이 자세를 하려고 오른다리를 굽히면, 뒤로 뻗은 다리의 대퇴골두는 관골 안으로 들어가고, 거기서부터 겨드랑이까지 몸통의 측면은 들어올려진다. 그리고 겨드랑이부터 손바닥까지 스트레칭 한다.

비라바드라아사나 II
변형 4b

도구
벽고리와 로프

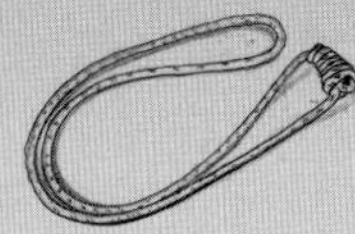

골반 위로 가슴 정렬하기: 뒤에 있는 손으로 벽에 달린 고리를 잡고

서서 하는 자세에서의 어려움 중 하나는 체중을 두 다리 위에 고르게 실는 것이다. 처음에 몸무게는 앞쪽 다리로 쏠리는 경향이 있다. 이것은 특히 앞쪽 다리를 굽히는 비라바드라아사나 II 같은 자세에서 나타난다. 로프를 당기는 것은 뒤쪽 다리로 무게를 이동시키는 것을 돕는다. 두 다리 사이로 몸의 무게를 분산시키는 것은 자세를 가볍게 하고 더 오래 그리고 좀 더 편하게 유지하게 한다. 이 변형은 자세에서 뒤에 있는 팔의 역할이 중요함을 가르쳐준다.

효과

로프를 잡는 것은 앞쪽 다리를 굽힐 때 몸통을 수직으로 유지하게 도와준다. 이것은 골반과 엉덩이의 유연성을 발달시키고 가슴을 열어준다.

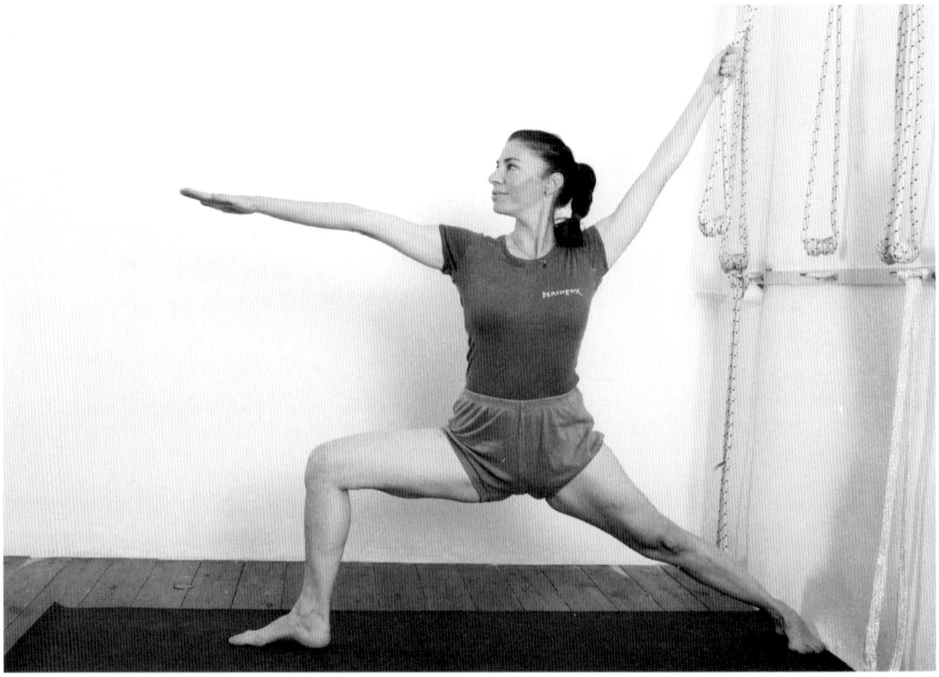

→ 오른쪽으로 자세하기:

- 몸의 왼쪽이 벽을 향해 서서 벽에 달린 로프를 잡는다.
- 자세로 들어가면서 손이 로프를 따라 미끄러지도록 하라.
- 왼팔의 스트레칭을 유지하기 위해서, 손바닥이 저항성을 가지고 미끄러질 수 있을 만큼의 강도로 로프를 잡는다.
- 잠시 동안 자세에 머문다. 그런 다음 로프를 놓고 40~60초 정도 더 자세를 유지한다.

Note: 로프를 단단히 묶을 수 있는 물체라면 벽고리를 대체할 수 있다.

Tips

✔ 오른다리를 굽힐 때, 가슴을 오른쪽으로 기울게 하지 마라. 왼쪽 겨드랑이가 왼쪽 힙 바로 위에 있는지 체크하고 관찰하라.

비라바드라아사나 II
변형 5

골반 위로 가슴 정렬하기: 보조자가 뒤에 있는 팔을 잡고

이 변형은 앞의 것과 비슷하다. 그러나 로프 대신 파트너가 뒤에 있는 팔을 잡고 당긴다. 파트너는 또한 그의 발로 수련자의 뒤쪽 발을 지지해준다.

효과

앞의 변형과 비슷하다. 파트너는 적당한 저항성을 주면서 당김을 조정할 수 있다. 보조자는 또한 뒤에 있는 발을 바닥에 고정시킬 수 있게 한다.

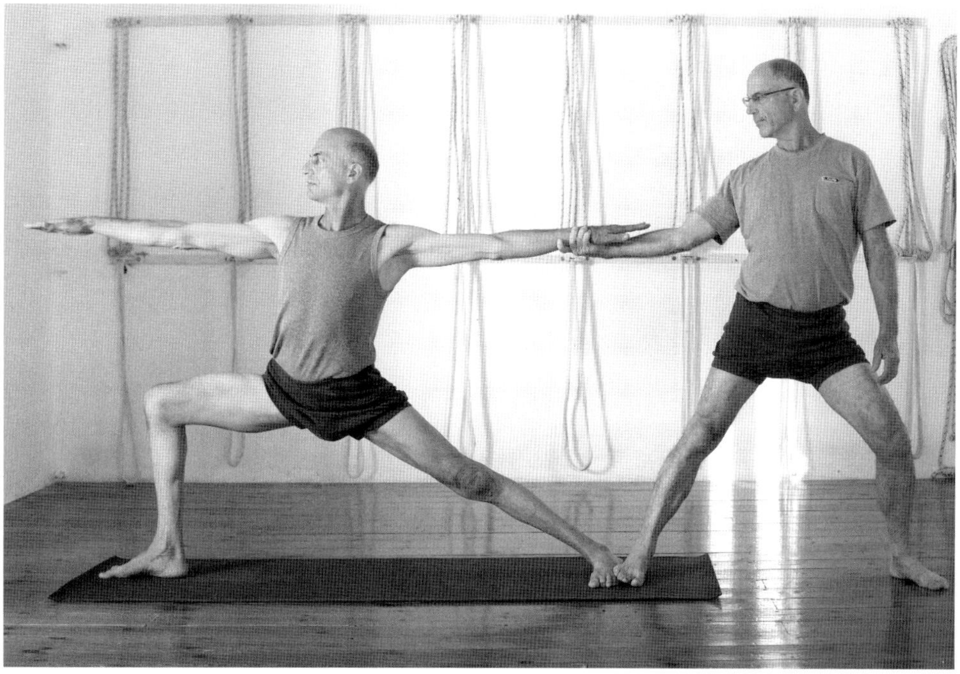

가슴을 들어올리고 열기

비라바드라아사나 II는 팔, 견갑골, 어깨의 작용을 배우는데 유용하다. 팔을 옆으로 뻗는 것은 가슴을 넓히게 하고, 팔을 위로 뻗으면서 가슴을 들어올린다.

비라바드라아사나 II 변형 6

도구

블록

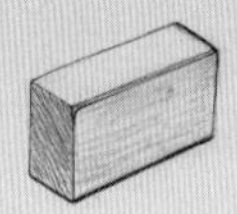

가슴 들어올리기: 블록을 잡고

오른쪽으로 자세하기:

- 웃띠타 하스타 파다아사나로 선다. 손가락을 깍지 끼거나 블록을 잡는다. 팔을 위로 뻗어올린다.
- 오른다리를 밖으로 회전하고 자세에 들어간다❶.
- 오른쪽 엉덩이를 아래로 내릴 때 몸통이 짧아지지 않게 한다. 계속해서 팔을 위로 뻗어서 척주의 길이와 가슴의 상승을 유지한다.

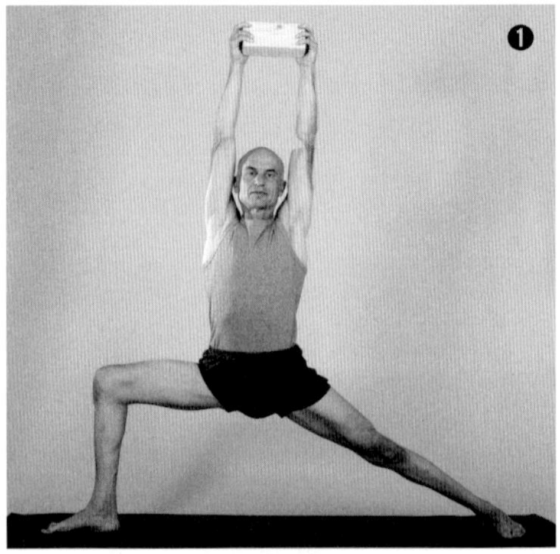

사진 ❷~❺는 웃띠타 트리코나아사나에서 보여준 네 가지 변형을 적용시키는 방법을 보여준다.

사진 ❸은 벽을 등지고 한 자세이다.

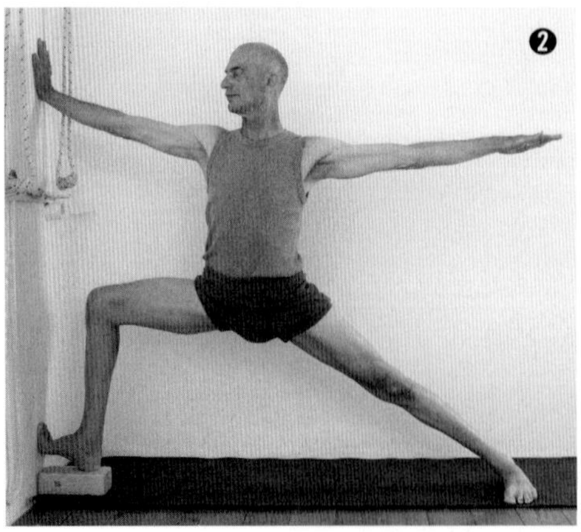

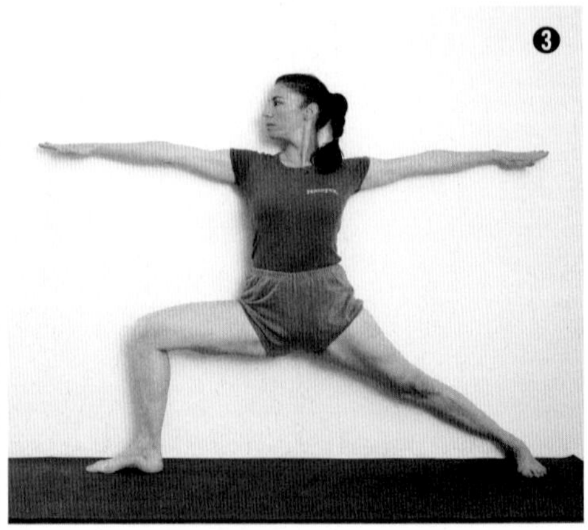

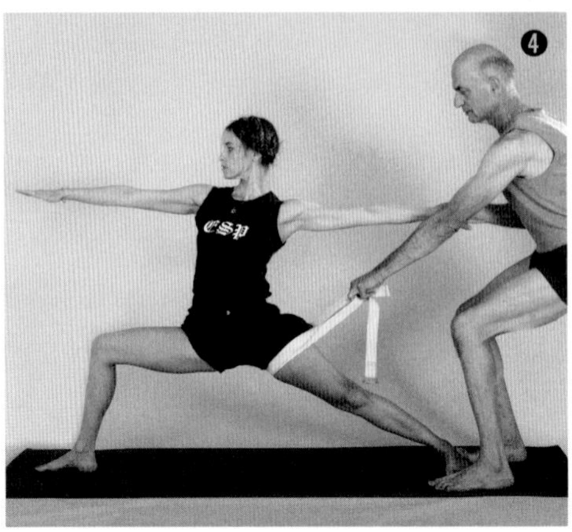

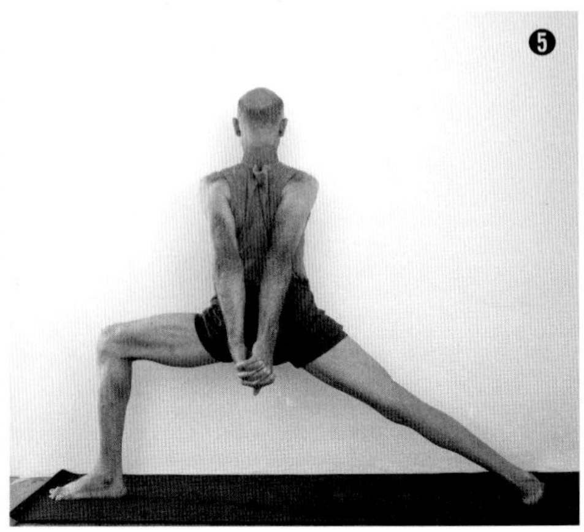

비라바드라아사나 I(Virabhadrasana I)

비라바드라아사나 I에 대하여

비라바드라아사나 I에서, 몸은 90° 옆으로 회전한다. 뒤쪽 다리는 자세의 무게중심이 된다. 즉 강하고 안정되어야 한다. 동시에 몸통은 위로 들리고 토대에서 앞으로 이동해 있어야 한다. 자세는 몸통과 뒤쪽 다리를 연결하는 근육을 늘려준다. 종종 이 근육들은 굳어 있다. 척주가 뒤쪽 다리에 의해 당겨진 결과로 요추는 압착된다. 비라바드라아사나 I은 후굴을 위한 준비 자세인데, 이는 뒤쪽 다리의 근육을 늘여주기 때문이다. 일단 당신이 이 중요한 근육에서 충분한 길이를 갖게 되면, 당신의 등은 덜 취약해진다. 아헹가는 비라바드라아사나 I은 후굴을 이해하는 열쇠라고 말하곤 했다. 후굴은, 당신이 굽혀야 할 부분을 바르게 굽힌다면, 등 건강에 매우 좋다는 것을 기억하라.

Tips

비라바드라아사나 I은 쉽지 않은 자세이다. 종종 수련자들이 "무엇이 더 중요한가요? 뒤쪽 다리의 발뒤꿈치를 바닥에 닿게 하는 것인지, 혹은 골반을 90° 회전하는 것인지?" 하고 묻는다.
나의 대답은 모든 스트레칭은 두 가장자리 사이의 당김에 달려 있다는 것이다. 결국 스트레칭은 골반이 회전하는 동안 발뒤꿈치가 바닥을 계속 누르는 것으로 이뤄진다. 당신이 하나를 포기하면, 스트레칭은 잃게 되어 자세는 결코 향상되지 않는다. 지름길은 없다! 진보는 끈기와 적절한 노력과 그리고 많은 인내심으로 얻어진다! 그러나 배우는 단계에서는, 당신은 이 두 가지 작용 중 하나에 집중하는 것을 선택할 수 있다.

주의

고혈압이나 심장병이 있다면 이 아사나를 연습하지 말 것

옆으로 회전하기

비라바드라아사나 I에서 우리는 골반의 양쪽이 정렬되도록 몸을 회전해야 한다. 이것은 양 골반이 당신이 마주한 벽과 나란한 것을 의미한다. 보통 이러한 회전은 파르스보타나아사나에서 처음으로 배운다. 그러나 비라바드라아사나 I에 두 다리는 멀리 떨어져 펴 있고 앞 무릎은 굽힌 상태이기 때문에 좀 더 도전적이다.

다음의 변형은 뒤쪽 다리와 몸통을 비라바드라아사나 I 자세로 회전하는 것을 돕는다.

비라바드라아사나 I
변형 1a

도구
경사진 판자

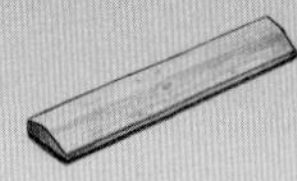

옆 방향에 대해 배우기: 뒷걸음으로 시작하기

이 변형에서는 한 다리를 뒤로 옮기며 자세를 시작한다.

→ 오른쪽으로 자세하기:

- 매트 앞 가장자리에 타다아사나로 선다. 손을 힙 위에 두고, 팔꿈치를 뒤로, 엄지는 꼬리뼈 가까이, 손가락은 엉덩이 위에 둔다.

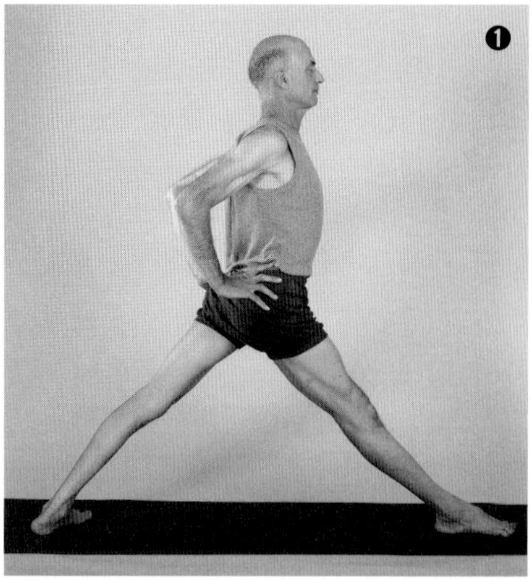

❶

- 몸은 계속해서 앞쪽을 향하고, 왼다리를 뒤로 멀리 옮긴다. 골반의 왼쪽이 뒤로 가지 않게 한다. 손을 이용해 이것을 체크하고 골반의 양쪽이 앞을 향하게 유지한다❷.

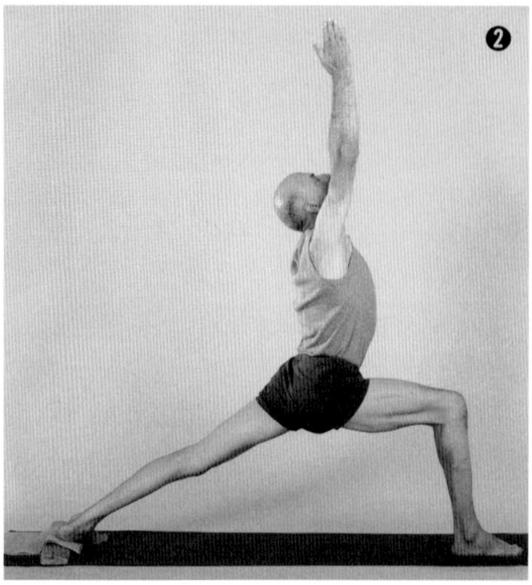

❷

- 엄지를 이용해 꼬리뼈를 안으로 밀어 넣는다. 손가락으로 대둔근(엉덩이근육)을 아래로 늘이고 왼쪽 엉덩이를 바깥으로 넓힌다(꼬리뼈로부터 멀리).
- 오른다리를 90°로 굽힐 때에도 골반 위에 손가락을 그대로 두라. 꼬리뼈, 엉덩이, 요추의 위치를 손가락으로 느껴본다.
- 그런 다음 팔을 들고, 머리를 뒤로 젖혀서 올려다보고, 잠시 동안 자세에 머문다.

Note: 뒤쪽 다리의 발뒤꿈치를 활성화하기 위해서, 발뒤꿈치 밑에 판자를 사용할 수 있는데, 발밑에 두고 이것을 누른다❷.

효과

이 방법으로 자세에 들어가면 당신은 몸을 옆으로 돌릴 필요가 없다. 처음 자세에서 이미 옆을 향하고 있다. 당신이 해야 할 모든 것은 뒷걸음질을 했을 때도 이 방향을 유지하는 것이다. 이것은 정통적인 자세에서 요구되는, 다리를 넓게 벌리고 옆으로 회전하는 것보다 쉽다. 당신은 최종 자세에서 요구되는 완전한 회전을 경험할 수 있다.

Tips

✔ 당신의 장골능선(골반뼈 양쪽 앞부분)이 자동차의 전면등이라고 상상해보라. 당신의 몸을 계속해서 지속적으로 당신의 앞에서 도로를 바로 비추는 불빛처럼 동작해보고, 다리를 뒤로 옮긴 후에도 계속 그렇게 해본다. 장골뼈가 기울어지거나 뒤쪽 다리 방향으로 가려는 경향에 저항한다.

적용

파르스보타나아사나

비라바드라아사나 I
변형 1b

옆으로 회전하기: 비마나아사나에서 시작하기

→ 비마나아사나에 들어가서 가슴과 팔의 선이 당신 앞에 있는 벽과 평행인지 확인하라.

> 골반 또한 완전히 회전해서 앞의 벽을 향하고 있는지 확인하라.

> 그리고 난 뒤 손바닥이 위를 향하도록 어깨와 팔을 뒤로 돌려, 팔을 들고 위를 바라본다.

효과

비마나아사나에서 팔은 옆으로 뻗는다. 이것은 상체를 회전하고 들어올리는 데 도움이 된다.

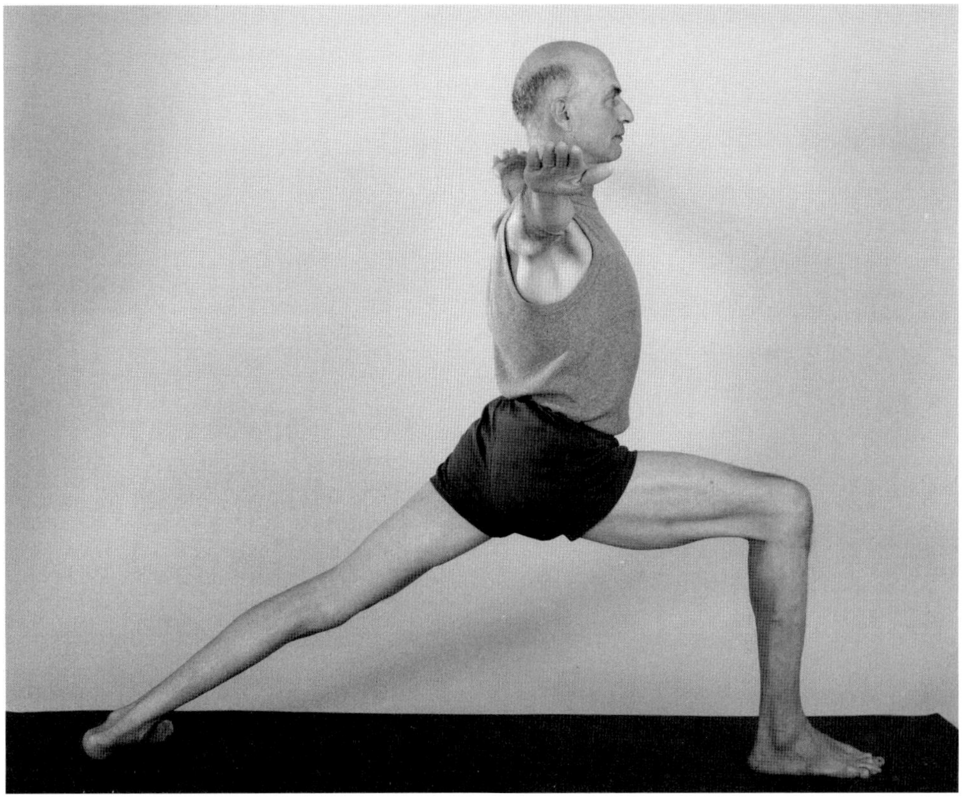

Tips

✔ 양 손바닥이 같은 선상에 있는지 확인해본다.

비라바드라아사나 I
변형 2

가슴 열기: 뒤쪽 다리에 벨트를 매고

도구
벨트

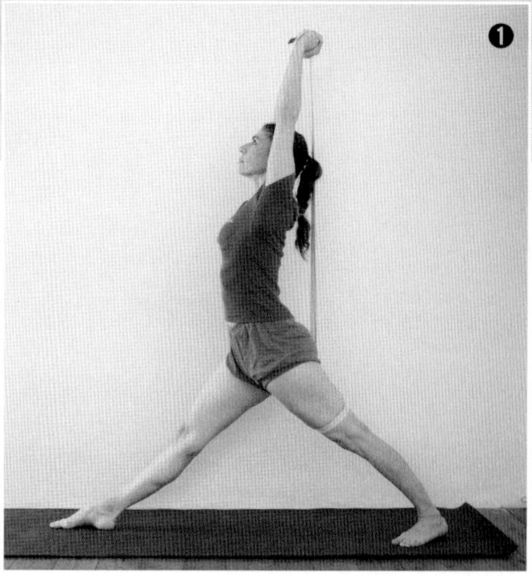

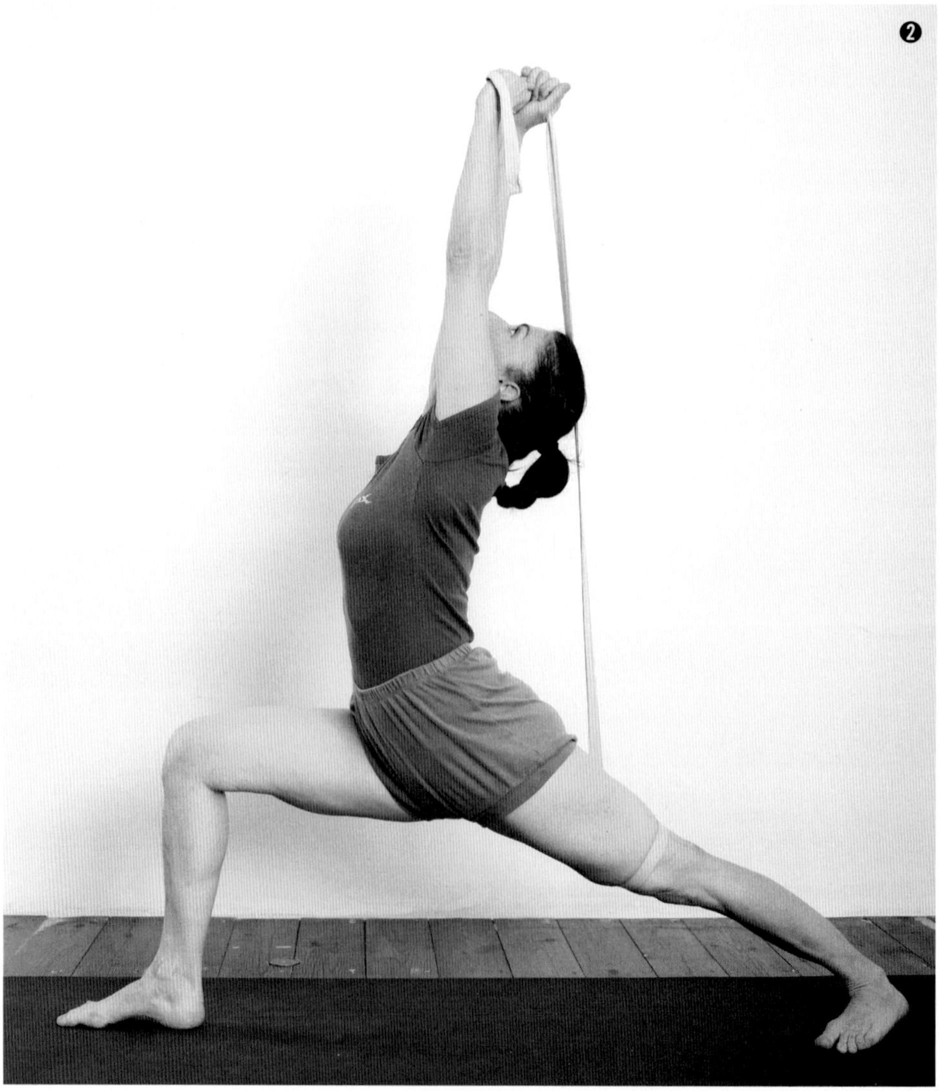

→ 오른쪽으로 자세하기:

- 왼쪽 서혜부 또는 왼쪽 무릎 바로 위 주변에 벨트를 두른다. 벨트는 다리의 내회전을 위해 조절되어야 한다.
- 다리를 벌린다. 왼다리는 안으로, 오른다리는 밖으로(변형 1a에서 설명한 대로 뒷걸음질해서 자세로 들어갈 수도 있다).
- 다리 안쪽에서 벨트의 끝을 회전한다. 왼쪽 허벅지를 밖에서 안으로 회전시키며 벨트를 당긴다(바깥쪽 허벅지는 앞으로 움직이고 있어야 한다)❶.
- 오른다리를 굽혀 자세로 들어가면서 계속 벨트를 스트레칭한다❷.

Note: 뒤꿈치가 바닥에 단단하게 고정되지 않는다면, 변형 4에서 제시한 대로 블록이나 판자 또는 벽을 이용해 지지한다.

효과

벨트를 당기는 것은 뒤쪽 다리를 곧게 뻗고 허벅지를 내회전하게 돕는다. 또한 등의 만곡을 만드는 것을 돕고, 가슴을 열고 팔을 펴게 한다.

Tips

✔ 당신의 다리는 골반을 정렬하는 데 사용하라. 왼쪽 골반을 앞으로 밀고 두 장골뼈가 같은 면, 즉 당신 앞의 벽과 평행에 있을 때까지 오른쪽 바깥 허벅지를 뒤로 움직여라.

적용

비라바드라아사나 III, 파르스보타나아사나

비라바드라아사나 I
변형 3

등에 만곡 만들기: 벽에 손을 대고

도구

벽

폼블록(선택사항)

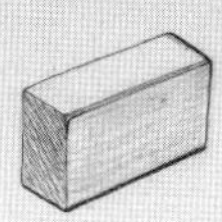

오른쪽으로 자세하기:

- 벽을 마주하고 오른발의 발가락을 벽에 댄다.
- 왼다리를 뒤로 움직인다. 골반과 가슴은 벽과 평행으로 유지한다.
- 오른다리를 굽히기 시작하고 손가락 끝으로 앞에 있는 벽을 짚는다. 두 손이 중앙선에서 등거리에 있는지 확인하라.
- 가슴을 올리고 회전하기 위해 손가락 끝을 벽에 대고 누른다. 어깨를 뒤로 젖히고, 목에 만곡을 만들어 위를 본다.
- 벽으로 앞쪽 다리의 무릎을 지지하도록 폼블록을 사용할 수 있다.

효과

벽은 자세를 안정시키고 기준면을 제공한다. 어깨를 뒤로 젖히고 가슴을 들어 회전시키는 것을 돕는다. 벽의 저항성은 꼬리뼈를 안으로 미는 것을 도와준다.

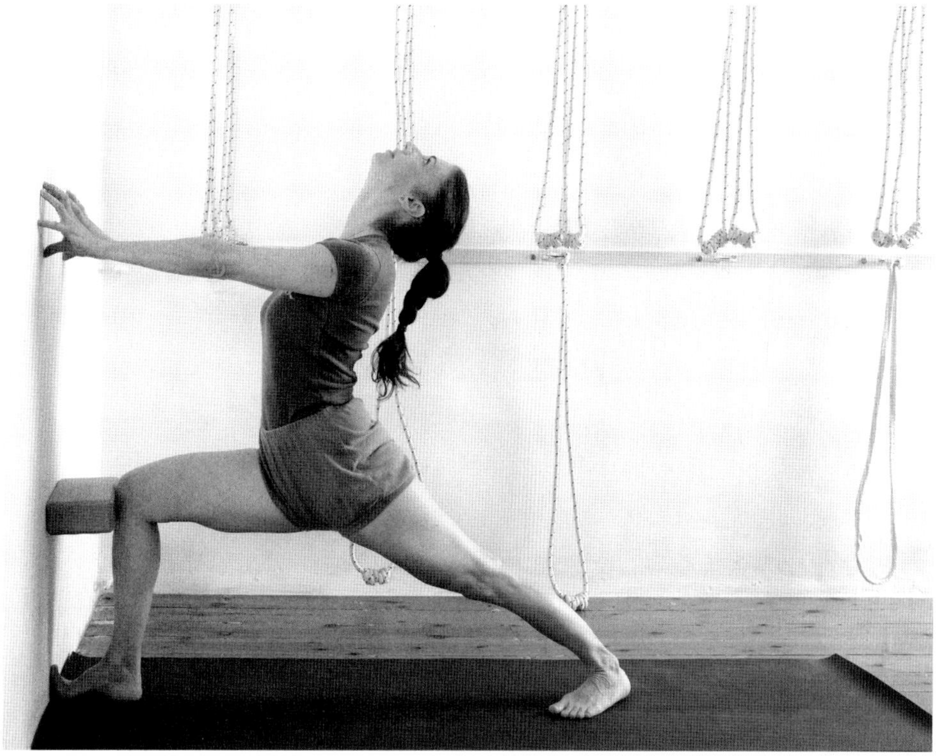

Tips

- 꼬리뼈를 골반 안으로 밀어넣고, 아랫배를 위로 들어올리고, 요추를 뒤로 움직이는 것을 배운다(벽에서 멀리).
- 머리를 뒤로 젖히기 전에, 광대뼈를 들고, 잇따라 흉골을 더 위로 들고 목을 늘인다. 머리를 뒤로 젖히고 마음으로 당신의 등 가운데를 관찰한다. 눈을 부드럽게 하고 이마를 이완시킨다.

비라바드라아사나 I
변형 4

뒤쪽 다리 활성화하기: 발뒤꿈치를 받치고

도구

블록
또는 경사진 판자
또는 벽

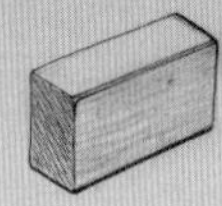

대부분의 사람들은 골반을 90° 회전하면서 동시에 발뒤꿈치를 바닥에 무겁게 누르는 것을 어려워한다. 배우는 단계에서, 발뒤꿈치를 바닥에서 들어올렸을 때 일어날 수 있는 자세의 불안정을 높아진 표면에 대고 발뒤꿈치를 눌러서 자세의 안정성을 위태롭게 하지 않으면서 골반을 회전할 수 있게 해준다. 블록 또는 경사진 판자 혹은 벽을 활용할지에 대한 선택사항은 골반의 전면 정렬을 유지하면서 얼마나 발뒤꿈치를 낮출 수 있는지에 달려 있다.

→ 오른쪽으로 자세하기:

- 왼발 뒤꿈치를 블록/벽❶/경사진 판자❷ 위에 둔다.
- 오른다리를 앞으로 내딛고 무릎을 굽혀 자세를 한다.
- 발뒤꿈치를 누르면서 뒤쪽 다리를 곧게 뻗은 상태를 유지하고, 고관절은 앞으로 움직인다.
- 벽의 밑바닥까지 내릴 수 있을 때까지 발뒤꿈치 내리는 법을 점진적으로 배운다❸.

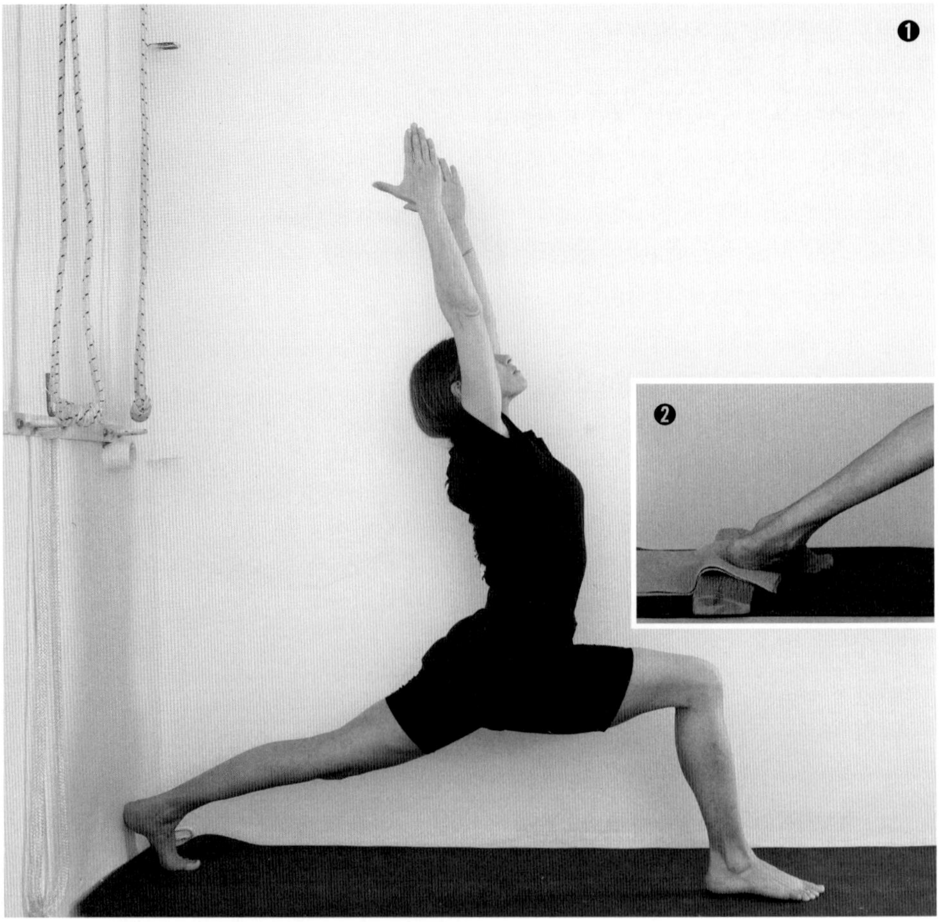

❶

❷

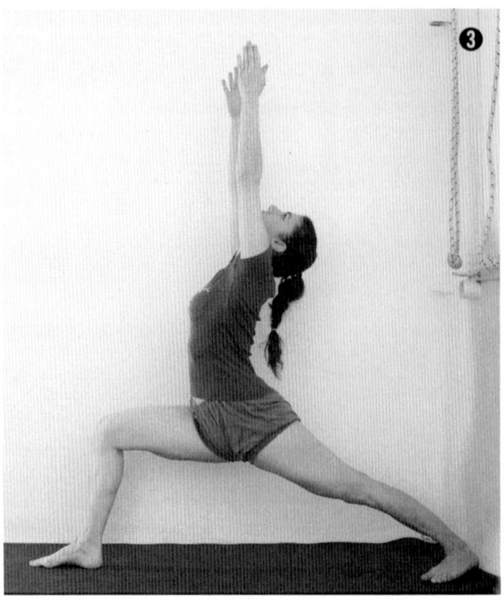

❸

효과

이 변형은 특히 중급 단계에서 유용하다. 이것은 당신이 뒤쪽 다리를 펴고 골반을 회전할 수 있게 한다. 벽은 안정감을 주고 뒤쪽 다리에 대한 자각을 도와준다. 요통으로 고통받는 사람들은 ❶과 같이 벽에 대고 발뒤꿈치를 든 채로 자세를 할 수 있다.

비라바드라아사나 I
변형 5

도구
의자

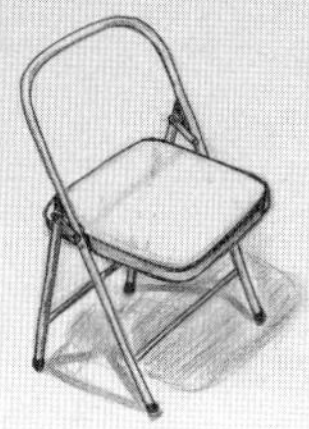

근육의 수고를 줄이기: 앞 허벅지를 의자 위에 얹고서

오른쪽으로 의자를 사용하기

- 의자를 마주하고 서서 오른다리를 등받이 밑으로 넣는다.
- 오른다리를 90°로 구부리고 엉덩이는 의자 위에 둔다. 필요하다면, 접은 담요나 폼블록을 좌석 밑에 두어 높이를 조정한다(112쪽 비라바드라아사나 II 참조).
- 왼발 뒤꿈치를 들고 다리와 골반을 왼쪽에서 오른쪽으로 회전한다. 꼬리뼈는 골반 안으로 넣는다.
- 왼쪽 엉덩이를 꼬리뼈에서 멀리 움직이고 왼다리 앞 서혜부는 좌석에 닿도록 앞으로 민다.
- 등받이를 잡고 가슴을 들어올려 골반 바로 위와, 앞을 향하는 바른 수직정렬을 만든다.
- 견갑골은 안으로 유지하고, 등받이를 밀어서 어깨를 뒤로 돌리고 나서, 머리를 뒤로 젖히고 위를 바라본다.

Note: 뒤쪽 다리의 발뒤꿈치를 벽에 댈 수 있다. 이것은 뒤쪽 다리를 곧게 뻗어 유지하면서 골반을 앞으로 회전하는 것을 도와준다.

효과

의자는 몸의 무게를 지탱하고 감소된 하중으로 자세를 유지하게 해준다. 이 자세에 어려운 동작을 수행할 수 있게 해준다. 예를 들면 뒤쪽 다리를 곧게 유지하기, 골반을 회전하기, 척추를 위로 늘이기 그리고 가슴을 올리기. 연습을 통해 점차적으로, 앞 서혜부는 늘어나고 다소 어려운 이 동작들이 가능해질 것이다.

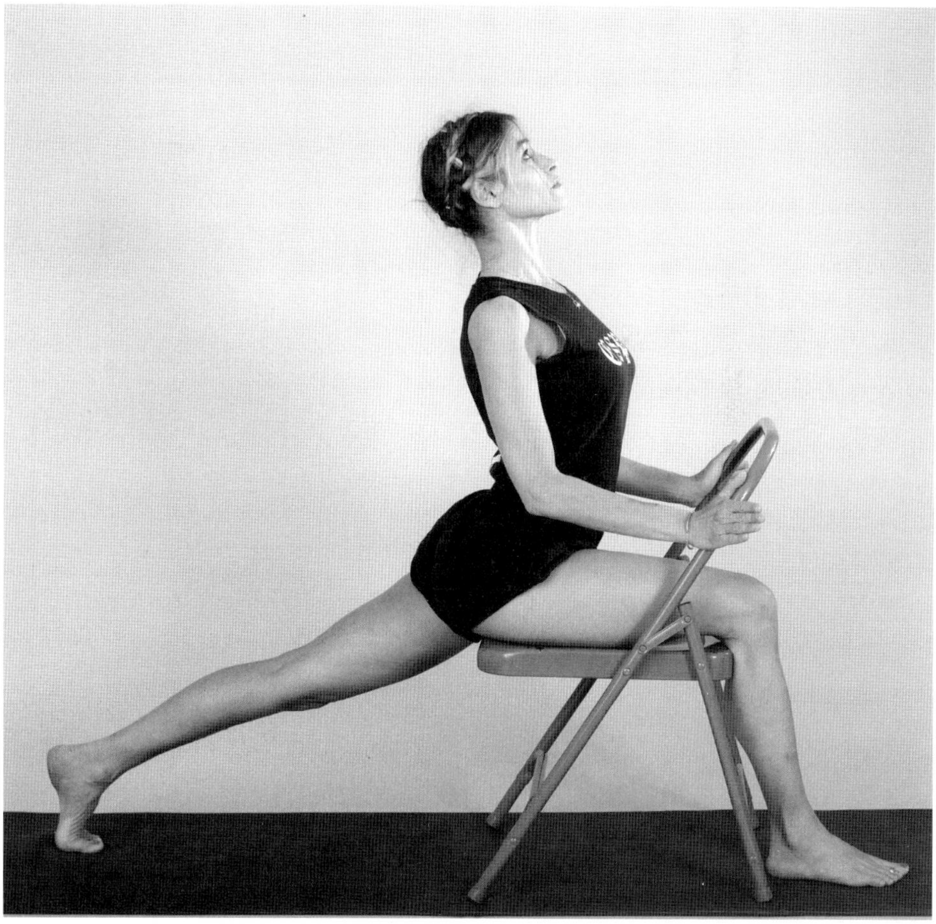

적용

비라바드라아사나 II, 웃띠타 파르스바코나아사나, 파리브르타 파르스바코나아사나

비라바드라아사나 I 변형 6

꼬리뼈를 안으로 넣기: 골반뼈를 벽모서리에 대고

도구

벽
또는 사각기둥
블록

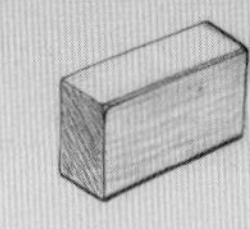

다리를 굽혀 자세를 할 때, 골반은 원점에서 앞으로 이동하여야 한다. 이는 전면 이동은 꼬리뼈에서부터 시작되어야 한다는 것을 의미한다. 척주와 골반뼈는 앞 그리고 위로 움직여야 한다. 골반뼈의 바른 위치를 좀 더 느끼기 위해서 벽모서리나 사각기둥을 사용할 수 있다.

효과

이것은 쉽지 않은 변형이다. 이것은 당신이 정말로 골반을 꼬리뼈에서 움직이게 하고 골반뼈가 얼마나 앞으로 그리고 위로 움직여야 하는지 가르쳐준다. 또한 골반과 복부가 충분히 회전되었는지 확인할 수 있게 해준다.

→ 오른쪽으로 자세하기:

- 벽모서리(혹은 기둥)를 마주하고 선다. 오른쪽 서혜부 안쪽과 벽의 오른쪽을 나란히 일직선으로 맞춘다.
- 왼쪽(뒤에 있는) 다리의 발뒤꿈치를 블록으로 받친다.
- 오른다리를 앞으로 움직여 안쪽 부분을 벽에 밀착한다. 왼다리는 뒤로 움직여 곧게 뻗고, 발뒤꿈치로 블록 위를 누른다.
- 다리를 굽혀 자세에 들어간다. 벽을 따라 미끄러지듯 내려오며, 오른쪽 허벅지 안쪽으로 벽의 바깥면을 누른다. 골반뼈의 왼쪽 면이 벽에 닿을 수 있게 꼬리뼈를 앞으로 민다.

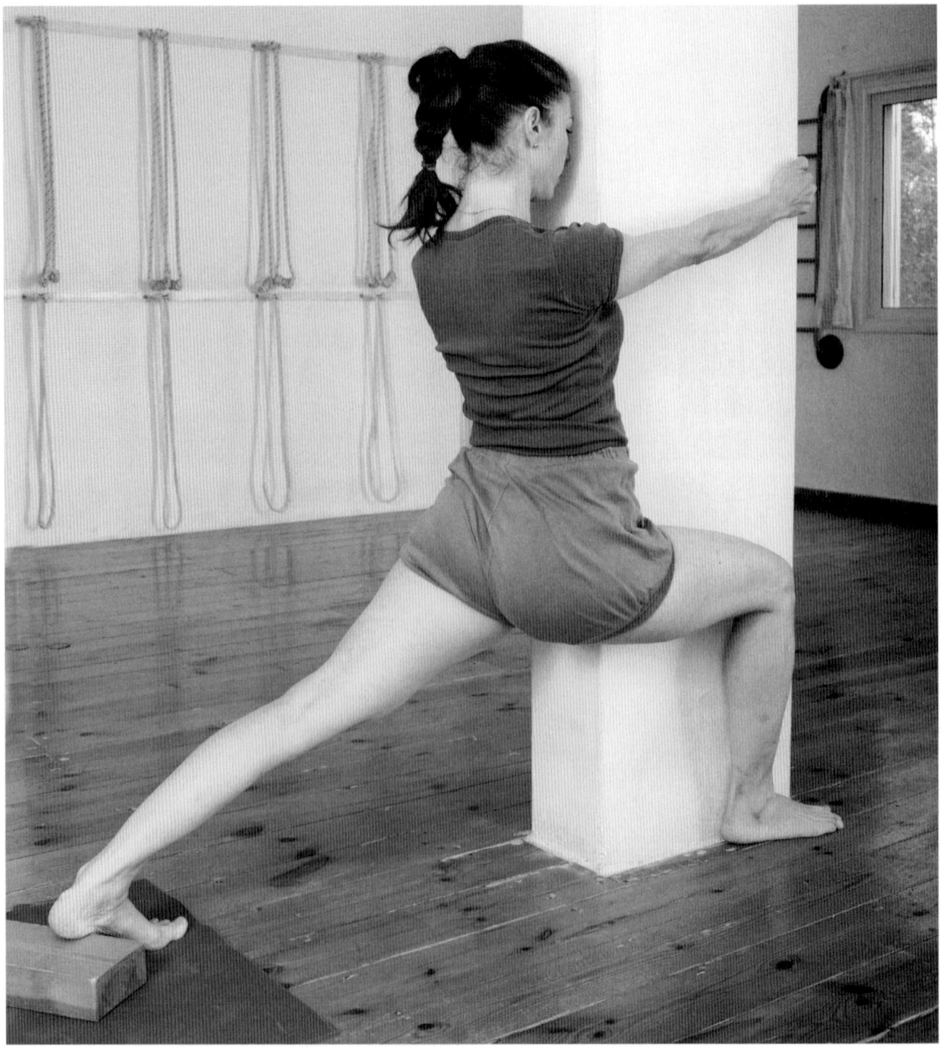

Tips

✔ 일단 이 변형을 익힌 후에, 뒤꿈치의 받침 없이 자세를 해보자.

비라바드라아사나 I
변형 7

가벼움을 경험하기: 보조자들이 서혜부를 들어주기

도구
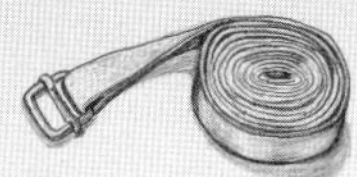
보조자 2명
벨트 2개(또는 로프)

비라바드라아사나 I으로 다리를 굽힐 때, 서혜부 안쪽의 높이를 유지하는 것이 중요하다. 이것은 상체를 좀 더 자유롭게 신장할 수 있도록 해준다. 이 서혜부를 드는 동작은 두 명의 보조자와 같이 작업할 때 배울 수 있다(설명은 보조자를 위한 것).

효과

비라바드라아사나 I에서, 뱃속 장기들이 하강하는 경향이 있는데, 특히 뒤쪽 다리 쪽의 장기들이 그렇다. 로프를 당기는 것은 서혜부로부터 몸통을 들어올리는 것을 돕고 그로써 장기들을 제자리에 부드럽게 유지한다. 노력을 기울이지 않고 자세를 할 수 있게 된다. 몸통의 기저에서 위로 들리는 느낌은 보조자의 도움 없이 스스로 아사나를 할 때 당신을 인도해줄 것이다.

- 벨트(또는 로프)를 수련자의 서혜부 양쪽 안에 두르고, 위로 그리고 옆으로 당긴다.
- 수련자가 앞쪽 다리를 굽힐 때, 중력에 저항하도록 계속 당기며 서혜부를 들어올리면서 내려갈 수 있게 돕는다.

Note: 보조자들은 양쪽에서 당기는 힘에 균형을 맞춰야 한다.

- 잠시 후에, 벨트를 풀고 수련자가 잠시 동안 스스로 자세에 머물도록 한다.

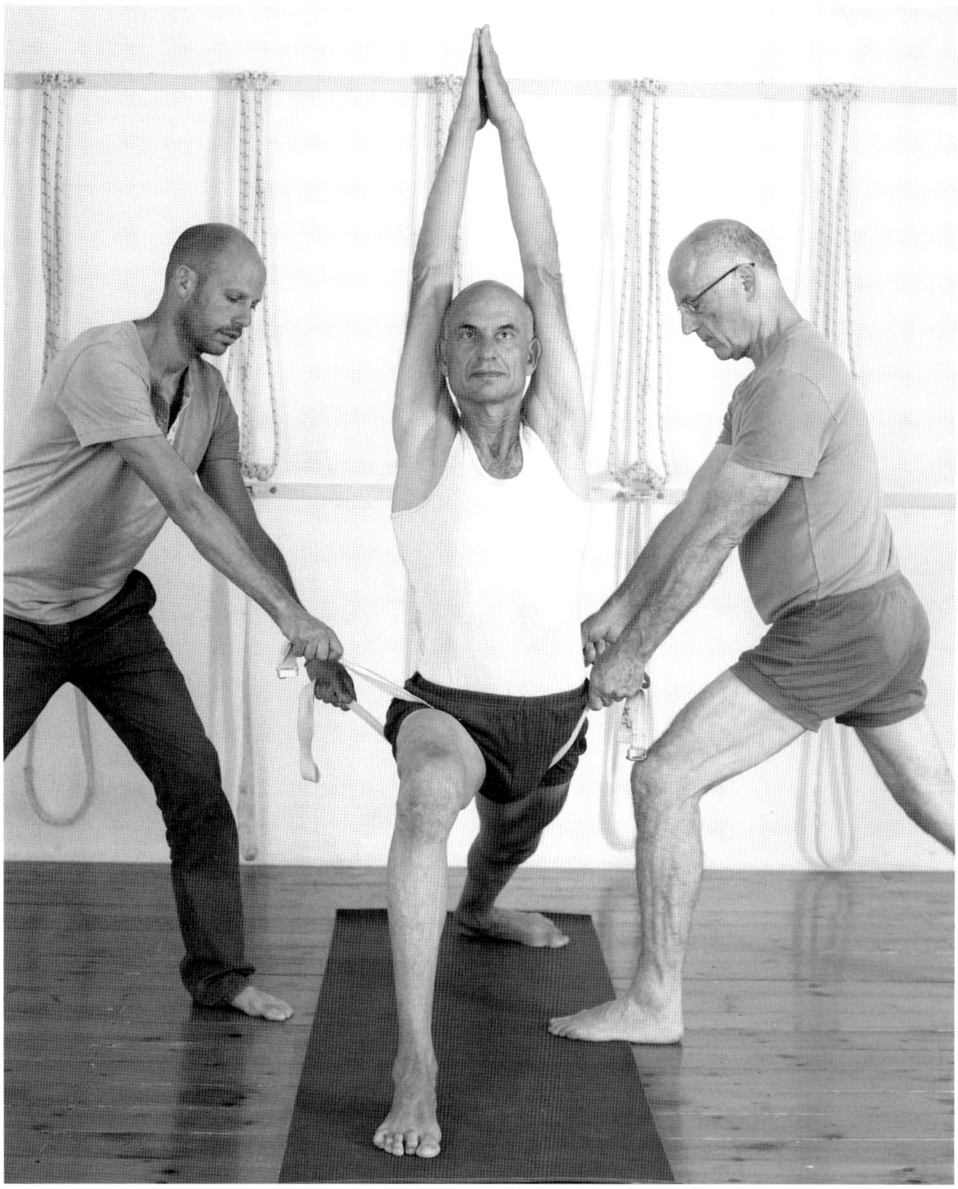

상체

비라바드라아사나 I에서 우리는 몸통을 들어올리고 가슴을 펴는 데 팔을 사용하여야 한다. 이것은 허리를 누르는 하중을 예방하고 자세를 유지할 때 숨쉬는 것을 도와준다. 여기서 팔을 강화시키고 상체에 만곡을 형성하는 것을 돕는 변형들을 제시한다.

비라바드라아사나 I
변형 8

도구
벨트

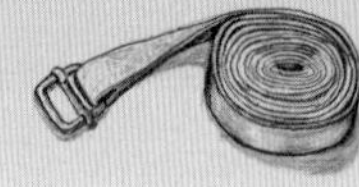

팔 활성화하기: 팔꿈치에 벨트를 두르고

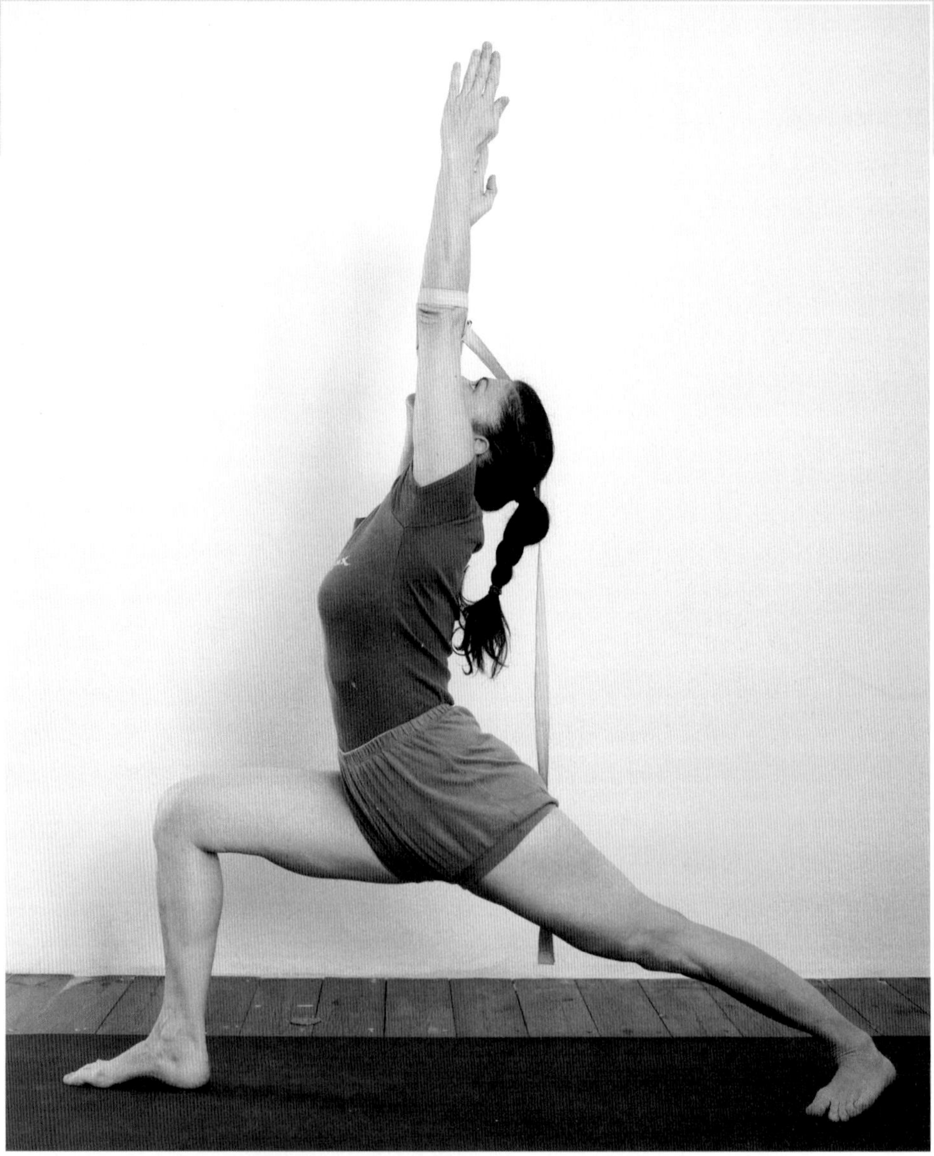

→ 오른쪽으로 자세하기:

- 다리를 벌린다. 팔꿈치 주변에 벨트를 둘러 어깨너비로 매듭을 묶는다.
- 팔을 들고 팔꿈치 바깥쪽 뼈로 벨트를 팽팽하게 바깥쪽으로 누른다. 안쪽 팔을 어깨에서 손바닥을 향해 뻗는다.
- 오른쪽으로 돌아, 오른다리를 굽혀 비라바드라아사나 I을 한다.

효과

벨트의 저항력은 팔을 위로 곧게 펴는 것을 돕는다. 이 변형은 팔꿈치를 곧게 펴는 것, 어깨를 뒤로 젖히거나 혹은 견갑골을 안으로 넣는 것이 힘든 사람들에게 특히 효과적이다. 또한 팔이 약한 사람들에게도 유익하다.

적용

비라바드라아사나 II(팔을 위로 뻗고 연습할 때), 비라바드라아사나 III

비라바드라아사나 I
변형 9

팔 활성화하기: 블록을 잡고

도구

블록

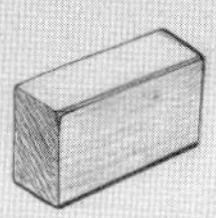

→ 블록을 두 손바닥 밑(기저)에서 잡는다(35쪽 우르드바 하스타아사나 참조).

> 다리를 벌리고, 팔을 들어 손바닥 사이의 블록을 누른다.

> 비라바드라아사나 I로 들어가면서, 블록 올리기를 계속한다.

Note: 앞선 두 가지 변형을 혼합하면 유용하다. 팔꿈치에 벨트를 두르고 블록을 잡는다.

효과

블록을 누르는 것은 팔을 강화시킨다. 또한 어깨를 안정시키고 팔을 곧게 뻗는 것을 도와준다.

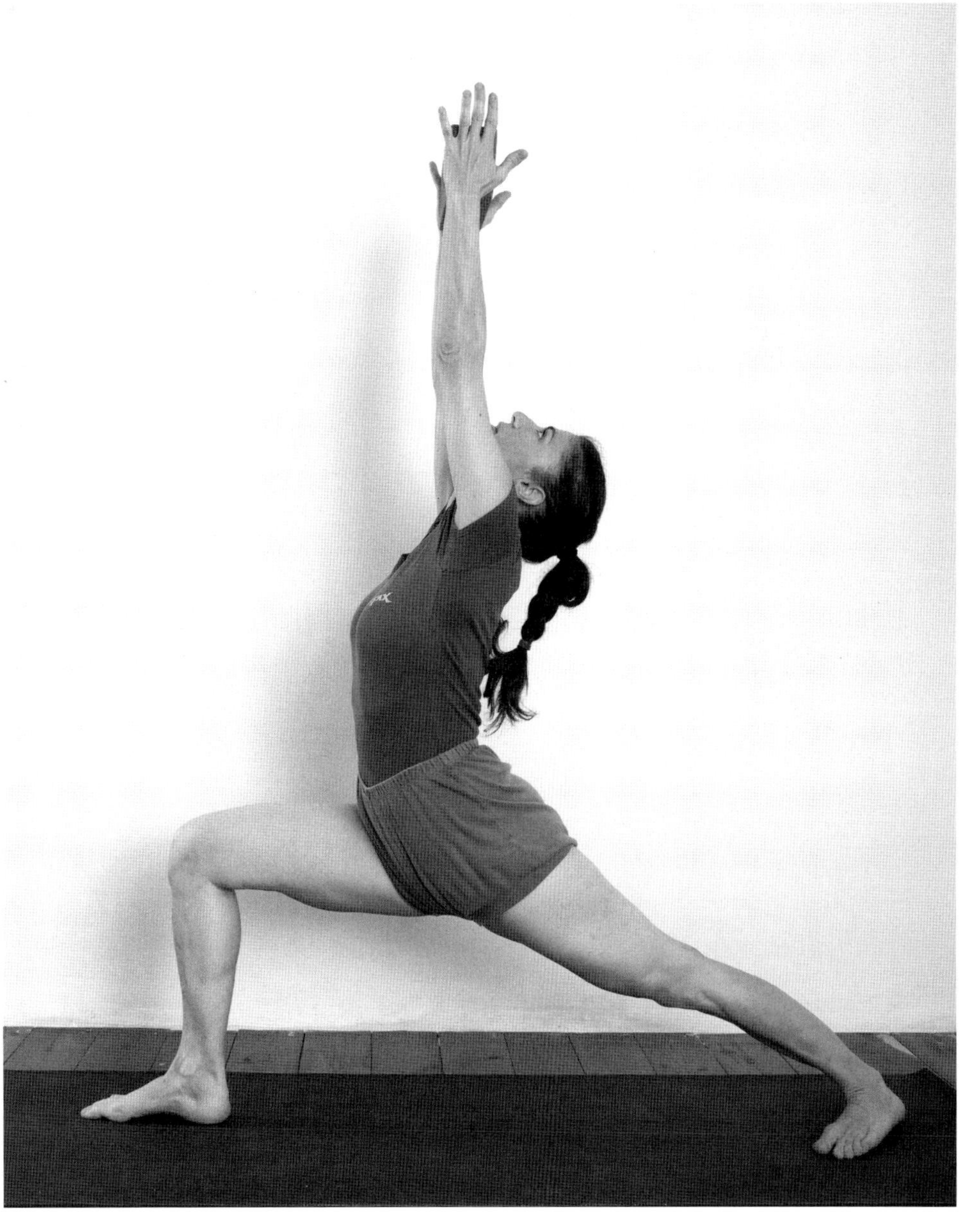

적용

비라바드라아사나 II(팔을 위로 뻗고 연습할 때), 비라바드라아사나 III

비라바드라아사나 I
변형 10

도구
천정 로프

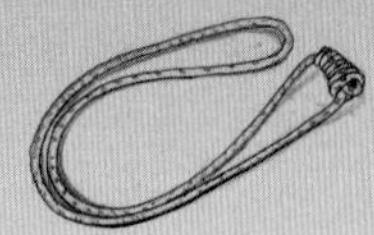

위로 스트레칭하기: 천정에 달린 로프를 잡고

오른쪽으로 자세하기

- 천정 로프 아래에 선다. 오른다리를 앞으로 하고 왼다리는 뒤로 움직인다.
- 몸통 중앙이 로프 바로 아래에 있는지 확인한다. 발뒤꿈치를 살짝 들어서 로프를 높이 잡는다. 로프를 잡은 채 발뒤꿈치를 바닥으로 낮춘다. 이 동작은 당신에게 최초의 상향 스트레칭을 제공한다.
- 이제 오른다리를 굽힘과 동시에 왼다리를 뒤로 미끄러뜨려 자세에 들어간다. 엉덩이가 밑으로 내려가면서, 가볍게 로프를 쥔 채로 손도 따라 아래로 내린다.
- 어깨를 뒤로 젖히고, 견갑골은 안으로 넣고 위를 본다.
- 마지막 자세에 도달했을 때, 계속해서 로프를 당겨 몸통을 위로 들어올린다.

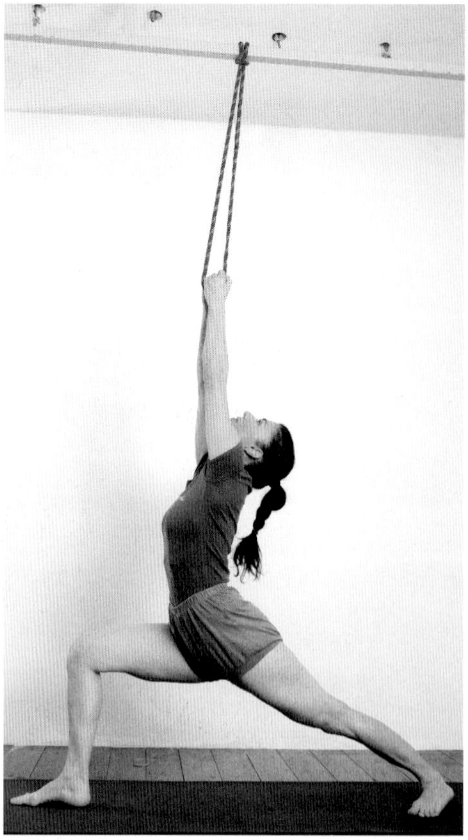

효과

이것은 척주를 매우 늘이고 가슴을 펼 수 있는 훌륭한 자세이다. 요통으로 고통받는 이에게 강력히 추천하고 또한 임신중에도 할 수 있는 방법이다. 가슴은 완전히 들어올려지고 열려서 호흡이 좀 더 부드럽고 충분해지도록 돕는다.

적용

우르드바 하스타나아사나(37쪽 참조), 브륵샤아사나(42쪽 참조)

비라바드라아사나 I
변형 11

흉추를 안으로 밀기: 팔을 등 뒤에 두고

등 뒤로 손바닥을 서로 붙이고 자세를 한다(파스치마 나마스카라 아사나). 다른 선택사항은 고무카아사나처럼 등 뒤에서 팔꿈치를 맞잡는 것(파스치마받다하스타) 또는 등 뒤에서 손가락을 걸어 잡는 것(파스치마 받당굴리야아사나) 등이다(팔 위치에 대한 변형은 107쪽 웃띠타 트리코나아사나 참조).

효과

등 뒤로 팔을 움직이는 것은 어깨를 뒤로 젖히고, 견갑골을 안으로 밀어넣으며, 흉추를 가슴 쪽으로 이동하게 도와준다. 이러한 동작은 가슴을 열게 한다. 또한 이 변형은 팔을 안정시켜서 다리와 골반 부분의 동작에 집중할 수 있게 해준다.

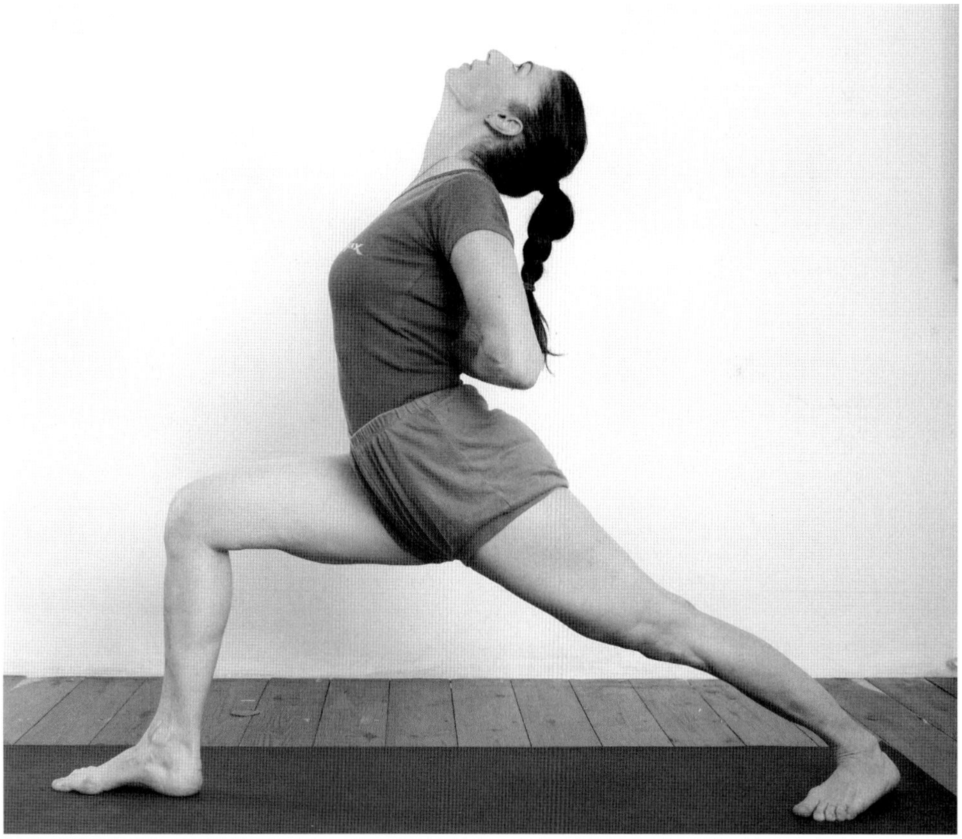

적용

서서 하는 대부분의 자세

비라바드라아사나 III(Virabhadrasana III)

이 자세는 균형과 힘을 요구한다. 이어지는 여러 변형 자세들은 몸을 발달시키고 어려운 자세를 독립적으로 수행하도록 준비시킨다.

Tips

✔ 당신이 수위가 서혜부 앞의 높이인 물속에서 자세를 하고 있다고 상상해보자. 자세에 들어갔을 때 당신이 이제 막 물 위에 누웠고, 복부가 물 위에 떠 있다고 상상해보라. 가슴을 물속에 살짝 담그기 원하는 것처럼 견갑골을 안으로 움직인다. 상완삼두근을 펴고 들어올리려고 수면 위를 향하여 앞을 응시하라. 이러한 이미지와 함께한다면, 비라바드라아사나 III는 명상 자세가 될 수 있다!

비라바드라아사나 III
변형 1

균형을 배우기: 손으로 지지하며

도구

벽

의자 또는 파트너

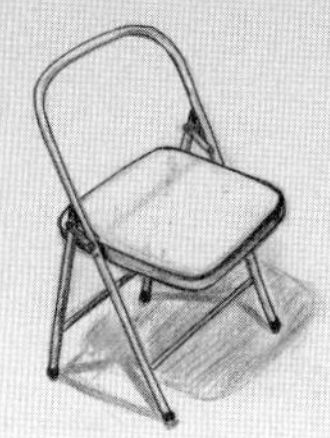

비라바드라아사나 III의 첫 번째 도전은 한쪽 발로 균형을 잡는 것이다. 손을 벽에 대고 지지하는 것은 균형잡기를 배울 수 있는 간단한 방법이다. 또한 지지하는 다리를 강하게 하고 들고 있는 다리는 뻗게 해준다.

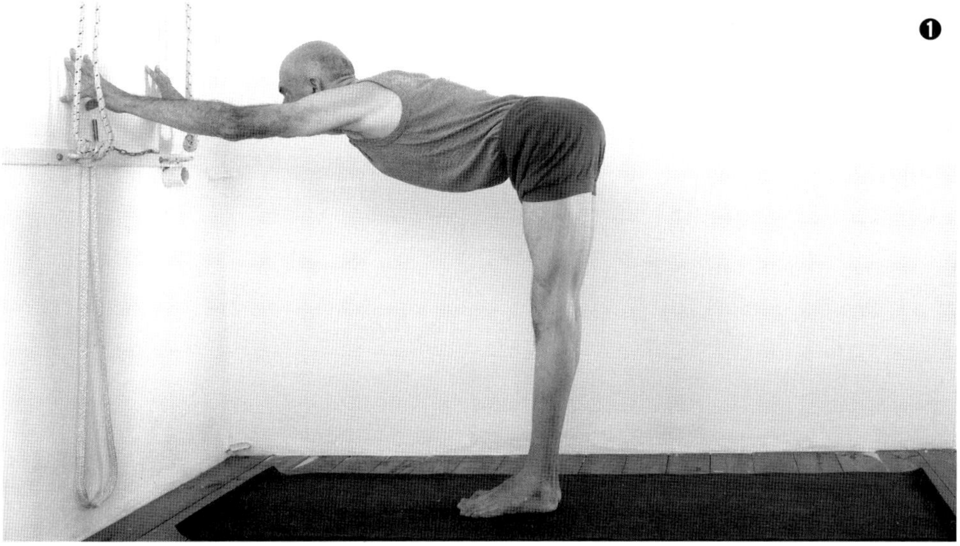

❶

→ 오른쪽으로 자세하기:

> 골반 높이의 벽에 손가락 끝을 놓은 채로 아르다(반) 웃타나아사나를 한다.

> 왼다리를 들고 뒤로 곧게 뻗는다. 다리의 들림은 고관절에서 시작되어야 한다. 골반의 양쪽을 같은 높이로 유지하라.

> 왼쪽 허벅지를 바깥에서 안으로 회전한다. 왼쪽 둔근을 천골로부터 멀리 넓히고 발뒤꿈치를 향하여 뒤로 뻗는다.

> 왼다리 안쪽을 서혜부로부터 안쪽 발뒤꿈치 쪽으로 뻗고, 바닥과 평행을 유지한다.

> 오른쪽(지지하고 있는) 다리: 허벅지 앞 근육을 뒤로 움직이고(뼈 안으로), 바깥쪽 허벅지를 조이고 들어올린다.

> 견갑골을 안으로 끌어넣고 앞쪽의 벽을 바라본다❷.

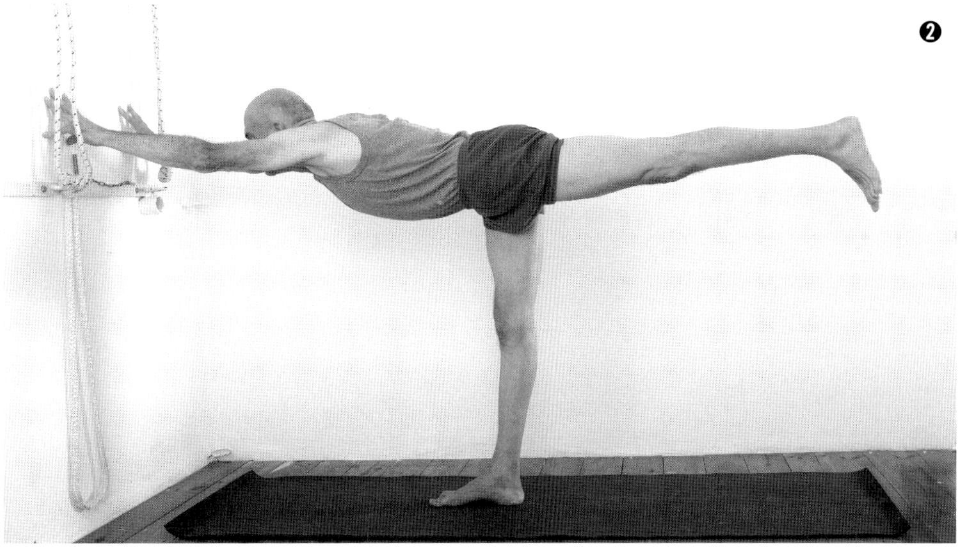

❷

> 잠시 후에 손가락을 벽에서 살짝 떼어 내어 자세를 하면서 균형을 잡는다.

효과

이 변형은 다리를 강화시키고 하반신의 바른 정렬을 배우게 한다. 벽을 지지하는 것은 쉽게 균형잡을 수 있고 다리와 골반의 동작에 집중할 수 있게 하면서 안정성을 제공한다.

비라바드라아사나 III
변형 1 (계속)

도구
벽
의자 또는 파트너

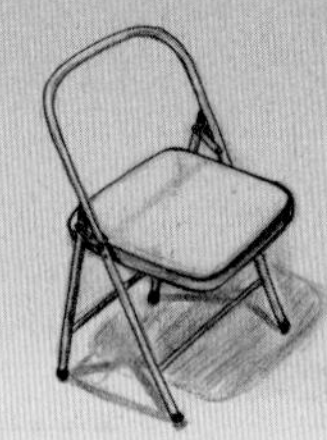

균형을 배우기: 손으로 지지하며

이 자세의 비슷한 변형은 손목 바깥이나 팔뚝을 의자의 등받이 위에 놓고 할 수 있다❸(만약 사용 가능하다면 단단한 가로대 혹은 A자형 받침대를 잡는다).

> 일단 자세에 들어가면 팔을 의자에서 떼고 균형을 잡아라.

또한 파트너의 도움을 받을 수도 있다❹.

> 파트너: 수련자가 안정된 상태라고 느끼면, 서서히 지탱하고 있는 힘을 줄인다. 수련자가 준비되면, 스스로 균형을 잡을 수 있게 둔다.

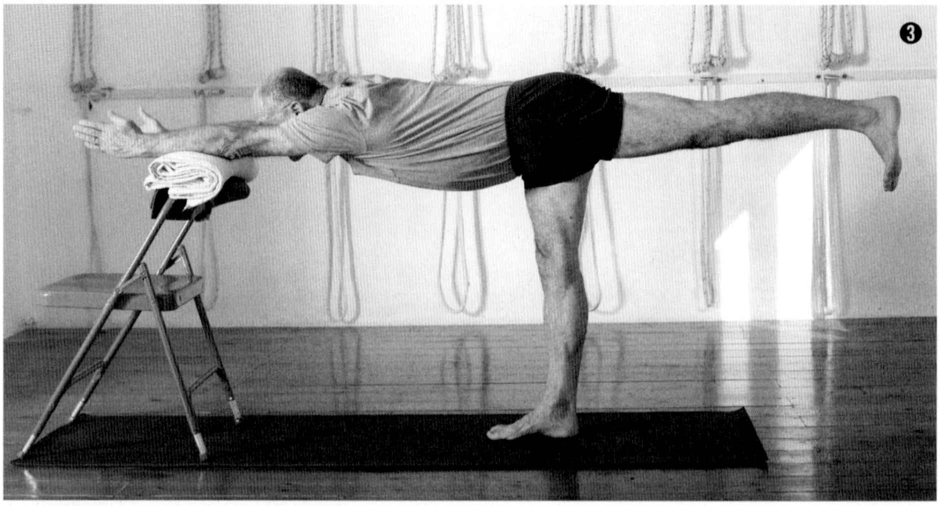
❸

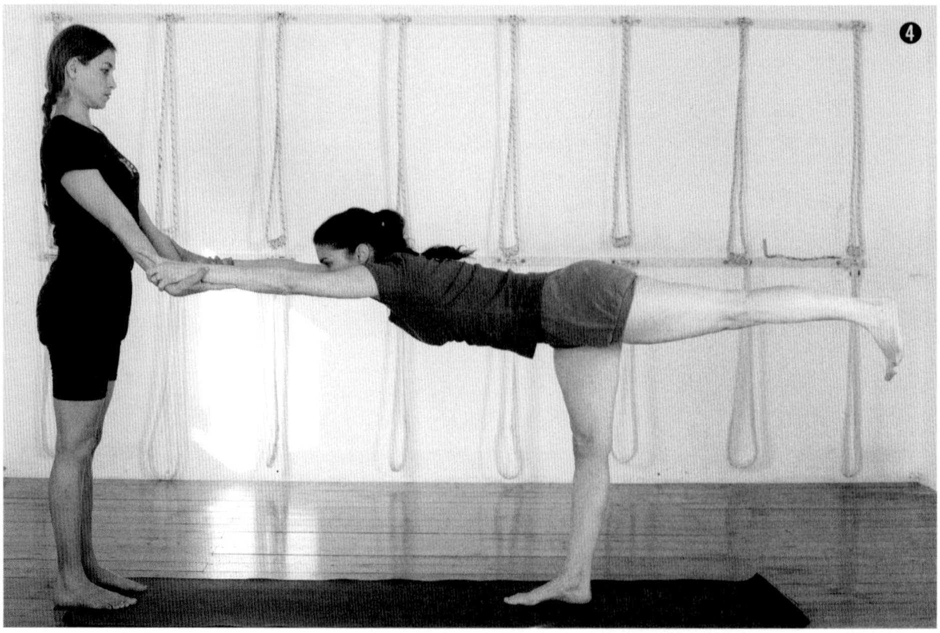
❹

Tips

✔ 비라바드라아사나 III에서 몸의 대부분은 시야에 속해 있지 않다. 그러므로 정렬을 가늠하는 것이 어렵다. 보조자는 당신의 정렬을 체크하고 안내할 수 있다. 예를 들면 수련자가 올린 다리를 알맞은 위치로 이동시켜줄 수 있고, 골반의 바른 정렬을 알게 도와줄 수 있고, 올린 다리의 엉덩이를 펴게 해줄 수 있는 등의 일을 도와준다.

비라바드라아사나 III
변형 2

수평적 정렬: 의자로 골반을 받치고

도구
의자
담요(선택사항)
벽

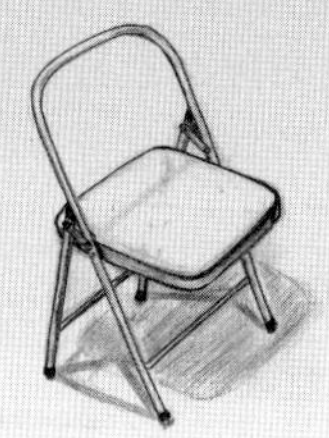

비라바드라아사나 III에서 골반의 정렬을 이루고 유지하는 것은 매우 어려운 일이다. 골반을 받치는 것은 안정성과 방향성을 제공한다.

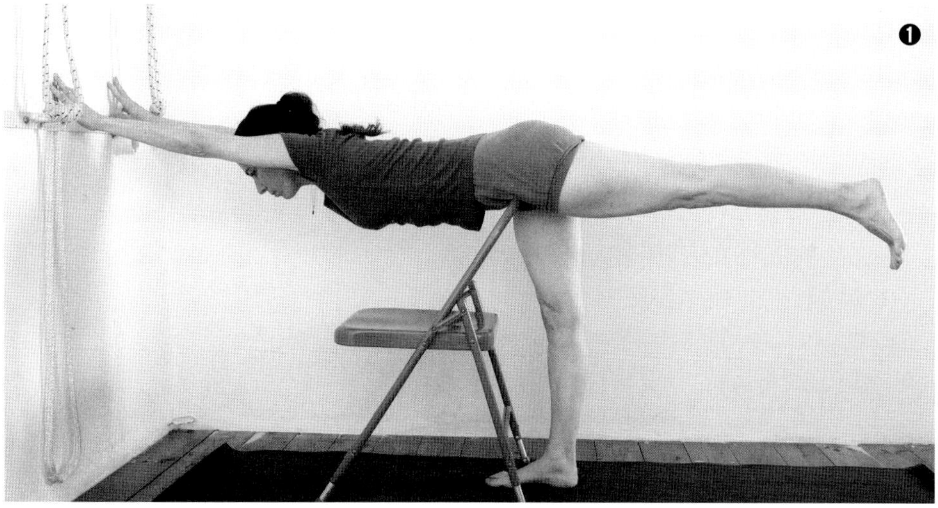

❶

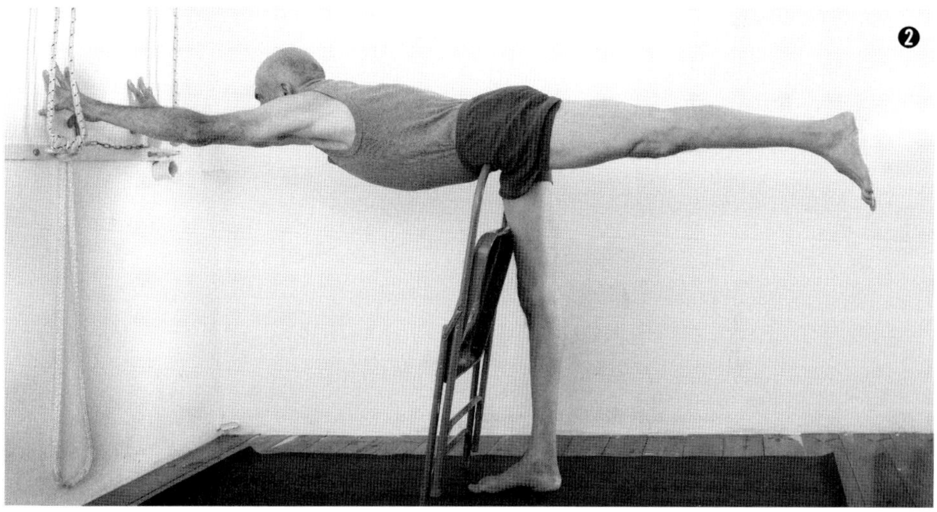

❷

→ 오른쪽으로 자세하기:

> 의자의 등받이가 당신을 향하도록 두고, 서혜부 앞을 받친다.

Note: 만약 등받이의 윗부분이 서혜부 앞보다 낮을 경우, 담요 1개 혹은 더 많이 얹어서 높이를 조절한다.

> 당신의 골반뼈를 앞으로 움직여 등받이에 기대고 손으로 좌석을 잡는다.

> 팔을 앞으로 뻗는다.

> 왼다리를 들고 뒤로 뻗는다.

> 당신은 이 변형을 앞의 것과 병행할 수 있다. 손으로 벽을 짚거나❶, 다른 적당한 받침을 사용한다.

Note: 키가 큰 사람들은 받침의 길이를 높이기 위해 의자를 접어서 사용하는 것을 선호할지도 모른다❷. 만약 의자가 잘 펼쳐지곤 한다면, 벨트를 의자다리에 묶어서 방지한다.

Tips

✔ 들린 다리 쪽의 엉덩이는 긴장하기 쉽고 위로 들리는 경향이 있다. 이곳을 발뒤꿈치를 향해 뻗고 꼬리뼈로부터 넓게 펴는 것을 배운다.

효과

등받이에 접촉하는 것은 골반의 양쪽이 수평인지 알려준다. 또한 이는 자세 전체를 지지한다. 손으로 벽을 받치고 지지함으로써, 자세는 긴장을 완화시키는 동작이 된다.

적용

파르스보타나아사나

비라바드라아사나 III
변형 3

도구
블록 2개

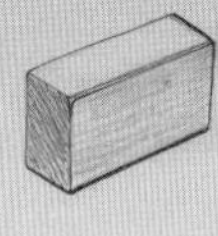

뒤쪽 (들어올린) 다리를 정렬하기: 손을 블록 위에 대고

이것은 좀 더 상급의 준비 자세이다. 이 변형은 당신이 골반의 정렬을 확인할 수 있게 한다. 오른쪽으로 자세하기:

→ 앞에 블록 2개를 놓는다. 몸을 앞으로 숙여서 아르다 웃타나아사나를 하고, 손바닥은 블록 위에 둔다. 블록은 정확하게 어깨 바로 아래에 위치해야 한다❶.

> 머리를 낮추고 왼다리를 든다. 아래를 보고 왼다리를 체크하라.
- 바닥과 평행인가
- 허벅지 앞과 발가락이 아래를 향하고 있는가

> 골반 양쪽이 같은 높이인지 확인하라.

> 이제, 머리와 팔을 들고 손을 가슴 앞에서 모아서 나마스카르 무드라를 한다❷.

> 앞으로 팔을 뻗어 자세에 들어간다❸. 균형을 유지하기 위해 왼다리의 스트레칭에 중점을 둔다.

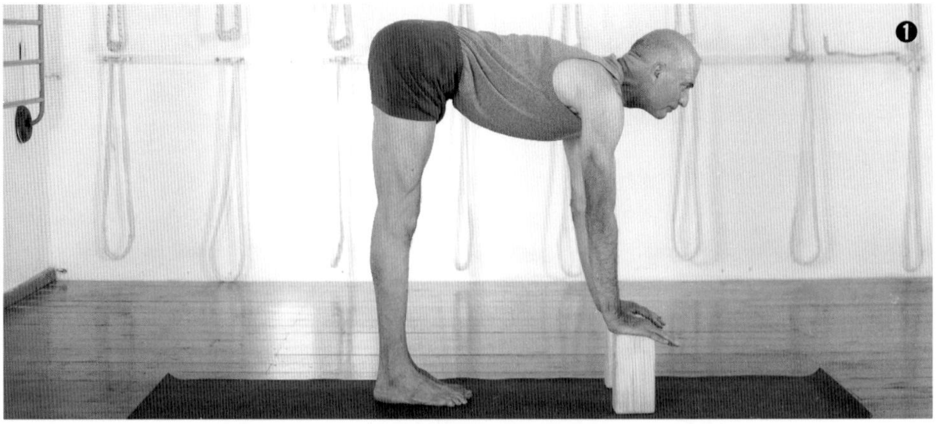
❶

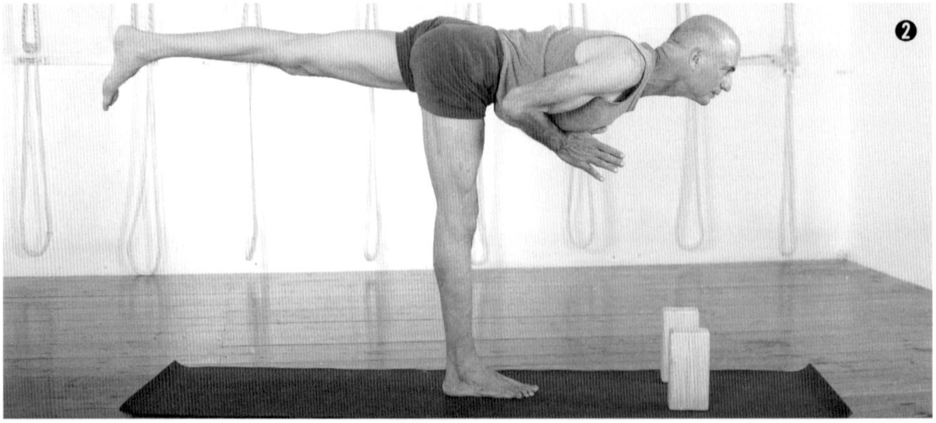
❷

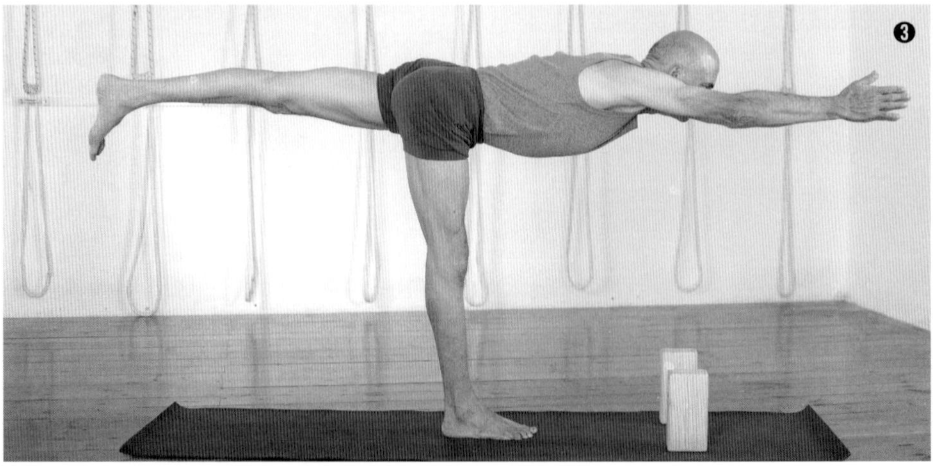
❸

효과
손을 받치는 것이 자세에 집중하고 올린 다리를 스트레칭할 수 있게 한다.

비라바드라아사나 III에서 뒤쪽 다리에 대한 *Tips*

✔ 허벅지에서부터 뒤쪽 다리를 들고 발목을 매우 무겁게 한다.

✔ 발의 만곡에 집중한다! 장심의 중간으로부터 발바닥을 펴는데, 앞으로는 발가락까지 뒤로는 발뒤꿈치까지 편다. 이것은 뒤쪽 다리를 활동적이게 유지하고, 균형잡는 것을 도와줄 것이다.

✔ 당신이 뒤쪽 다리의 장심에 집중하는 한, 균형을 잃지 않을 것이다. 당신의 마음이 이것을 떠나 있을 때, 몇 분만에 균형을 잃는지 주목하라.

만약 자세를 유지하기 어렵다면, 뒤쪽 다리를 지지하기 위해 벽을 이용해보라.

- 벽을 등지고 서서 블록 위에 손을 얹고 아르다 웃타나아사나를 한다.
- 앞서 설명한 대로 다리를 비라바드라아사나 III로 들어 발을 벽에 댄다. 들고 있는 발을 벽에 댔을 때 지탱하고 있는 다리는 수직이 되도록 벽과의 거리를 조정한다.
- 몸통이 바닥에 평행인지 확인하고 상체를 들어 뻗으면서 자세에 들어간다❹.
- 손을 들어서 앞으로 펴라(균형을 잃는 것을 유쾌하게 받아들인다. 이를 통해 배울 수 있다).

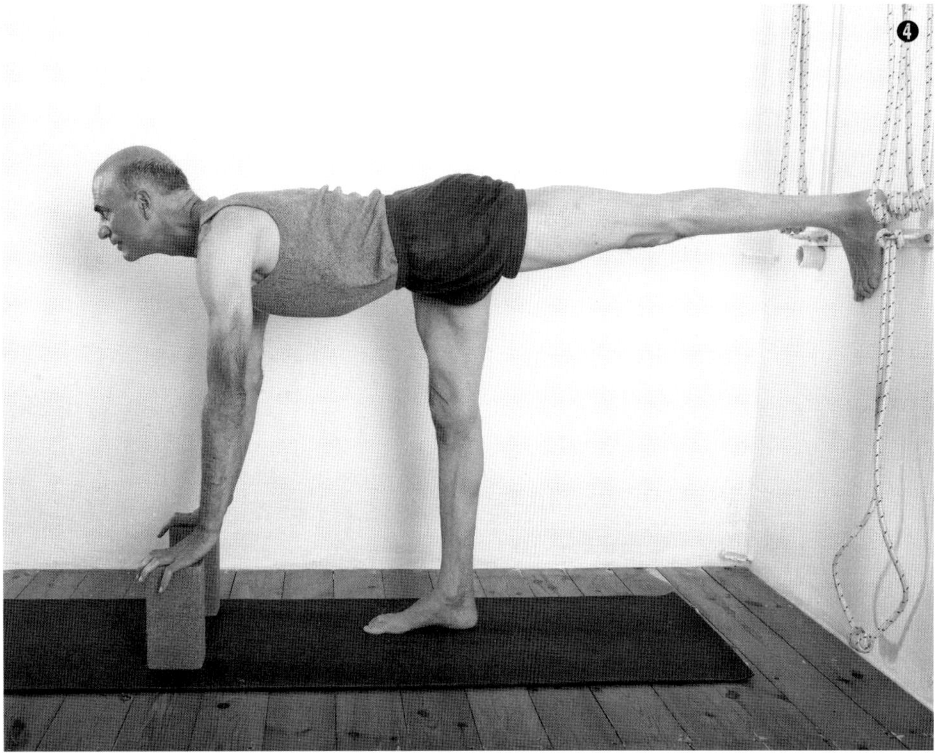

❹

Tips

✔ 보통 도구는 우리가 자세를 할 수 있게 도와준다. 그러나 가끔 자세를 만드는 것을 더 어렵게 만들기도 한다! 성공보다는 실패에서 더 많이 배운다. 팔을 앞으로 펴는 시도는 지탱하는 다리의 역할을 분명하게 한다. 지탱하는 다리의 바깥쪽 허벅지를 단단하게 해서 들어올리는 반면에 앞 허벅지는 강하게 뒤쪽으로 밀어야 한다. 만약 벽에 발을 대고 자세를 잡는 데 실패할지라도 이러한 허벅지의 동작을 배울 수 있다.

비라바드라아사나 III
변형 4

도구
벨트

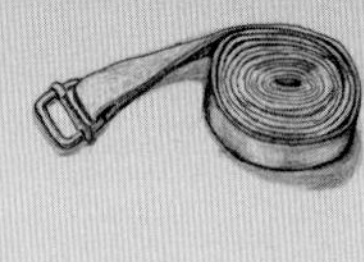

서 있는 다리를 단단하게 하기: 발에서 골반까지 벨트 두르기

→ 오른쪽으로 자세하기:

- 골반과 지탱하고 선 다리의 발뒤꿈치에 벨트를 두른다. 다리를 굽혀 벨트를 조인다❶.

  Note: 75쪽 웃타나아사나 변형 6에 있는 설명을 따른다. 그러나 벨트는 오른다리의 발뒤꿈치에만 두른다.

- 이전의 변형 자세에서 제시한 대로 아르다 웃타나아사나에서부터 자세로 들어간다.

- 왼다리를 들어 비라바드라아사나 III를 한다❷.

효과

벨트는 다리와 골반에 단단함을 만든다. 이것은 또한 지탱하고 선 다리를 안정시키고 균형을 유지하게 해준다.

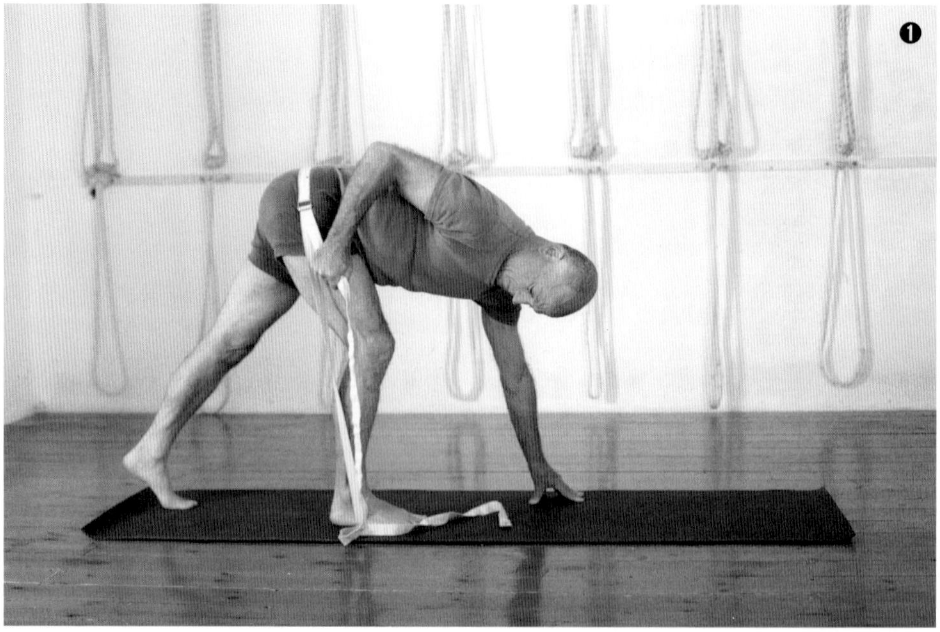

❶

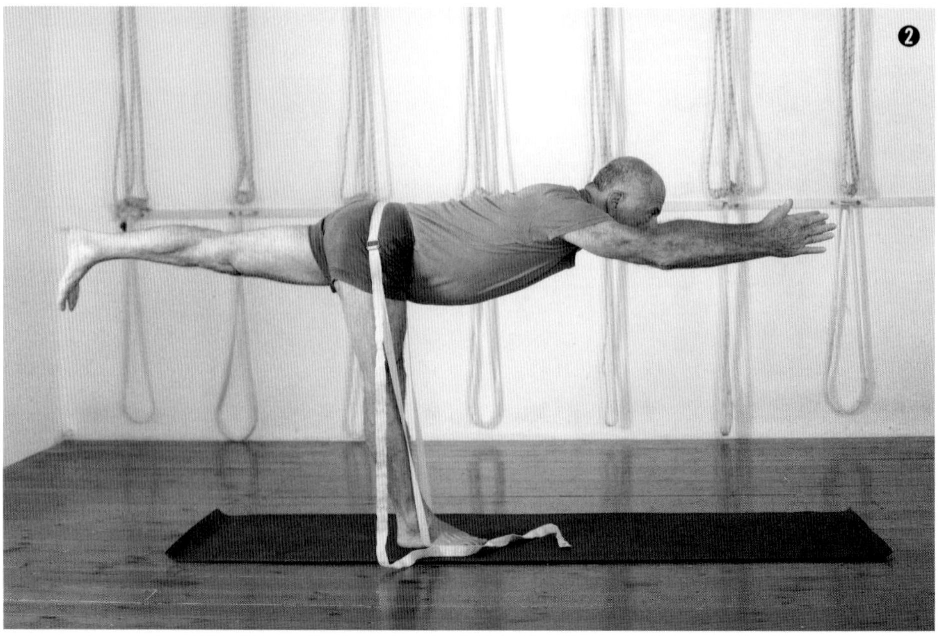

❷

비라바드라아사나 III
변형 5

수평적으로 스트레칭하는 것을 배우기: 우르드바 하스타아사나에서 시작하기

오른쪽으로 자세하기:

- 타다아사나로 서고 팔을 들어 우르드바 하스타아사나를 한다❶.
- 이제 동시에 몸통을 낮추고 다리를 든다❷.
- 몸이 바닥과 수평이 될 때까지 낮춘다❸.

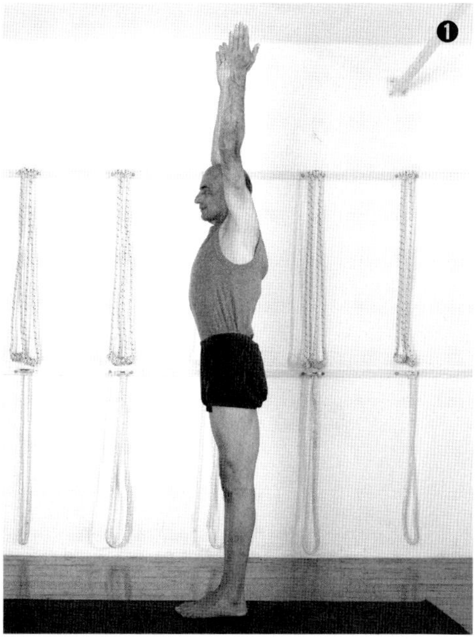

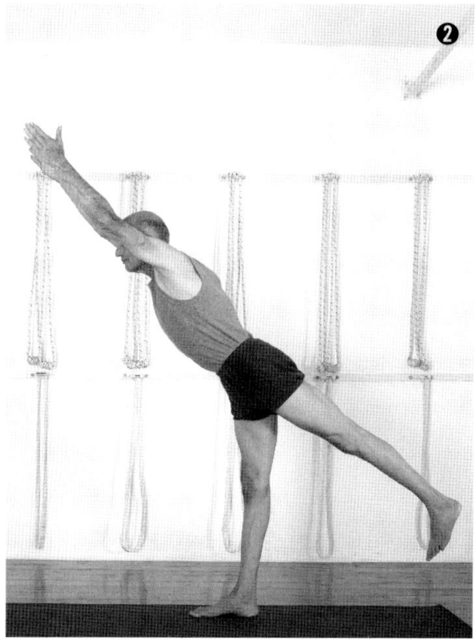

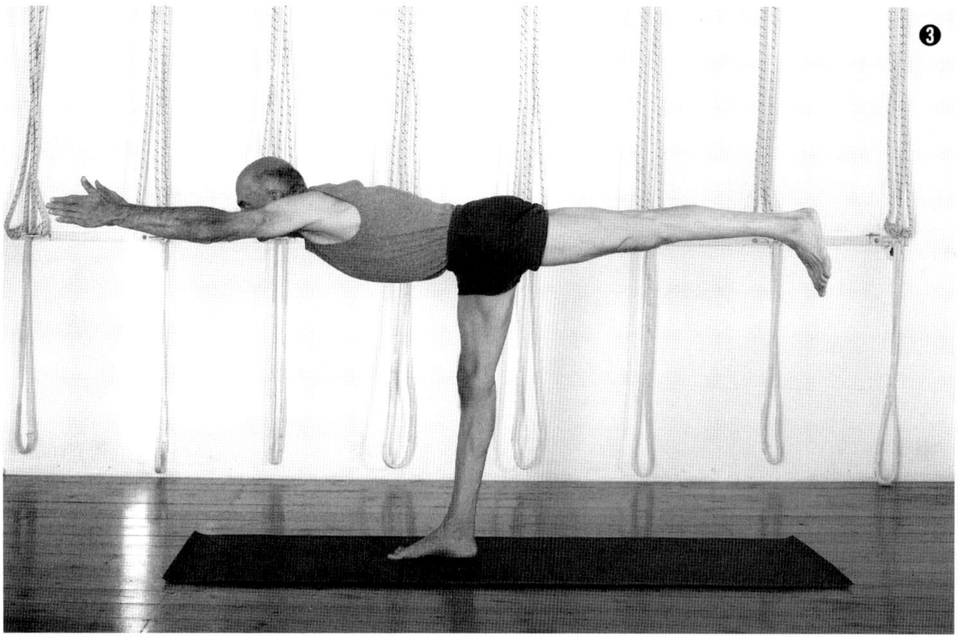

Tips

- 당신의 둔부 높이에 어떤 표면이 있다고 상상해보라(130쪽 Tip 참조). 당신의 몸을 그 표면 위에 눕히고 있다.

비라바드라아사나 III
변형 6

가슴을 열기: 팔을 등 뒤에

도구

벨트

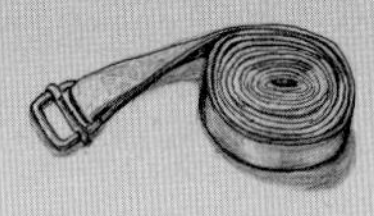

126쪽 비라바드라아사나 I 변형 8과 같이 벨트를 사용하라.

효과

등 뒤에서 팔을 들고 펴는 것은 어깨를 뒤로 젖히고 가슴을 여는 것을 도와준다. 이것은 자세 전체를 유지하기 쉽게 해준다.

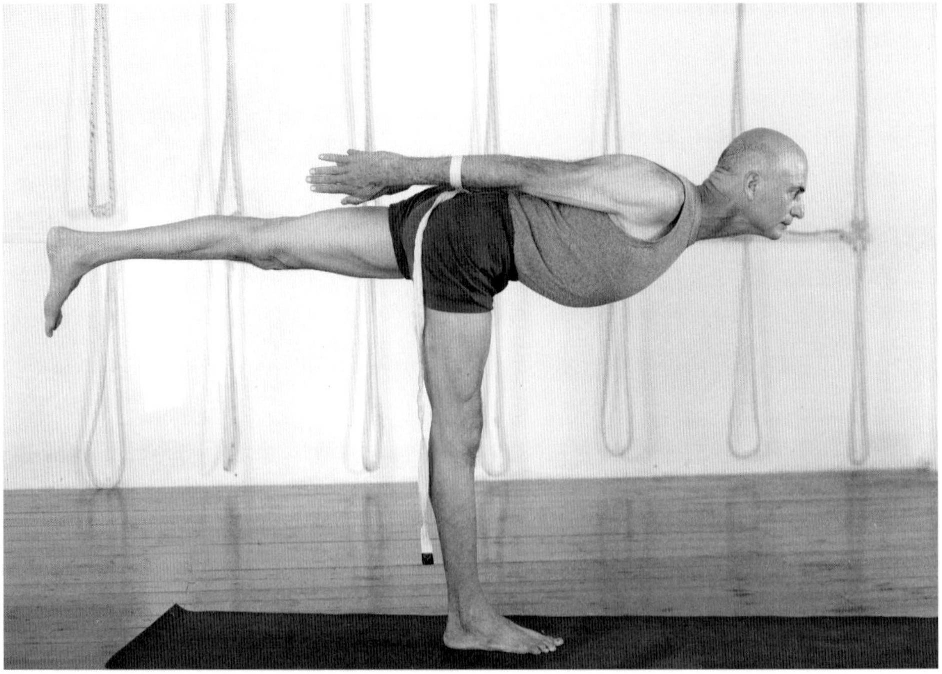

비라바드라아사나 III
변형 7

도구
벨트

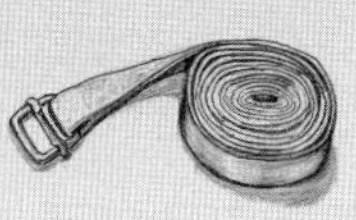

자세 안정화시키기: 벨트를 뒤쪽 다리에

120쪽 비라바드라아사나 I 변형 2의 설명을 적용한다.

효과

뒤쪽 다리를 당겨서 올리면 자세를 유지하고 있기가 훨씬 더 수월하다. 어깨를 뒤로 젖히게 도와주고 가슴을 열게 도와준다.

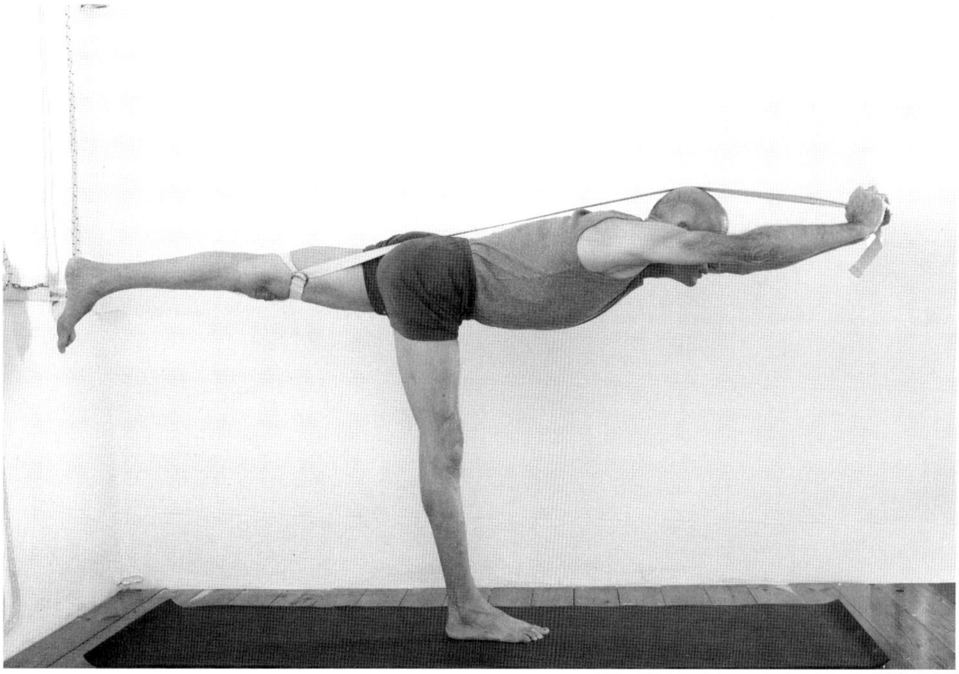

적용

비라바드라아사나 I, 파르스보타나아사나(벨트가 당신을 정확한 정렬을 하게끔 인도해준다)

비라바드라아사나 III
변형 8

비라바드라아사나 III 자세로 떠 있기: 벽 로프를 잡고

도구

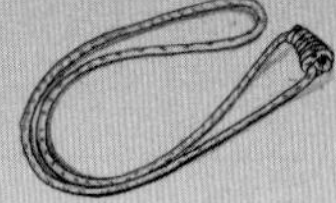

로프 2개
위쪽에 달린 벽고리 2개

만약 벽 위쪽에 위치한 고리가 있다면, 당신은 비라바드라아사나 III 자세로 '떠 있을 수' 있다. 오른다리로 지탱해서 자세를 한다.

→ 로프 2개를 잡고 벽과 적당한 거리에 선다.

> 왼다리를 들고 몸통을 앞으로 숙인다.

> 왼발로 벽을 누른다. 척추를 앞으로 뻗으면서 앞을 바라본다.

효과

이것은 어깨를 열기 위해 매우 좋다. 로프를 당기는 것은 가슴을 들어올리고 여는 것을 도와준다. 마치 공기 중에 떠 있는 것처럼 자세는 노력 없이 유지된다.

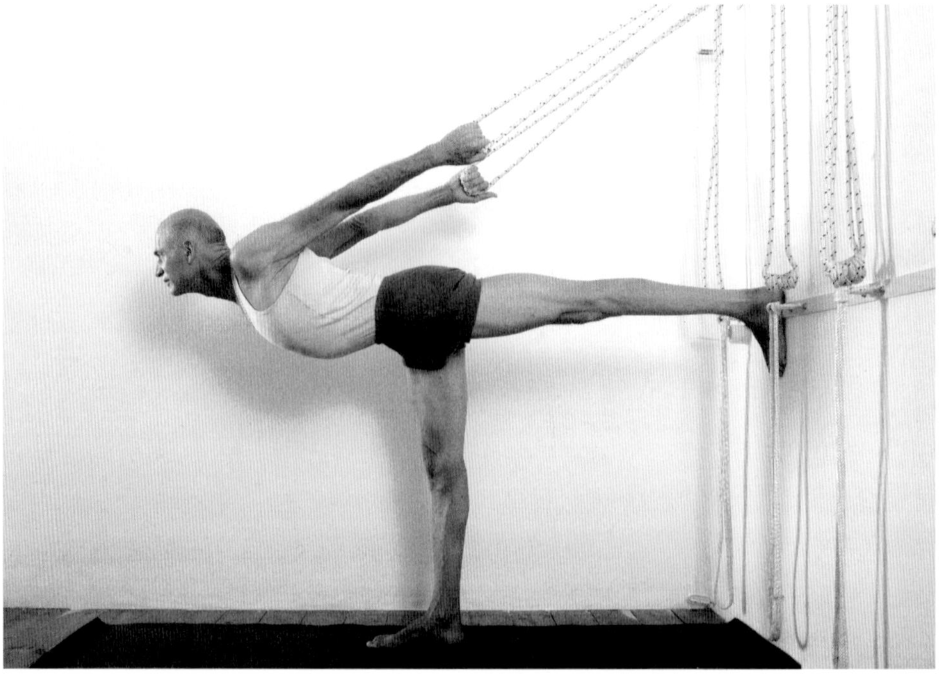

비라바드라아사나 III
변형 9

회복을 위한 비라바드라아사나 III: 손을 벽에 대고, 뒤쪽 다리는 스툴 위에

도구

높은 의자 또는 스툴
벽
담요(선택사항)
블록(선택사항)

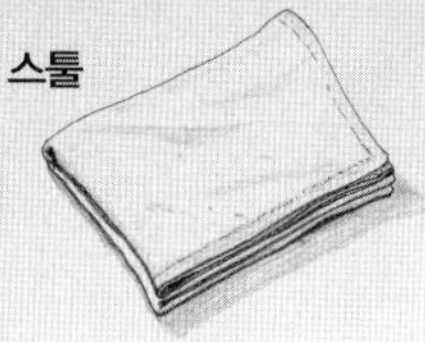

이 변형 자세에서는 벽과 의자를 몸을 위한 완벽한 받침으로 제공한다. 이 어려운 자세는 활기를 주고 평안한 것으로 변화한다.

Note: 의자의 높이는 들어올린 다리의 높이에 맞춘다. 만약 낮으면, 의자 위에 담요를 놓는다. 의자가 높으면 블록 위에 선다.

효과

벽과 스툴은 하중을 지탱한다. 그러므로 몸의 정렬을 유지하고 향상시키는 것이 가능해진다. 임신중인 여성은 이 변형 자세로 수련해야 한다.

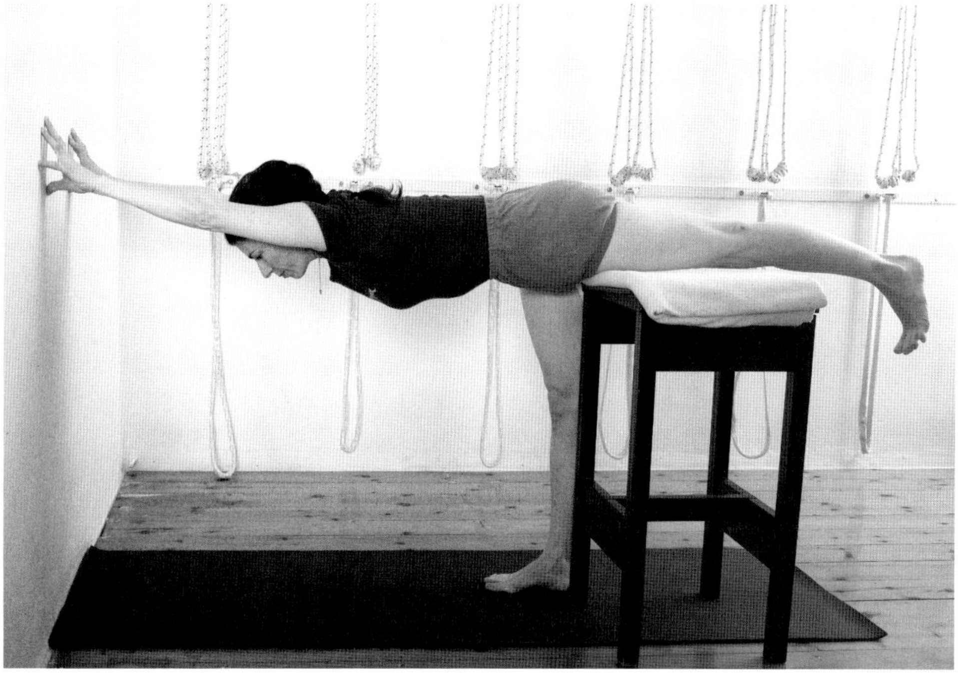

파르스보타나아사나(Parsvottanasana)

파르스바는 측면을 의미한다. 이 자세의 어려움은 몸을 90° 옆으로 회전하는 것과 앞으로 숙일 때 양 골반에 똑같은 정렬을 이루는 것이다. 비라바드라아사나 I 변형 1에서 측면 자세로 들어가는 예시는 파르스보타나아사나에도 적용 가능하고 옆으로 회전하는 것을 배우는 데 유용하다.

여기서 파르스보타나를 위한 몇 가지 특별한 변형 자세를 덧붙인다.

파르스보타나아사나 변형 1

도구
벽
블록 2개(선택사항)

뒤쪽 다리로 무게 옮기기: 손을 벽에 대고

→ 오른쪽으로 자세하기:

- 벽에서 약 60cm 떨어져서 벽을 마주보고 타다아사나로 선다.
- 왼다리를 뒤로 뻗는다. 팔을 위로 뻗고 앞으로 숙여서 손가락 끝을 벽에 댄다.
- 앞을 바라보며 두 손이 같은 높이에 있고 몸의 중앙선에서 같은 거리에 있는지를 확인하라.
- 벽을 밀어서 왼발 뒤꿈치를 바닥으로 강하게 누른다. 왼발 바깥쪽을 바닥으로 누르고 왼쪽 허벅지는 밖에서 안으로 돌린다.
- 양쪽 앞 허벅지는 뒤로 밀어 위로 올린다(골반을 향해서)❶.
- 잠시 동안 자세를 한 후에, 손을 내려 오른발 양옆에 같은 거리로 나란히 둔다❷. 왼발 뒤꿈치는 바닥을 누르며 유지되고, 두 다리를 똑바로 펼 수 있을 때만 자세를 한다(필요하다면 손바닥을 받치는 데 블록을 이용한다).
- 등을 오목하게 한다. 가슴을 앞으로 밀어 몸을 좀 더 낮춰서 머리를 정강이 위에 둔다❸.

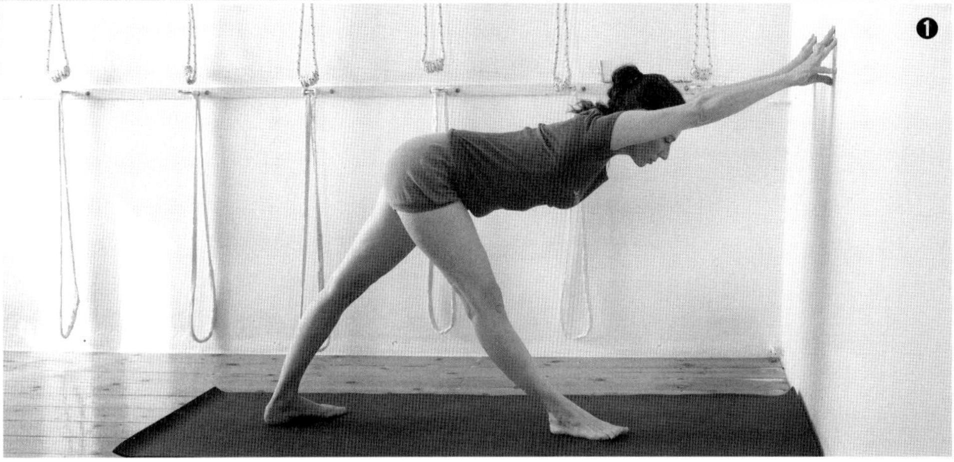
❶

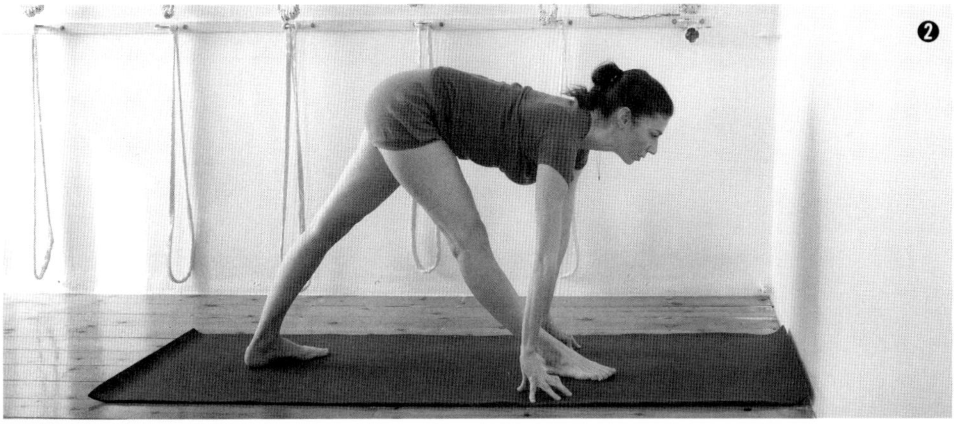
❷

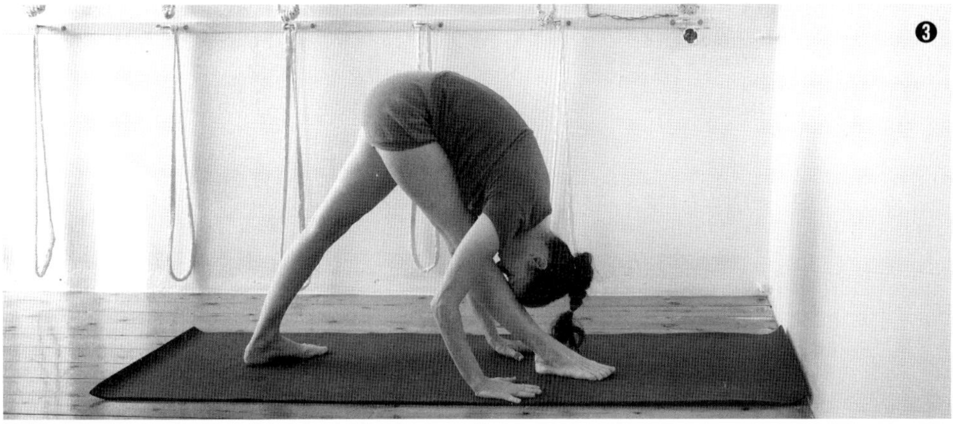
❸

효과
벽은 무게를 뒤쪽 다리로 이동하는 걸 돕고 골반에 바른 정렬을 찾게 해준다. 벽을 누르는 것은 발뒤꿈치를 아래로 누르고 종아리근육을 펴는 데 도움이 된다. 앞쪽 다리를 곧게 펴서 손바닥을 바닥에 둘 수 없는 사람들은 이와 같은 방법으로 자세를 하여야 한다(또는 블록으로 손바닥을 받친다).

파르스보타나아사나
변형 1 (계속)

도구
벽
블록 2개(선택사항)

뒤쪽 다리로 무게 옮기기: 손을 벽에 대고

다리의 벌린 간격을 변화시키지 않고 왼쪽으로 하는 자세로 연결하기 위해 당신은 왼다리를 다음의 방법으로 바꿀 수 있다.

- 손바닥을 오른발 옆에 두고 위치를 표시하라.
- 오른다리를 뒤로 움직여서 오른발과 왼발을 나란히 한다. 당신은 이제 아도무카 스바나아사나를 하고 있다.
- 왼다리를 손바닥 라인까지 앞으로 옮긴다. 몸통을 들고 벽에 손바닥을 놓고 왼쪽으로 자세를 한다.

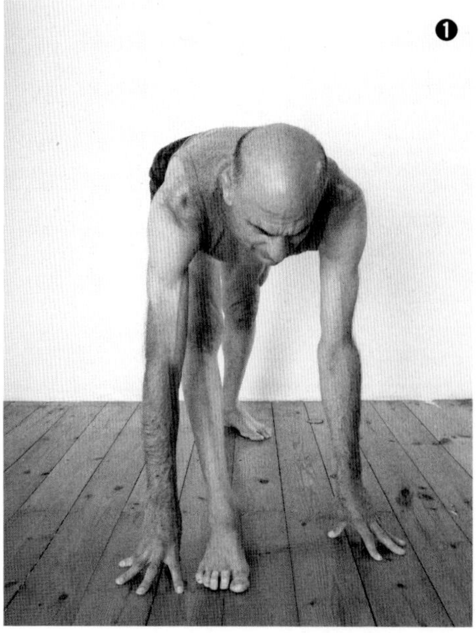

❶

Tips

- ✔ 오른다리를 앞으로 해서 자세를 할 때, 양쪽 골반이 정렬될 때까지 골반을 왼쪽에서 오른쪽으로 돌린다. 이것을 왼쪽 힙이 앞으로 그리고 아래로 움직이고 오른쪽 힙은 뒤로 그리고 위로 움직임으로써 이뤄진다.
- ✔ 손바닥을 바닥에 둘 때, 그 위치를 본다. 만약 왼손이 오른손보다 발에서 뒤로 더 떨어져 있으면, 이것은 골반이 충분히 회전되지 않았음을 의미한다(❶을 볼 것).

파르스보타나아사나 변형 2

도구
의자
볼스터(선택사항)

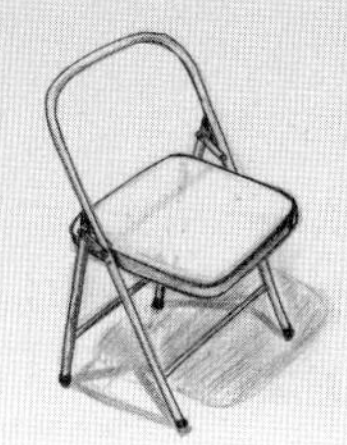

골반 정렬: 의자로 서혜부 앞을 지지하고

이 변형 자세에서는 의자로 서혜부 앞을 받친다. 앞으로 뻗은 오른다리로 의자를 사용한다.

효과
의자를 통해서 골반이 충분히 회전되는지, 서혜부가 같은 높이로 유지되는지를 체크할 수 있게 해준다. 의자의 다리는 전굴했을 때 손의 동작에 대한 안정적인 축을 제공한다.

의자를 접어서 등받이가 당신의 앞 서혜부에 닿도록 세운다. 왼다리를 뒤로 뻗는다.

- 왼쪽 서혜부가 오른쪽과 동일하게 의자에 닿는지 확인하라.
- 앞으로 반 정도 몸을 숙이고 의자의 다리를 잡는다. 등을 오목하게 해서 앞을 바라본다❶.
- 숨을 내쉬고, 몸을 더 깊숙이 숙이고 이마를 의자 위에 둔다. 왼쪽 서혜부가 등받이에 닿을 수 있게 골반을 계속해서 왼쪽에서 오른쪽으로 회전한다❷.
- 볼스터는 완충작용과 편안함을 위해 의자 위에 둘 수 있다.

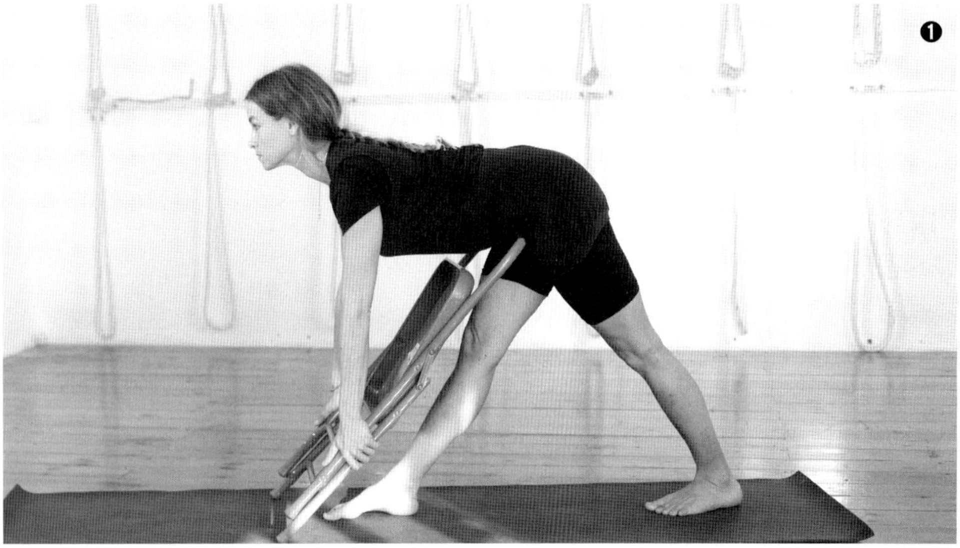
❶

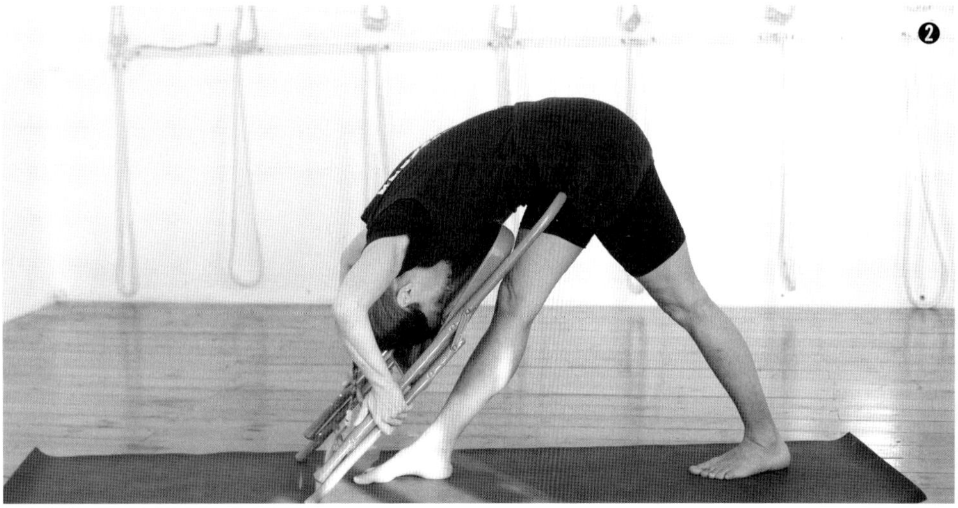
❷

파르스보타나아사나 변형 3

도구
벽

뒤쪽 다리를 고정하기: 발을 벽에 대고

→ 오른쪽으로 자세하기:

> 왼발 뒤꿈치를 벽에 댄다. 오른다리를 앞으로 뻗는다❶.

> 왼발 뒤꿈치를 벽에 대고 누르며 자세로 들어간다❷.

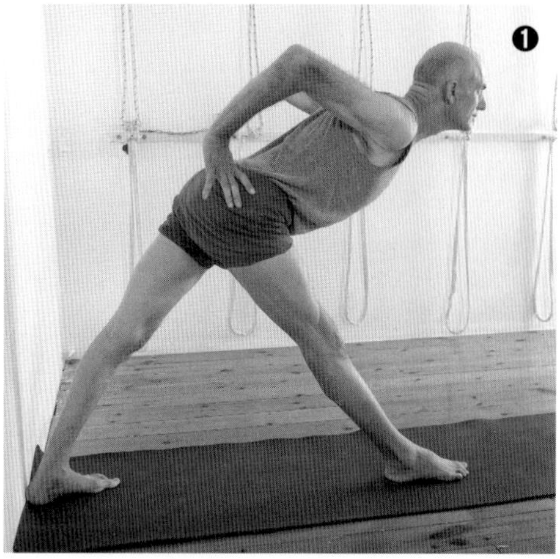

❶

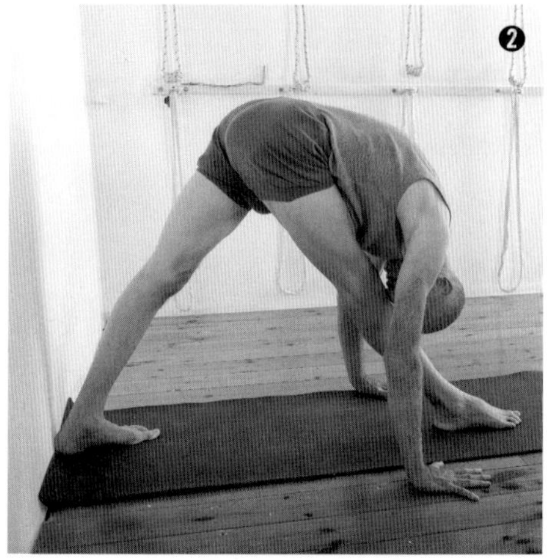

❷

또 하나의 흥미로운 선택 방법은 왼발 바깥쪽 전체를 벽에 대는 것이다. 오른쪽으로 자세하기:

> 오른다리를 대각선 앞으로 딛는다❸. 몸과 벽 사이의 각도가 약 20°이어야 한다(이것은 오른발이 안으로 70° 회전하는 것과 동일하다).

> 왼발의 바깥쪽을 벽에 대고 바닥으로 누르면서 몸을 앞으로 굽혀 자세에 들어간다❹.

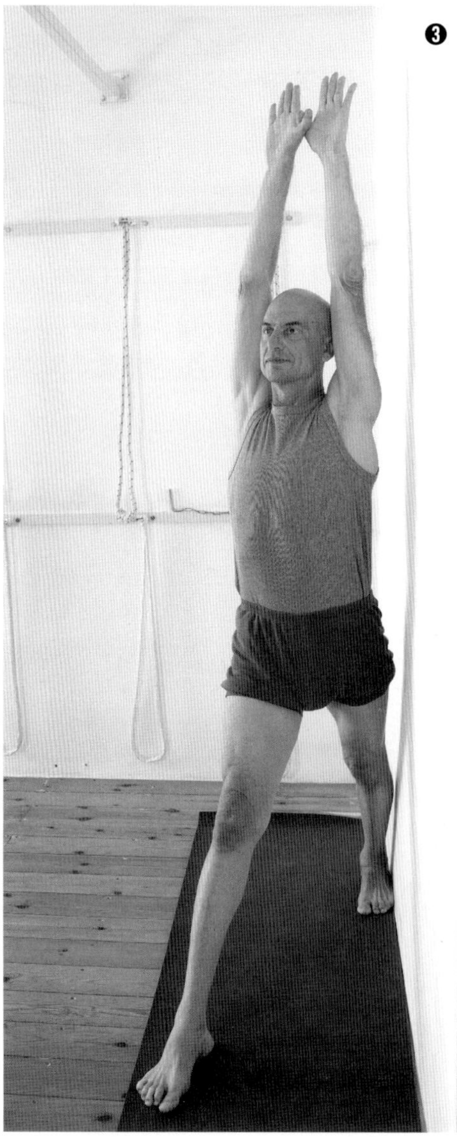

❸

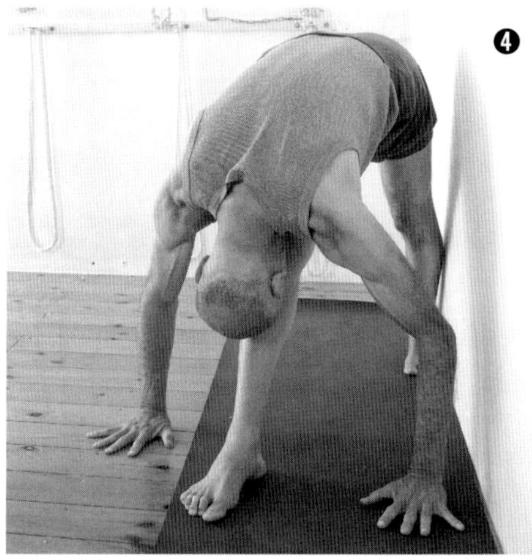

❹

효과

뒤꿈치를 벽에 대고 누르는 것은 자세를 안정시키고 뒤쪽 다리를 활성화시킨다. 두 번째 방법은 발 바깥쪽 동작을 강화시킨다. 허벅지가 안으로 회전할 때, 발의 바깥쪽은 들리는 경향이 있고 이로 인해 장심과 다리 안쪽 전체가 무너지게 된다. 그러므로 바깥 발에 대한 자각을 가지는 것이 중요하다.

적용

서서 하는 모든 자세(특히 파리브르타 트리코나아사나)

파르스보타나아사나 변형 4

강력한 전굴: 손으로 무릎 뒤를 잡고서

앞으로 굽혀 자세를 한 후에, 팔을 뒤로 움직여 뒤에 있는 다리의 무릎 뒤를 잡는다.

효과

무릎 뒤를 당기는 것은 뒤쪽 다리를 안정되게 하고 몸을 앞쪽 다리에 가깝게 한다. 또한 균형을 길러준다.

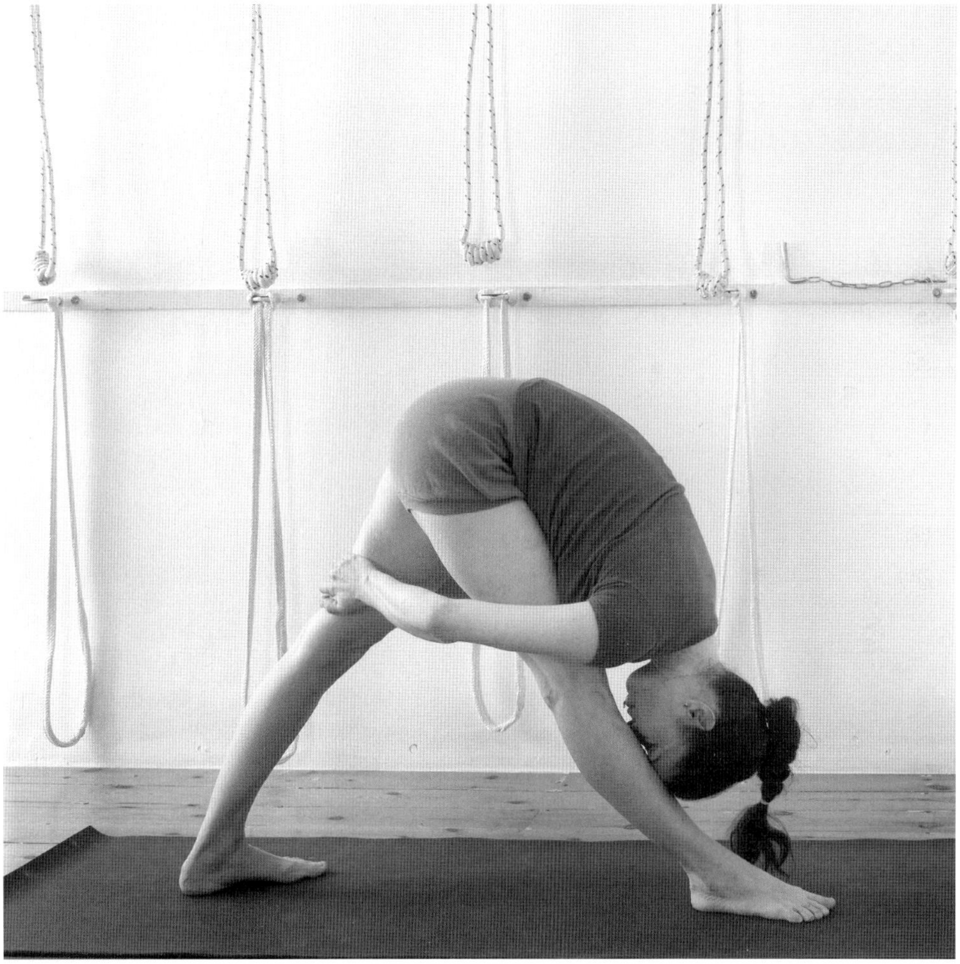

파르스보타나아사나 변형 5

도구
벨트
파트너

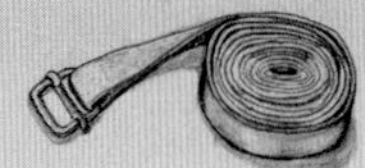

골반을 안정시키기 : 서혜부 앞을 벨트로 당기며

효과

파트너에 의해 주어지는 외부적 힘은 다리 움직임의 방향을 확실하게 해준다(허벅지 앞은 뒤와 위로 움직인다). 그런 다음 수련자는 그의 세포적 기억을 사용할 수 있게 된다. 그리고 스스로 자세를 연습할 때 같은 수준으로 유지하려고 시도한다.

보조자를 위한 설명:

- 수련자의 서혜부 앞에 벨트를 두른다.
- 발가락을 수련자의 발뒤꿈치에 부드럽게 대서 수련자의 뒤쪽 다리를 안정시킨다.
- 수련자가 자세에 들어갈 때 벨트를 당긴다❶.
- 잠시 후에, 벨트를 놓을 것이라고 수련자에게 신호를 보내고 천천히 벨트를 푼다.

Note: 당신의 발을 수련자의 발뒤꿈치에 댈 때, 꼬집지 않도록 주의하라.

- 벽에 달린 로프를 사용하여, 혼자서 비슷한 변형 자세를 할 수 있다. 벽고리(문 손잡이도 가능)에 로프를 매고 로프가 팽팽해질 때까지 벽에서 멀어진다❷.

❶

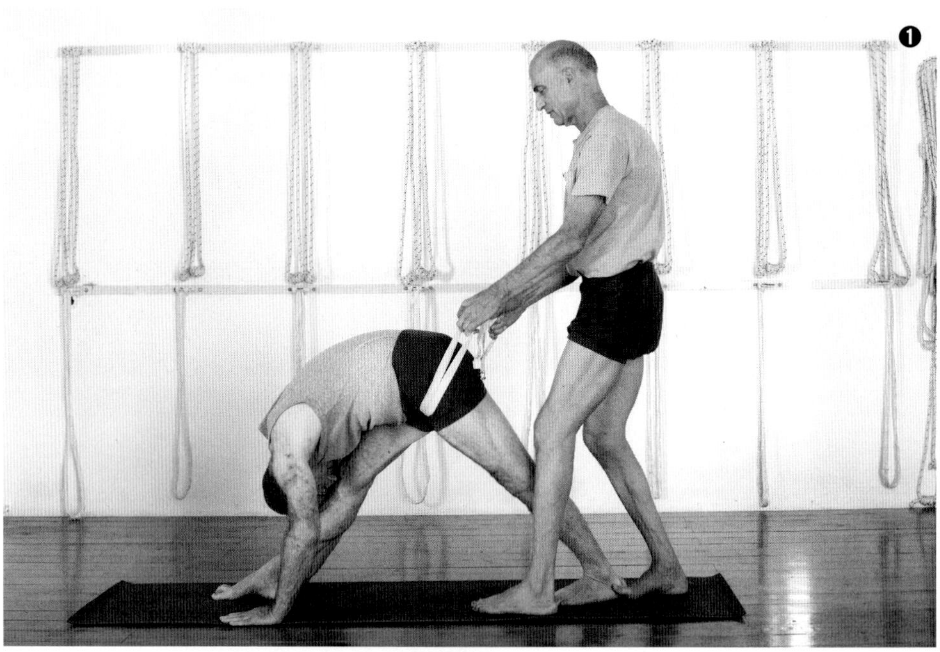

❷

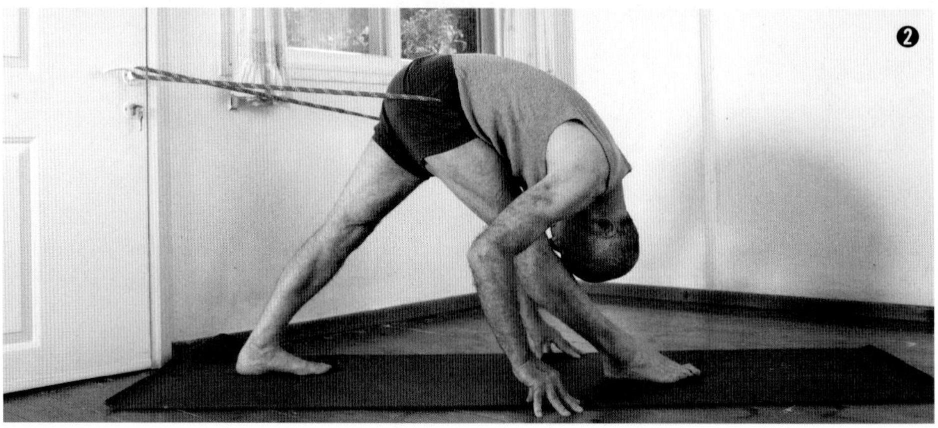

파르스보타나아사나 변형 6

어깨를 열기: 손을 고무카아사나로

이 자세를 하는 전통적인 방법은 손바닥을 등 뒤에서 파스치마 나마스카라아사나로 맞대는 것이다. 어떤 사람들에게는 이것이 어려울 수 있는데, 우선은 등 뒤에서 손가락을 깍지 끼거나 팔꿈치를 반대 손으로 맞잡는 것으로 어깨를 준비시킬 수 있다.

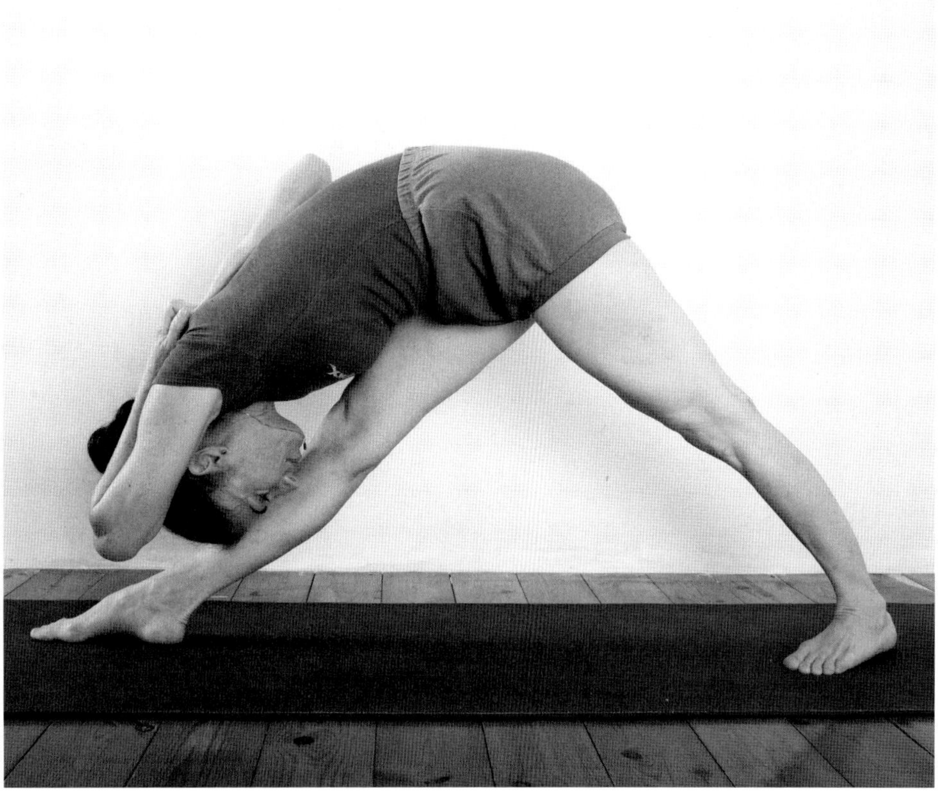

또 다른 방법은 고무카아사나로 팔을 접는 것이다. 이 변형 자세에서, 우선 팔을 걸어 잡은 것을 바꾸지 않고 다리 자세를 바꾼다. 그런 다음 자세를 풀고, 팔을 걸어 잡은 것을 바꾸고 자세를 양쪽 다리로 다시 한다.

팔을 등 뒤로 한 채로 하는 이런 변형 자세들은 웃띠타 트리코나아사나 변형 21에서 제시하였다.

프라사리타 파도타나아사나(Prasarita Padottanasana)

프라사리타 파도타나아사나는 좌우대칭적인 전굴 자세이다. 정수리가 바닥에 편안하게 닿을 수 있을 때, 자세는 매우 편안해진다. 이것은 시르사아사나를 위한 좋은 준비 자세이며, 서서 하는 자세를 하고 난 후 휴식을 위한 좋은 방법이기도 하다.

프라사리타 파도타나아사나 변형 1

좌우대칭을 확실히 하기: 바닥의 선을 사용하여

바닥의 선은 손바닥과 발이 중앙선에서 같은 거리에 놓여 있는지 확인하는 데 사용될 수 있다.

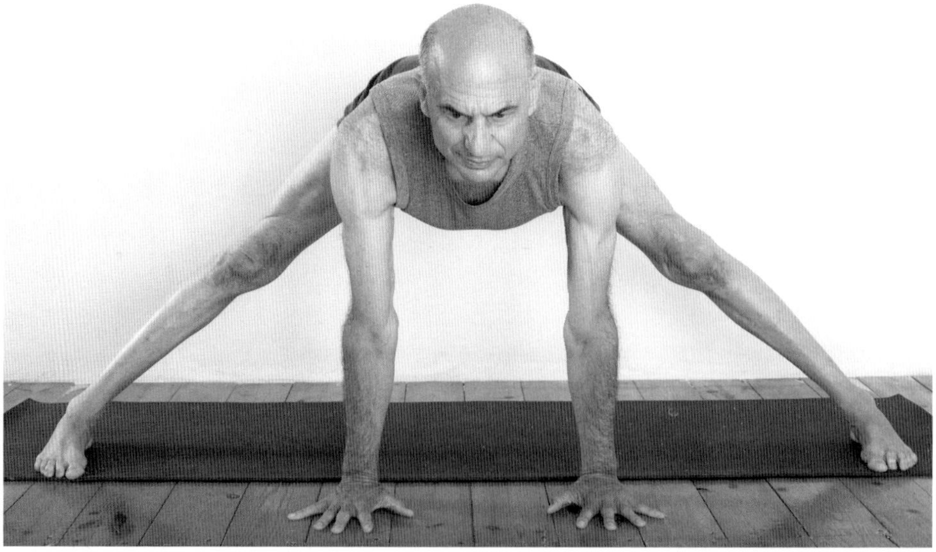

→ 중앙선을 지정하고 손바닥과 발을 같은 거리에 둔다(확실히 하기 위해 바닥선의 개수를 세어둔다).

> 양쪽 무릎과 허벅지 안쪽이 균등하게 올려졌는지 다리를 보고 확인한다.

프라사리타 파도타나아사나 변형 2

허벅지 활성화하기: 엉덩이를 벽에 대고

도구

벽

블록 2개(선택사항)

효과

엉덩이를 뒤쪽으로 기댈 수 없기 때문에, 벽은 다리의 올바른 위치를 알려준다. 뒤로 강하게 밀어야만 하는 것이 앞 허벅지의 도전거리가 된다.

벽에서 몇 센티미터 떨어져서 벽을 등지고 선다.

- 몸을 반으로 숙여 자세에 들어가고 손바닥을 바닥이나 블록 위에 둔다.
- 이제 발뒤꿈치, 다리, 엉덩이뼈가 벽에 닿을 때까지 뒷걸음질을 한다.
- 다리의 뒷면과 벽 사이에 공간이 없을 때까지 허벅지 앞면을 뒤로 민다.
- 만약 바닥선이 벽과 수직이라면, 이 변형 자세는 변형 1과 접목할 수 있다.

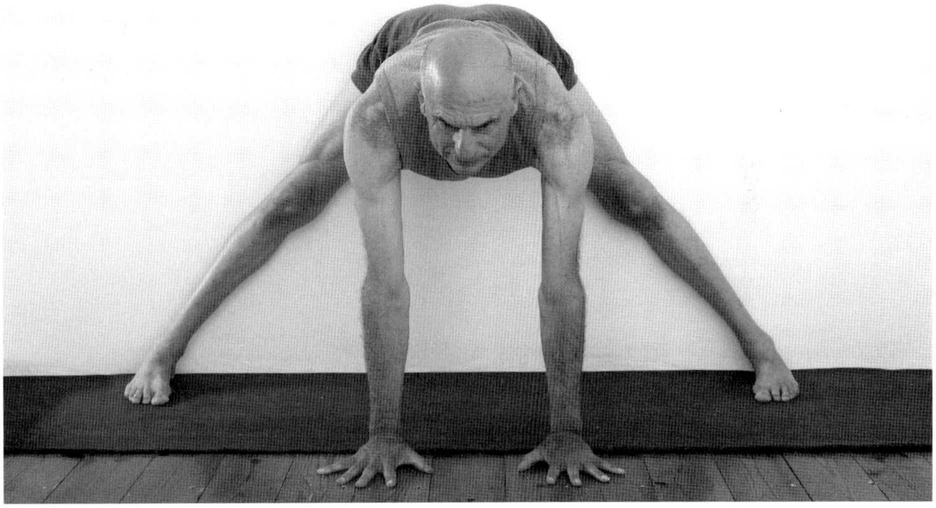

파트너가 앞에서 허벅지를 뒤로 그리고 위로 밀 수 있다.

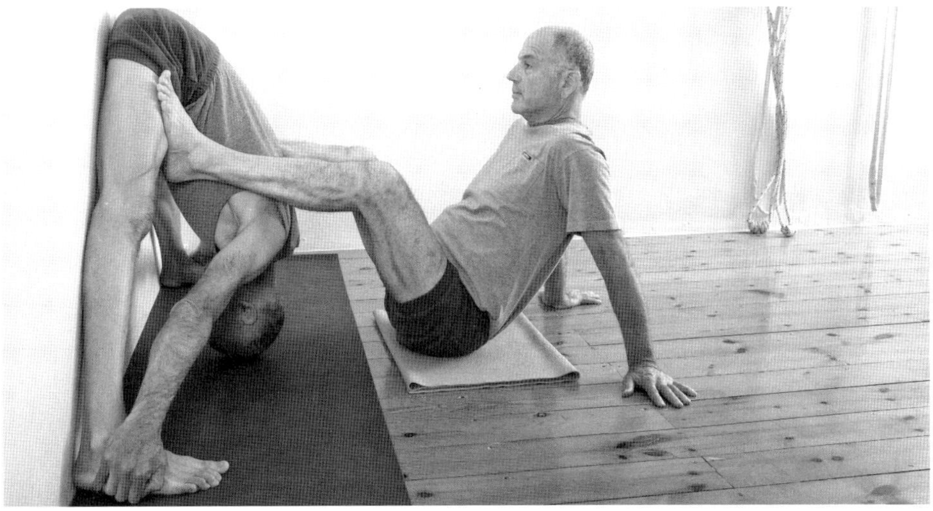

보조자를 위한 설명:

- 수련자 앞에서 점성이 있는 매트(미끄러짐을 방지하기 위해서) 위에 앉는다.
- 수련자가 몸을 숙여 자세에 들어간 후, 발바닥을 수련자의 서혜부 앞에 두고 부드럽게 수련자의 둔부뼈를 벽으로 민다.
- 두 발을 균등하게 미는지 확인하라.

Tips

✔ 엉덩이뼈가 벽에 접촉하는 것을 느껴보자. 두 엉덩이의 높이가 같은지, 벽을 똑같은 힘으로 누르고 있는지 점검한다.

프라사리타 파도타나아사나 변형 3

도구

긴 벨트
(또는 연결된 2개의 벨트)

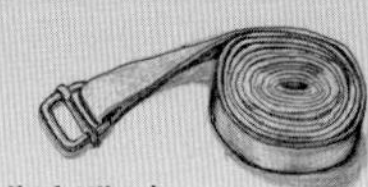

다리 활성화하기: 발목 바깥쪽을 벨트로 고정시키기

> 다리를 적절한 거리로 벌리고 두 발에 벨트를 두른다(대부분의 사람들은 이를 위해 긴 벨트가 필요하다).

> 벨트를 조이고, 발로 벨트를 팽팽하게 유지한다. 발 가장자리를 아래로 누른다.

> 이와 같은 다리 동작을 유지하면서 몸을 앞으로 숙인다❶.

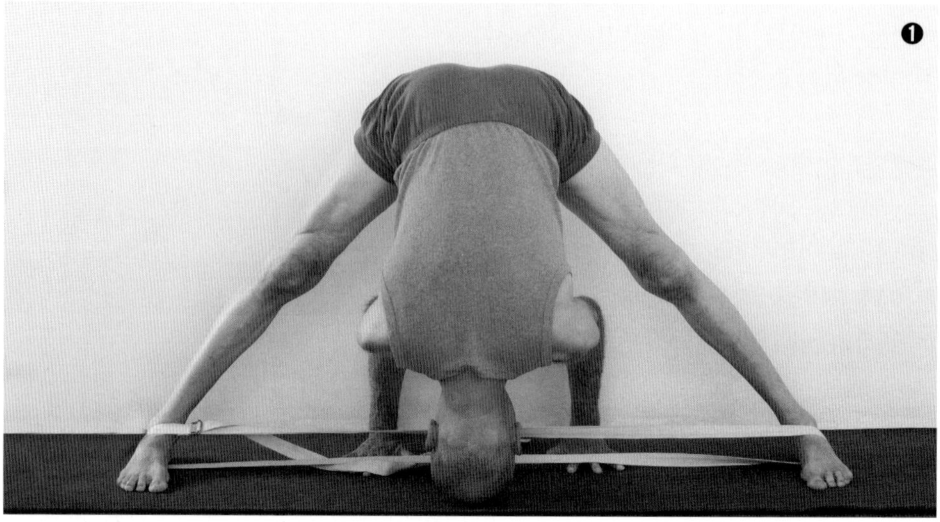

❶

벨트는 발부터 골반 윗부분까지 두를 수도 있다.

> 자세의 첫 번째 단계로 들어간다(등을 오목하게 한 상태).

> 벨트를 발과 천골대에 두른다. 무릎을 살짝 굽히고 벨트를 조인다❷.

> 벨트의 저항력을 유지하면서 무릎을 편다. 머리를 바닥에 대기 위해 아래로 숙인다❸.

> 붕대나 말아놓은 매트를 벨트와 천골 사이에 둘 수 있다.

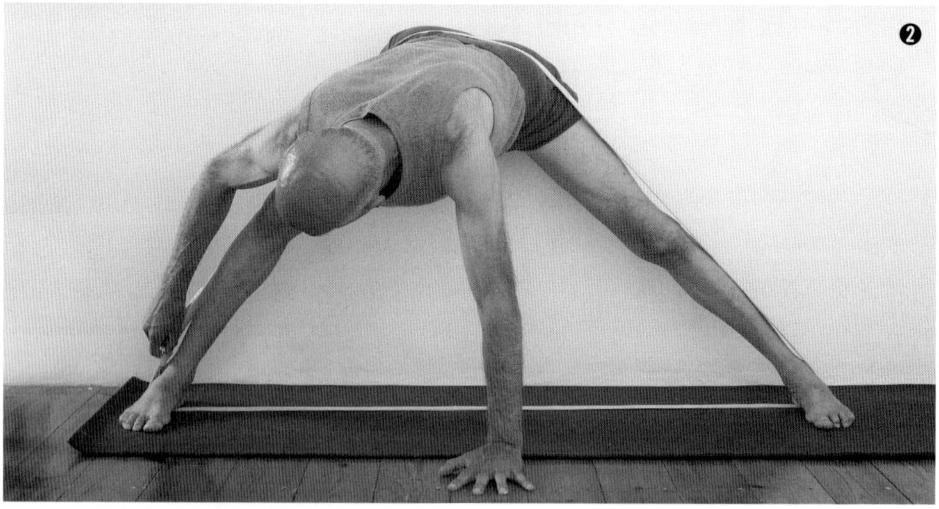

❷

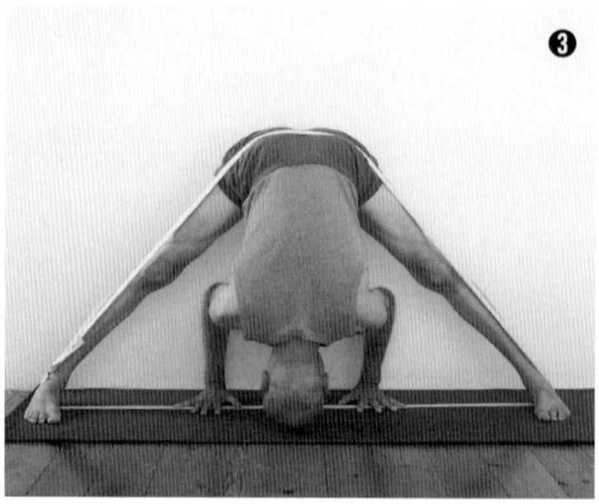

❸

효과

벨트는 발 바깥쪽을 바닥으로 누르기 더 쉽게 만들어준다. 이는 압착감을 주고, 다리를 활성화시키고, 발이 바깥쪽으로 미끄러지지 않도록 해준다.

벨트를 천골에 두른 변형 자세는 다리에 대한 삼각구조를 형성하는데, 대퇴골두와 천골을 골반 안으로 끌어넣게 해준다. 벨트에 대응하는 힘은 허벅지 안쪽과 서혜부를 들어올리는 데 도움을 준다.

프라사리타 파도타나아사나 변형 4

도구
벽
블록

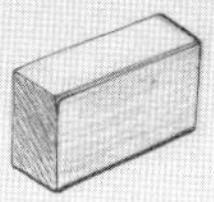

다리 활성화하기: 발 가장자리를 벽이나 블록에 대고 누르기

다리를 고정시키는 또 다른 방법이 있다.

효과

이전의 변형 자세와 같다.

→ 한쪽 발의 바깥쪽을 벽에 대고, 벽을 옆에 두고 선다.

› 다리를 벌리고 블록을 반대쪽 다리의 발 바깥쪽에 둔다. 이제 블록은 발의 바른 위치를 나타낸다❶.

› 블록이 미끄러지는 것을 방지하기 위하여, 매트를 접어서 블록을 감싼다.

› 그 다음 발을 블록에 대고(접은 매트의 끝자락 위에) 몸을 숙여서 자세로 들어간다❷.

› 발목 안쪽을 들어서 벽과 블록을 민다.

Note: 만약 매트가 블록을 감쌀 정도로 길지 않다면, 매트를 추가로 사용하거나, 매트를 벽에서 조금 떨어뜨려 사용한다.

❶

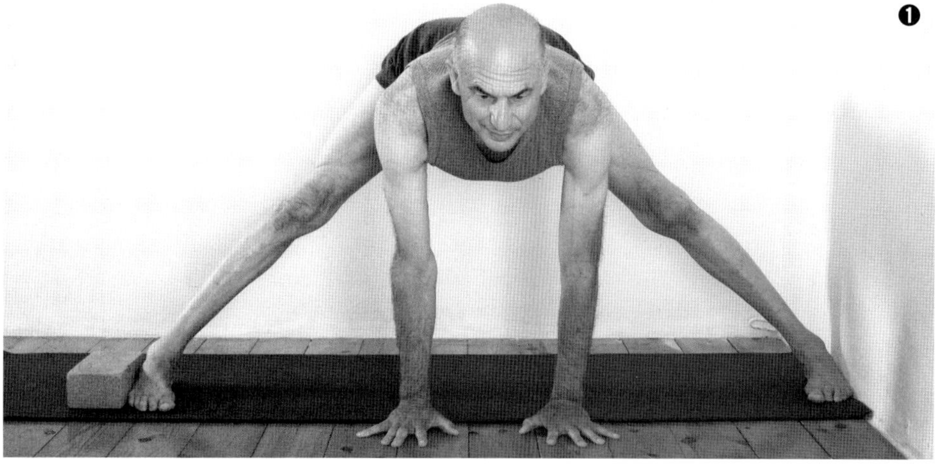

❷

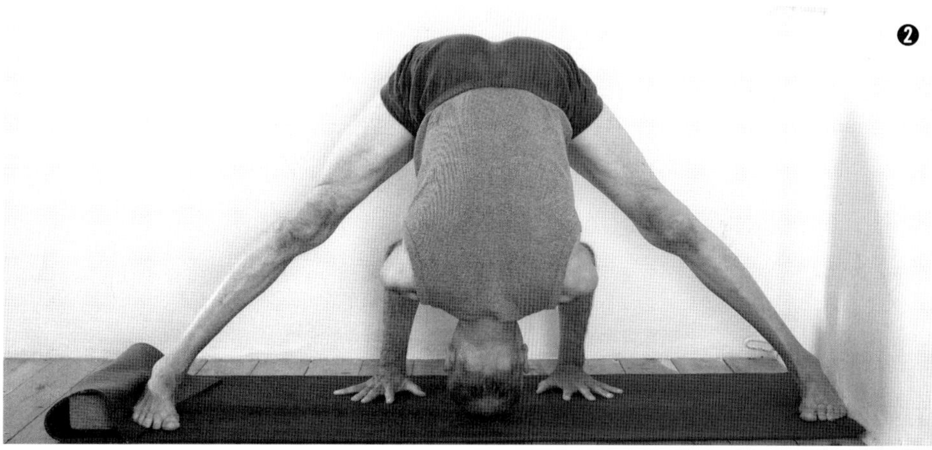

프라사리타 파도타나아사나 변형 5

머리가 바닥에 닿지 않을 때: 골반을 앞으로 기울이기

방법은 두 가지가 있다.

수동적 방법:

- 지지하는 머리의 진정 효과를 위해서, 머리 밑에 볼스터, 블록, 접은 담요 또는 의자를 사용한다.
- 시간이 지나면서, 머리받침의 높이를 줄인다.

능동적 방법:

- 손바닥을 앞으로 뻗고 머리가 바닥에 닿을 때까지 몸을 앞으로 숙인다(또는 접은 담요를 바닥에 둔다).
- 몸이 앞으로 구르는 것을 방지하기 위해서, 손바닥이나 전완을 바닥에 누르고 팔에 무게를 싣는다.
- 이제 머리를 들지 말고, 허벅지를 뒤로 민다. 마지막 자세에 이르기 위해서 바닥으로 미끄러지듯 머리를 다리를 향해 숙인다.

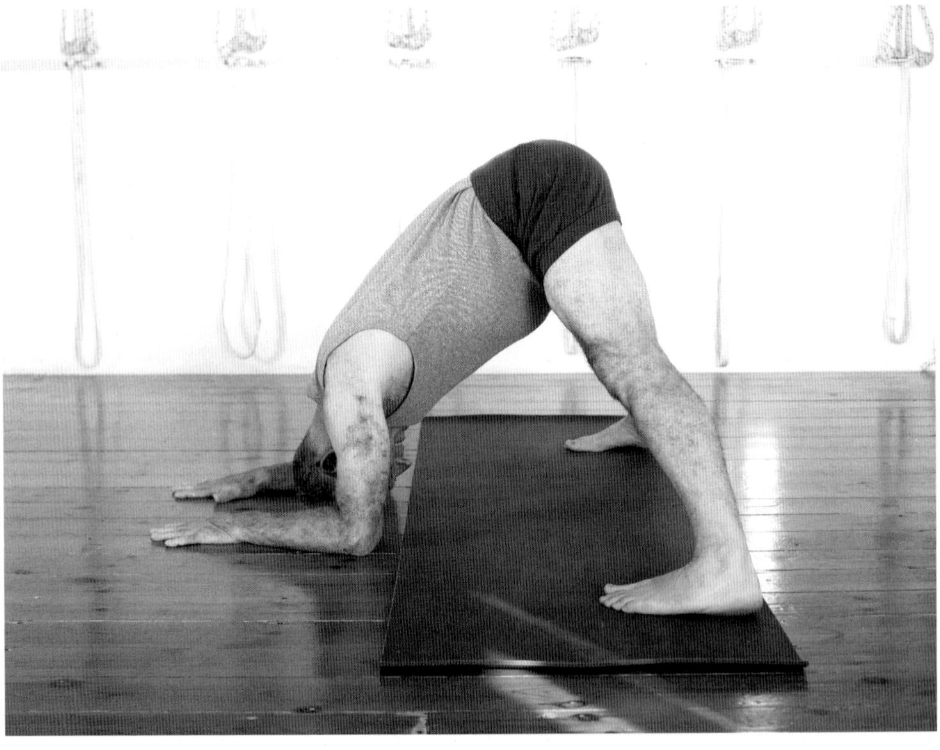

프라사리타 파도타나아사나 변형 6

도구

파트너

로프 2개(혹은 벨트)

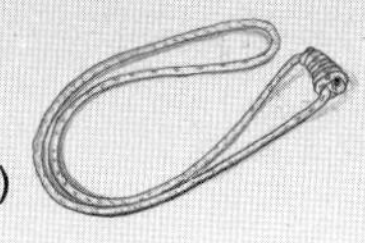

골반에 공간 만들기: 서혜부 안쪽을 당겨서

프라사리타 파도타나아사나에서 골반을 넓히고 하복부의 장기들 사이에 공간을 만들기 위해 다리 안쪽은 펴지고 올라가야 한다. 파트너는 이러한 동작을 익히는 것을 도울 수 있다.

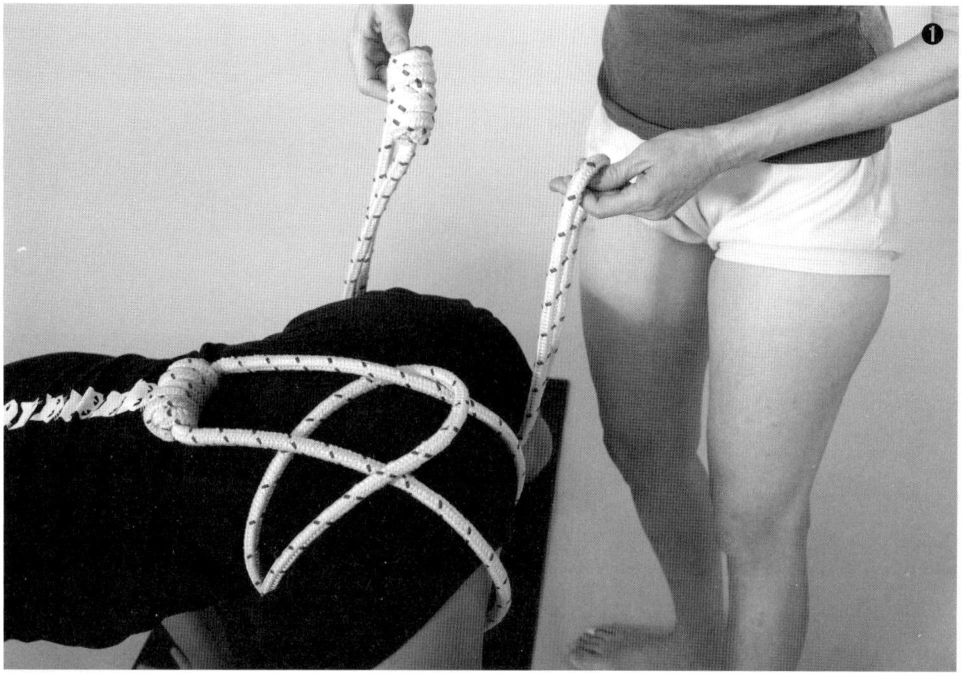

보조자를 위한 설명:

- 수련자가 아르다 프라사리타 파도타나아사나(등을 오목하게 한 동작)로 전굴한 후에, 로프를 수련자의 양쪽 서혜부에 두른다.
- 첫 번째 로프를 매고서, 잡고 있을 필요가 없도록 배열한다❶.
- 두 번째 로프를 다른 서혜부에 두른다.
- 이제 양쪽 로프를 잡고 대각선 방향으로 당겨올린다❷.
- 수련자를 보고 당신이 양쪽 골반을 균등하게 당기고 넓히고 있는지 확인한다.
- 잠시 동안 로프를 잡고 난 후, 수련자에게 로프를 풀 것이라고 신호하고, 천천히 로프를 푼다.

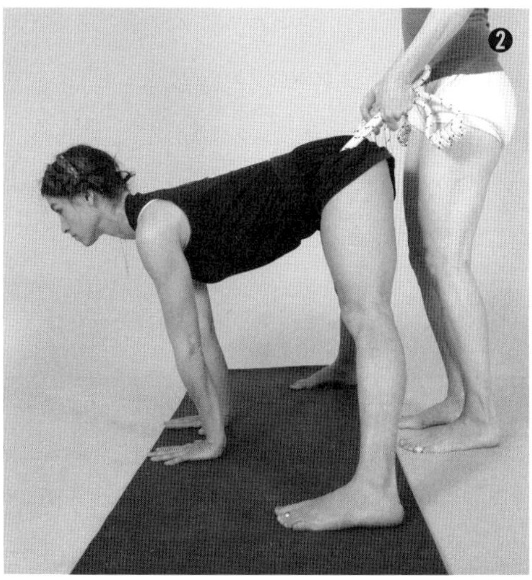

Note: 이 변형 자세는 두 명의 보조자가 서로 반대 방향으로 잡아당길 때 더 효과적이다.

효과

당김은 골반 부분에 엄청난 공간을 생성하고 이것은 자세가 가져와야만 하는 바로 그 느낌이다. 그러면 수련자는 전통적인 자세에서 같은 수준으로 자세를 유지하기 위해 세포기억으로 사용할 수 있다. 이 변형 자세의 첫 번째 파트(아르다 프라사리타 파도타나아사나[오목등])를 임산부에게 권한다.

Tips

- 다리 안쪽을 다리 바깥쪽으로 들고 다리 바깥쪽에 저항하라. 다리의 움직임 없이, 다리 안쪽을 높여서 넓히고 삼각형의 형태를 만든다.

프라사리타 파도타나아사나 변형 7

아래로 향하는 스트레칭을 강화하기: 블록 위에 서서

도구
블록 2개
매트 2조각

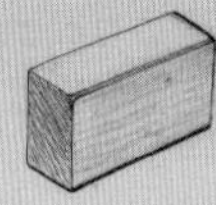

> 블록 2개를 적당한 거리에 놓는다. 미끄러짐을 방지하기 위해 각각의 블록을 점성이 있는 매트 위에 놓는다.

> 블록 위에 올라 서서 자세를 한다.

> 아래로 숙인 다음, 발목이나 블록을 잡고 몸통을 아래로 당긴다.

효과

블록은 다리의 뼈를 지지하고 팔의 동작을 위한 기준점을 제공한다. 다리 길이에 비해 몸통이 긴 사람들은 이 방법으로 좀 더 스트레칭을 잘할 수 있다.

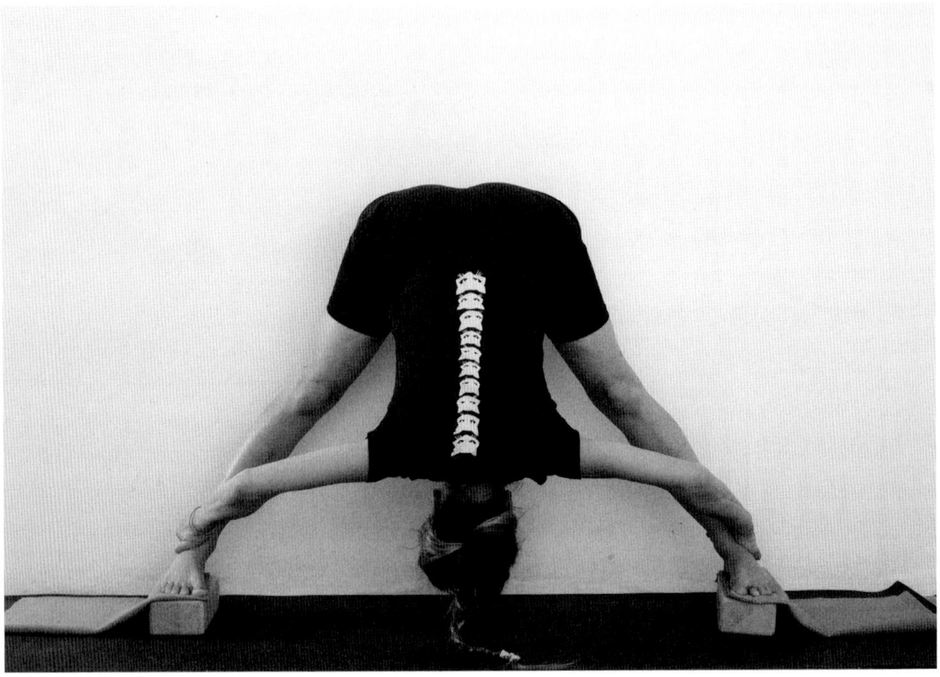

부록:
수련 시퀀스

요가 수련은 하나의 특정한 과정에서 아사나(자세)를 수행하는 순서에 상당한 영향을 받는다. 올바른 시퀀스는 수련 과정의 목적과 의도에 따라 결정된다. 그리고 수련자의 (현재의 날씨와 같은) 외부적 환경뿐만 아니라 현재의 육체적, 정신적 상태가 고려된다.

시간이 지나면서, 어떤 종류의 도구를 가지고 하는 하나의 수련 과정은 흥미롭고 즐거운 것이 된다. 예를 들면 의자, 블록, 긴 벨트, 혹은 벽에 걸린 로프 등을 활용하여 하는 수련 과정을 의미한다. 이번 부록에서는 블록을 (주 도구로) 활용한 시퀀스를 예로 제시한다. 다음에 나오는 안내서는 (다른 도구가) 추가된 시퀀스도 포함된다.

다음에 나오는 시퀀스는 역자세, 후굴 자세(백밴드[backbends])를 포함한다. 그리고 몸에 활력을 주고 마음을 향상시키기 위해 고안되었다. 각각의 아사나에 그와 관련된 변형을 책에서 찾아볼 수 있게 페이지 번호를 기재했다. 이 책에 포함되어 있지 않은 변형에는 설명을 덧붙였다.

이 시퀀스의 특징:

- **기간:** 60분
- **적용 대상:** 중급자~고급자
- **유형:** 역동적
- **포함된 아사나의 유형들:** 서서 하는 자세, 역자세와 후굴 자세

도구

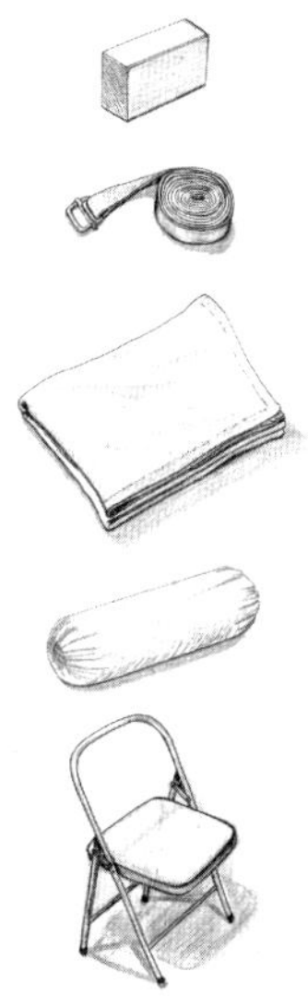

벽

블록: 대부분 2개를 사용, 어떤 변형에서는 3개를 필요로 함

벨트

담요: 사바아사나를 위해 5~6개가 필요

긴 베게(볼스터): 아도무카 비라아사나(시퀀스 25번)의 지지를 위해 2개가 사용됨. 하지만 이것은 선택사항이라 볼스터 없이도 수련 가능

의자: 사바아사나에서 의자와 눈 베게(eye cover) 사용 가능. 이 또한 선택사항임

1. 아도무카 스바나아사나

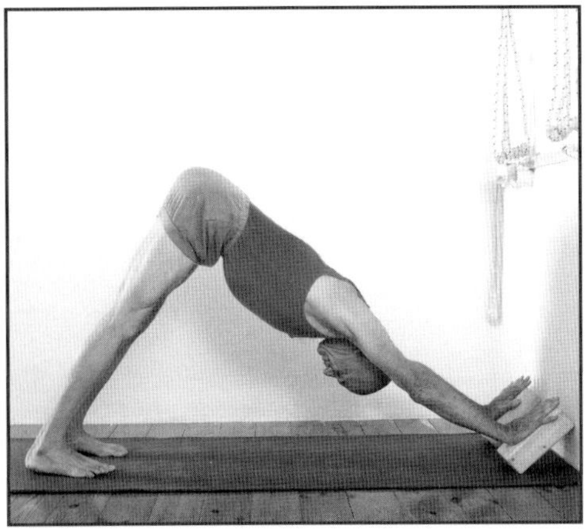

46쪽 참조

2. 웃타나아사나

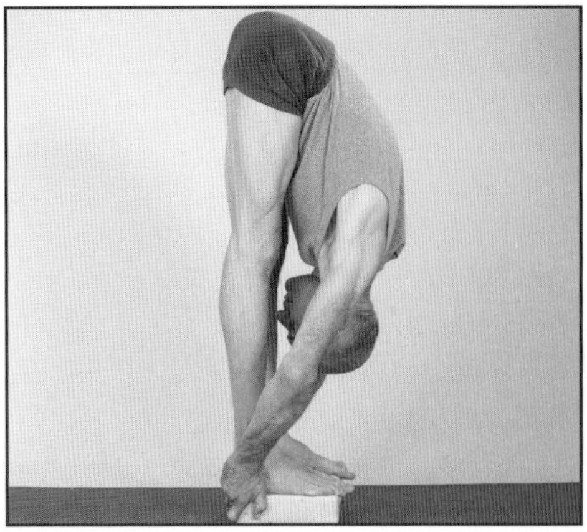

74쪽 참조

3. 아도무카 스바나아사나

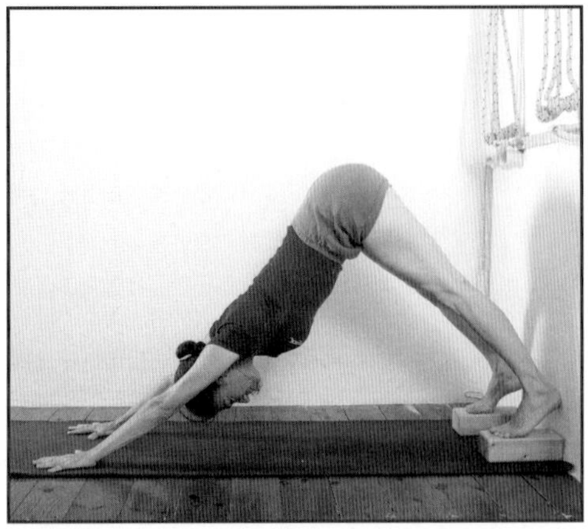

53쪽 참조

4. 웃타나아사나 어깨 스트레칭

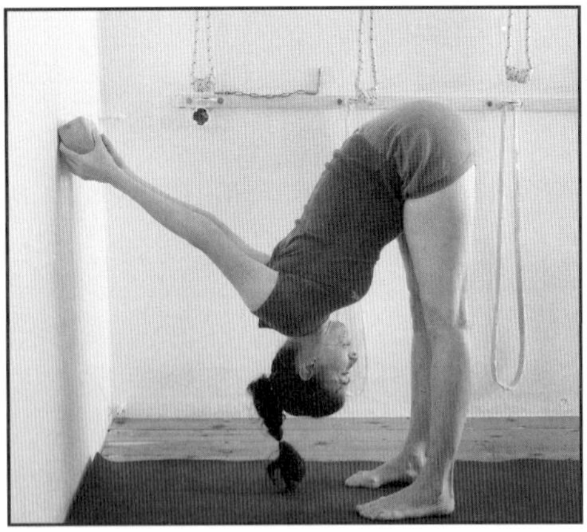

77~78쪽 참조

5. 아도무카 스바나아사나

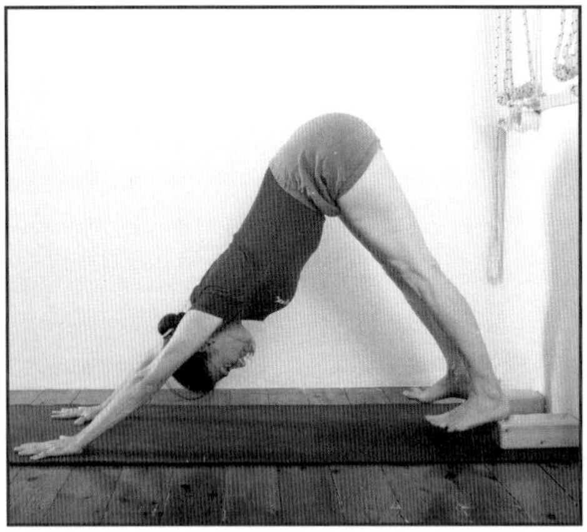

55쪽 참조

6. 아도무카 브륵샤아사나

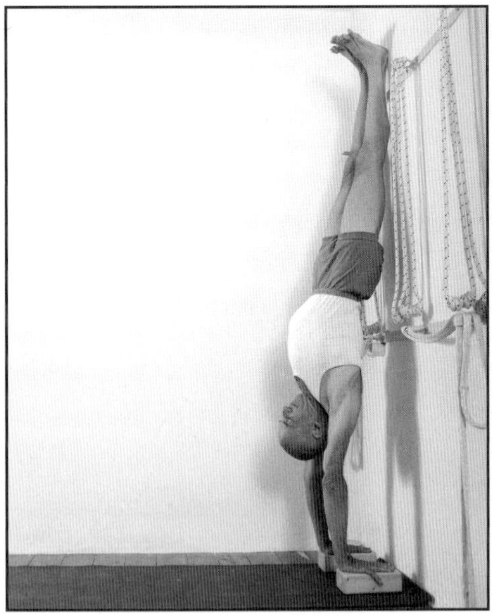

아도무카 브륵샤아사나: 손바닥을 블록 위에 놓는다. 이것은 팔의 뼈를 지탱하고 자세 유지를 더 쉽게 만든다(비록 점프를 해서 자세에 취하는 것이 다소 어렵다 하더라도 말이다).

7. 아도무카 브륵샤아사나

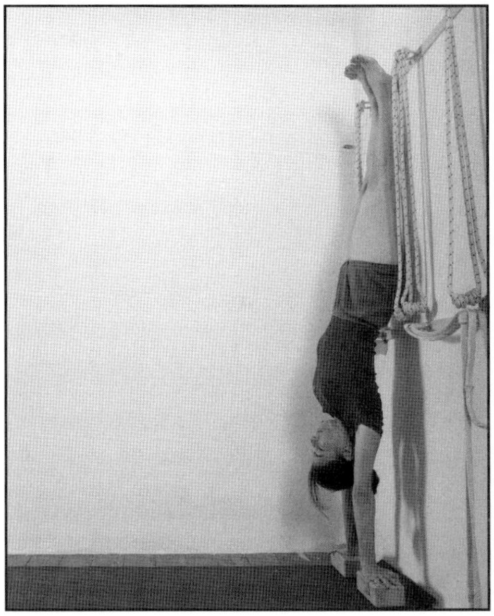

8. 웃띠타 트리코나아사나

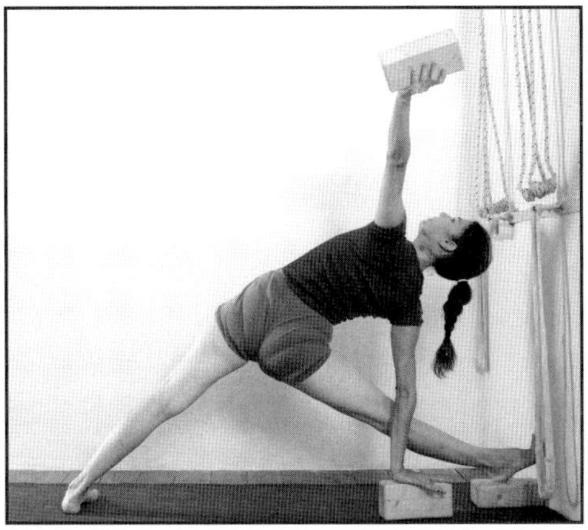

102쪽 참조

9. 웃띠타 파르스바코나아사나

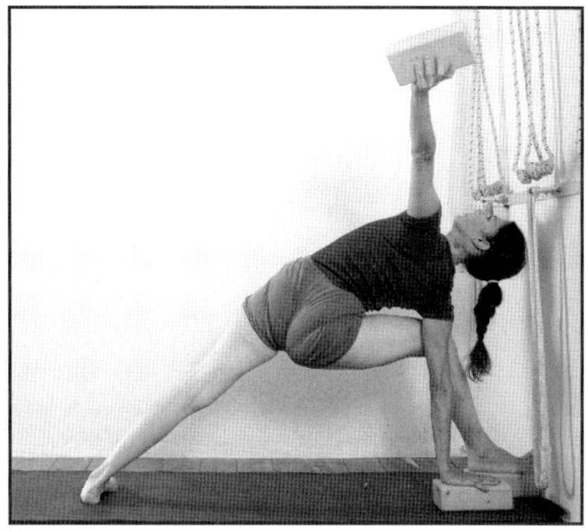

10. 비라바드라아사나 II

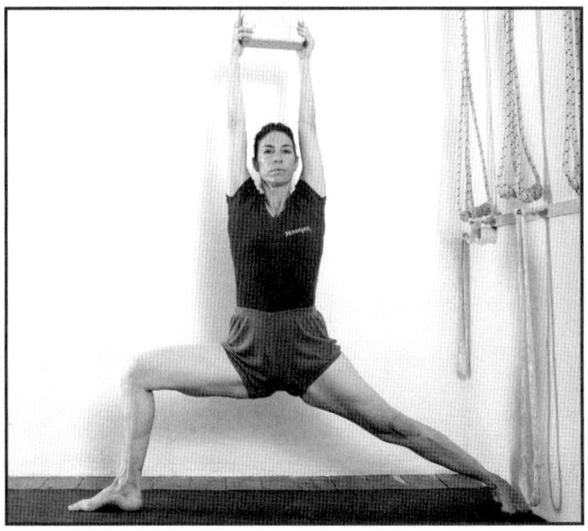

116쪽 참조

11. 비라바드라아사나 I

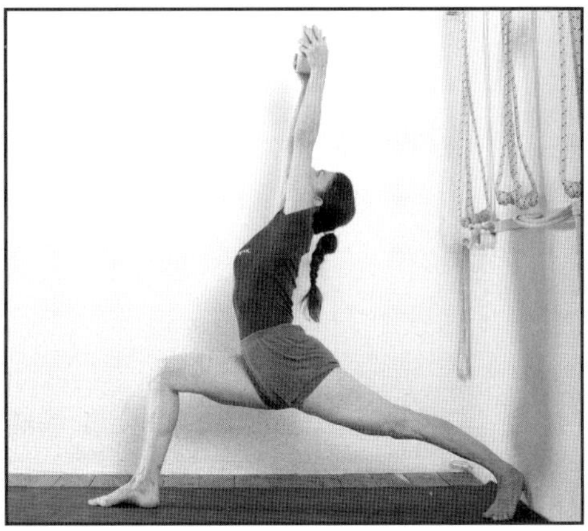

122쪽 참조

12. 핀차 마유라아사나

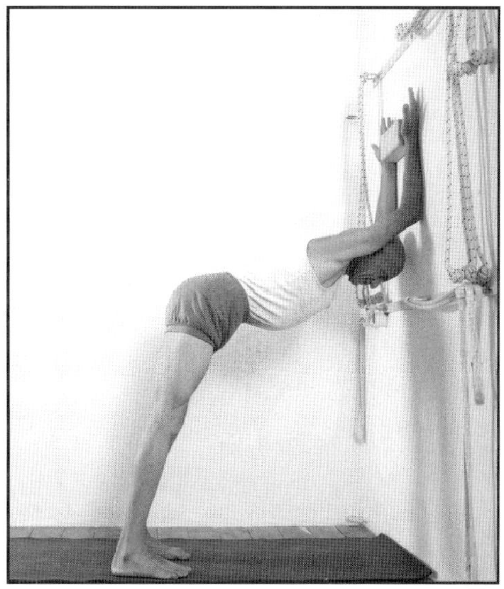

예비 동작 1: (팔꿈치를 안으로 돌려 손바닥이 위를 향하게 해서) 손등을 벽에 대고 블록을 이 사이에 놓고 쥔다. 팔꿈치는 어깨너비로 벽에 댄다. 등을 오목하게 만들면서 견갑골을 안으로 움직인다. 엉덩이를 계속해서 발꿈치를 향해 아래로 내려서 요추가 과하게 휘는 것을 피한다. 흉골을 벽에서 멀리 하고, 머리는 벽으로 움직여서 어깨의 움직임을 창출한다.

13. 핀차 마유라아사나

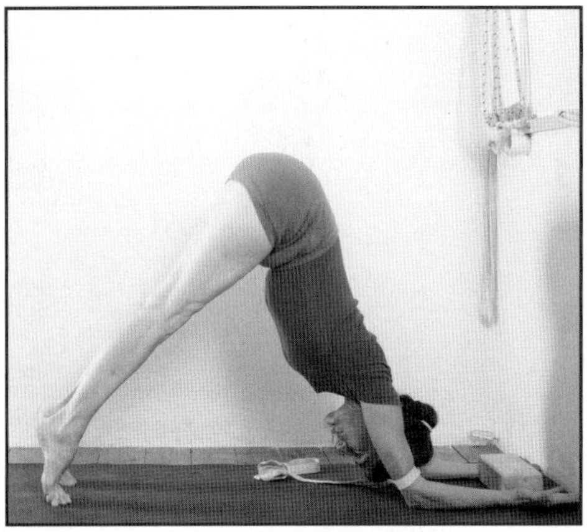

예비 동작 2: 이 예비 동작은 앞의 동작과 유사하다. 이것은 마지막 동작에 가깝다. 왜냐하면 중력에 저항하면서 바닥을 눌러야 하기 때문이다. 만약 견갑대의 너비와 맞추기 위해서 필요하다면 2개의 블록을 (하나는 눕혀서 나머지는 세워서) 사용한다(다음 동작에서 보여준다). 전완은 어깨너비로 서로 평행해야 한다. 팔꿈치가 바깥쪽으로 벌어진다면 벨트를 사용한다. 등을 오목하게 만들고, 발뒤꿈치를 들고 앞으로 걸어간다. 앞으로 더 나아갈수록 등을 오목하게 하는 것이 더욱 어려워진다.

14. 핀차 마유라아사나

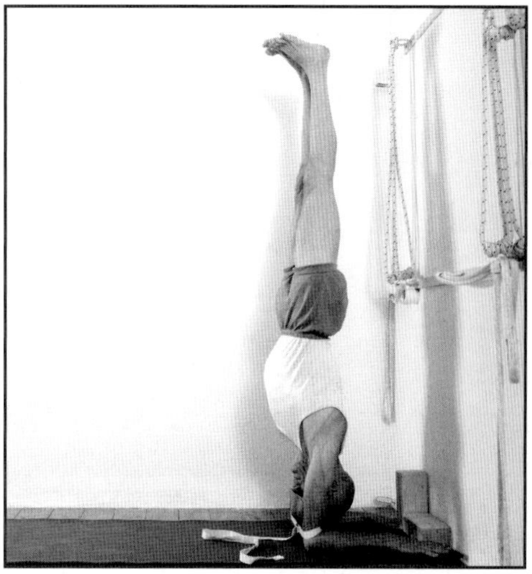

앞의 예비 동작이 벽 가까이서 행해지면, 점프를 해서 바로 핀차 마유라아사나를 할 수 있다. 벽을 사용해 균형감을 익힐 수 있고, 이후 벽 없이도 균형을 잡을 수 있다.

15. 시르사아사나

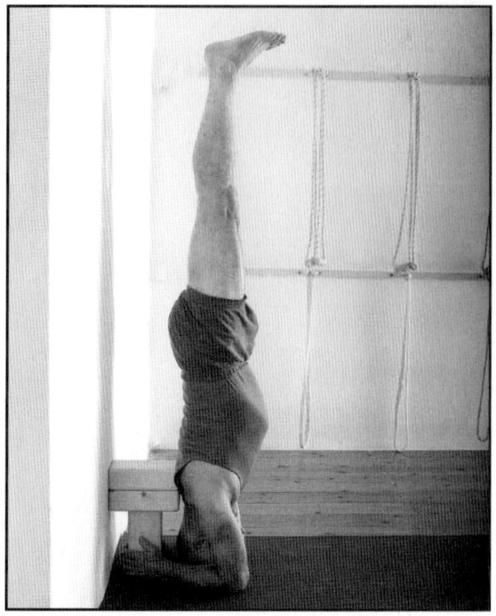

여기서 제시하는 바와 같이 시르사아사나를 위해 블록을 준비한다. 위에 놓인 두 개의 블록은 흉추(상부)를 지탱한다. 이것은 이 주변의 척추를 움직이는 방법을 가르쳐준다. (다양한 효과를 위해 블록을 배열하는 다른 여러 방법들이 있다. 이 책의 다음 권에서 소개할 것이다.)

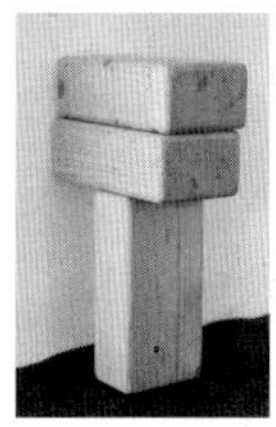

16. 우르드바 무카 스바나아사나

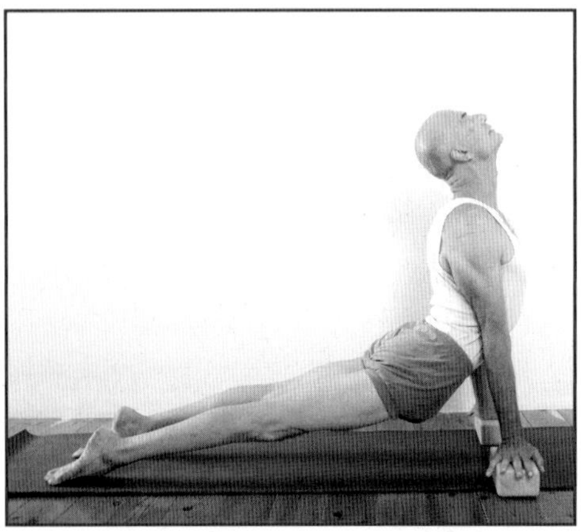

손바닥을 바깥으로 돌리면 어깨를 뒤로 돌릴 수 있고 결국은 가슴도 열 수 있게 된다. 이것은 특히 뻣뻣한 어깨를 가진 사람들에게 유용하다.

17. 차투랑가 단다아사나

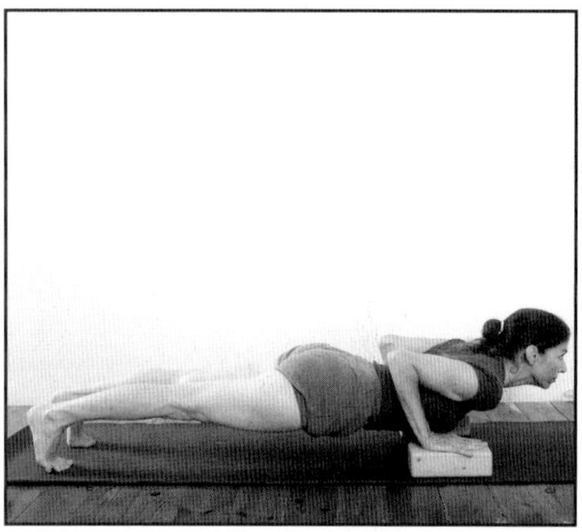

18. 우르드바 무카 스바나아사나

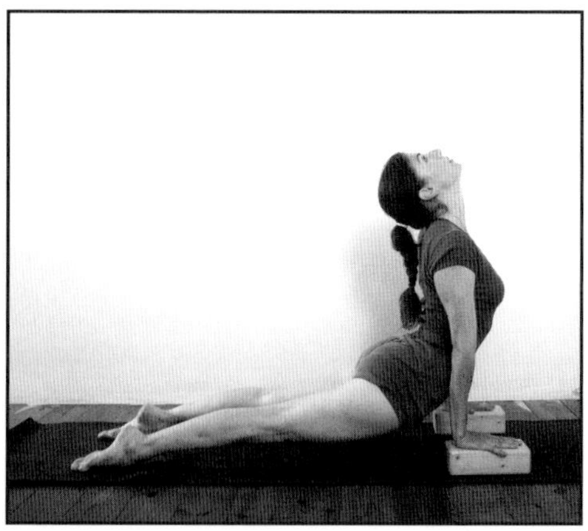

19. 우스트라아사나

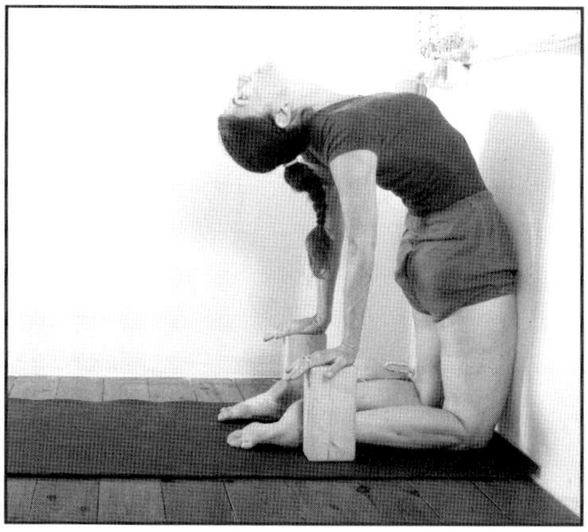

벽을 마주하고 무릎으로 선다. 손을 골반에 둔다. 꼬리뼈를 안으로 움직이고 치골을 벽으로 단단하게 민다. 계속해서 양쪽 치골을 벽에 맞대고서 등을 활처럼 휘어 자세에 들어간다. 손을 뒤로 움직여 손바닥을 블록 위에 둔다. 블록을 밀어서 가슴을 들어올리고 연다. 그 다음 손을 움직여 마지막 자세처럼 발을 잡을 수 있다.

20. 우스트라아사나

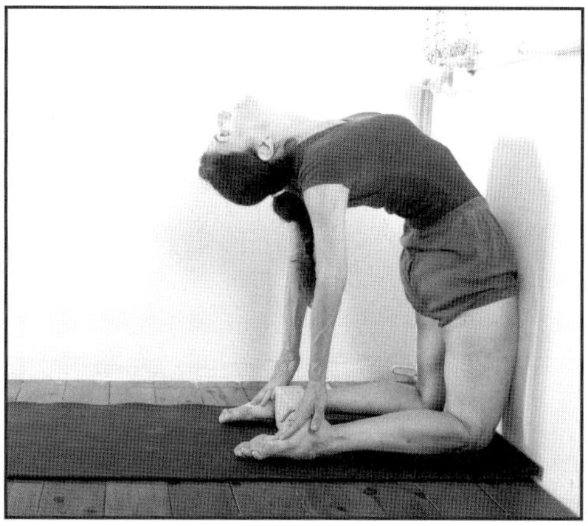

발로 블록을 강하게 민다. 이것은 다리의 힘을 요하기 때문에 등을 활처럼 휠 수 있게 하는 튼튼한 토대가 된다.

21. 우르드바 다누라아사나

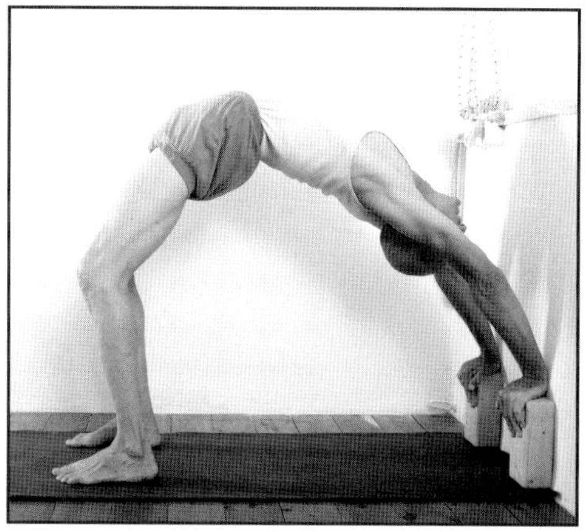

블록을 세로로 세워놓으면 손을 꽤 높이 둘 수 있다. 이것은 우르드바 다누라아사나를 시작하기에 좋은 방법이다. 특히 어깨가 뻣뻣한 사람들, 심지어 어깨 움직임에 한계가 있는 사람도 활모양(다누라)을 만들 수 있다.

22. 우르드바 다누라아사나

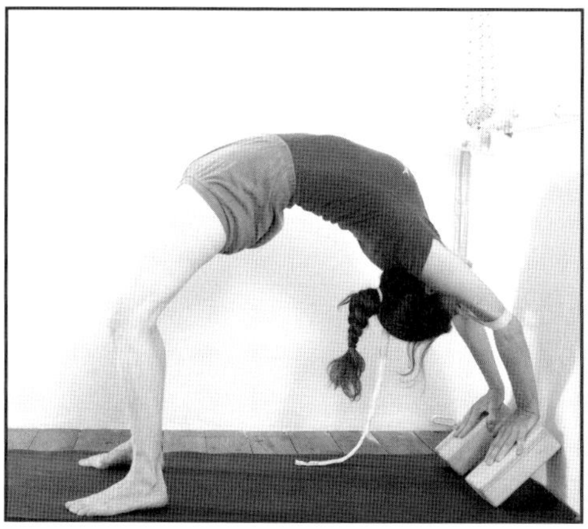

이것은 두 번째 단계이다. 경사진 블록은 손목이 아프고 예민한 사람들에게 유용하다. 손의 하중과 손목에서 요구되는 움직임을 덜 수 있기 때문이다. 경사면은 손바닥을 눌러서 몸을 들어올릴 수 있게 도와준다. 팔꿈치 위에 두른 벨트는(선택사항) 팔을 안정시킨다.

23. 우르드바 다누라아사나

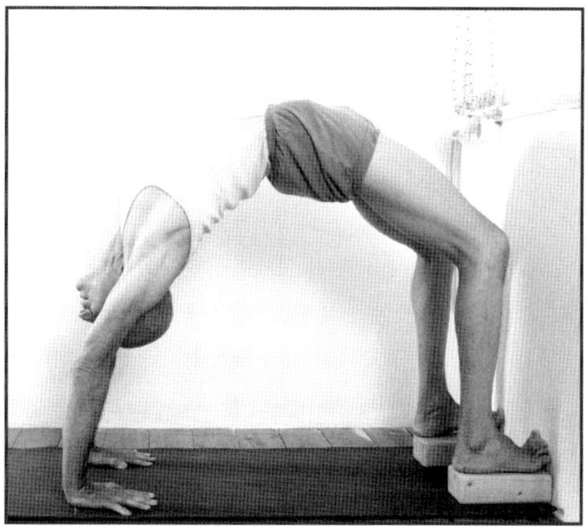

우르드바 다누라아사나에서 발을 들어올린 자세는 골반대를 들어올리고 복부를 부드럽게 한다.

24. 아도무카 스바나아사나

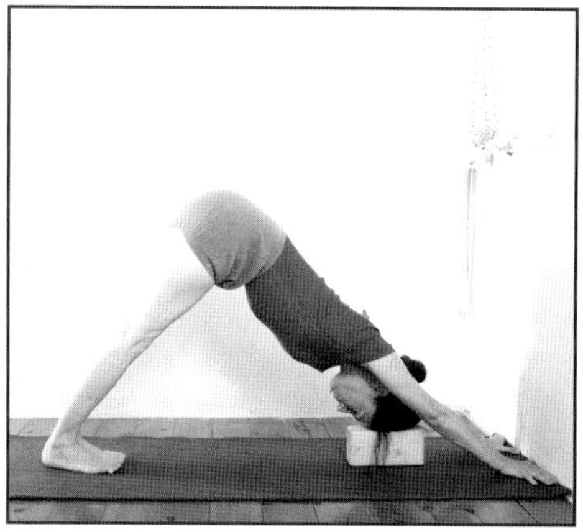

66쪽 참조

25. 아도무카 비라아사나

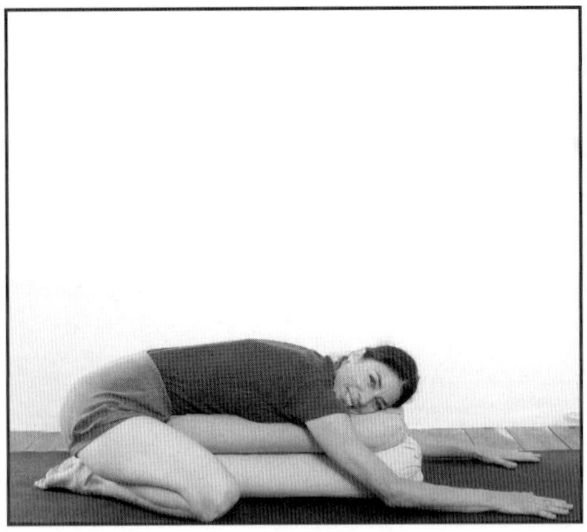

이 자세는 허리를 이완하는 데 좋고 뇌를 쉬게 한다. 두 개의 긴 베게(볼스터)는 선택사항이다. 그러나 만약 볼스터 위에서 이완하는 것이 가능하다면 이는 자세를 더욱 부드럽고 즐겁게 만들 것이다. 볼스터 없이 동작을 하더라도 충분히 이점을 얻을 수 있다.

26. 드위 파다 숩따 파바나 묵타아사나

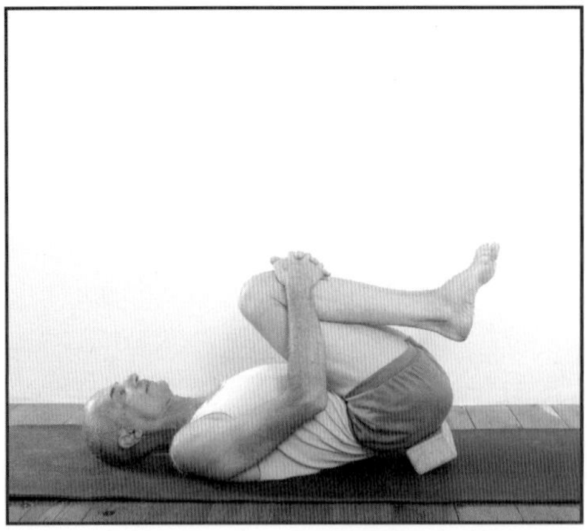

후굴 자세를 하고 나서 블록을 천골 아래 경사지게 두고, 밖으로 원을 그리고 요추를 확장한다.

27. 우르드바 프라사리따 파다아사나

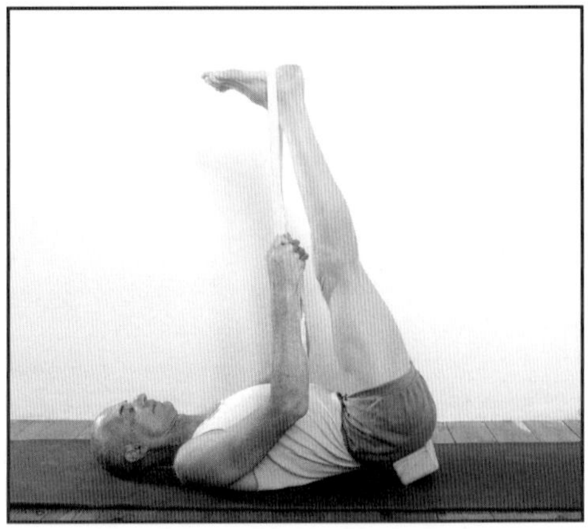

28. 바라드바자아사나 I

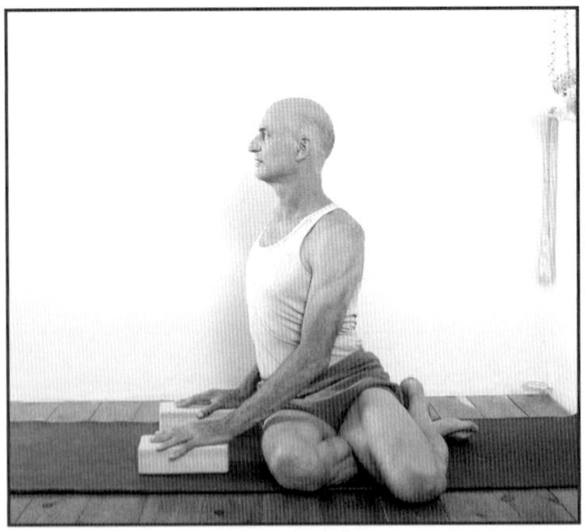

이 변형은 요추를 이완한다. 몸통이 한쪽으로 기울어지고 몸통을 토대에서부터 비튼다. 손으로 블록을 지지하면 가슴을 들어올릴 수 있다.

29. 살람바 사르방가아사나

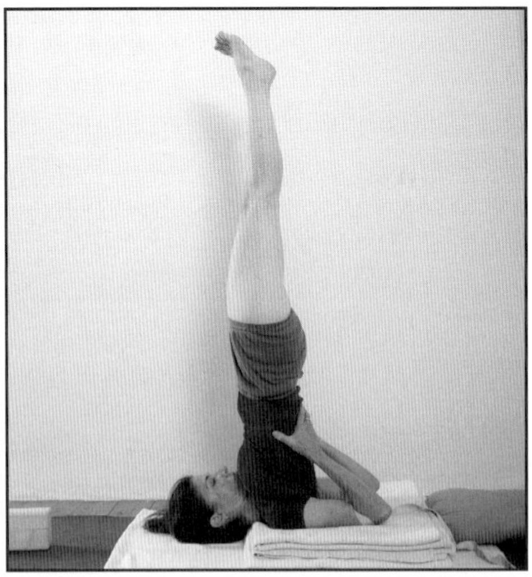

사르방가아사나 연결(혹은 순환) 동작을 위해 도구를 놓는 것은 몸의 정렬을 확인하고 교정하는 것을 돕는다.

- 매트 위에 담요 한 장을 펼치고(머리의 완충 작용을 위해서) 5개의 담요를 쌓아서 단을 만든다.
- 할라아사나를 했을 때 발이 놓여야 하는 위치인 매트 중앙에 블록을 하나 놓는다. 반대쪽에는 볼스터를 하나 놓는다.

30. 할라아사나

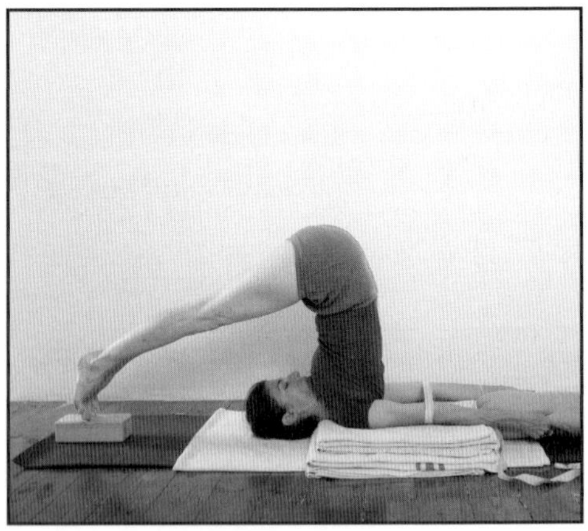

사진에서와 같이 블록과 볼스터를 사용하여 정렬이 올바른지를 확인할 수 있다. 발가락은 반드시 블록의 정중앙에 놓여야 한다. 볼스터를 느끼고 두 팔이 그것과 나란한지 확인한다.

31. 카르나피다아사나

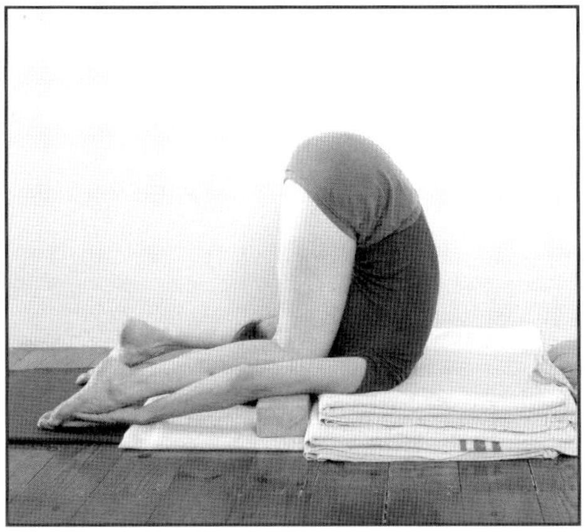

무릎은 어깨너비여야 한다. 바닥에서 이 자세를 할 때, 무릎은 귀 옆 바닥에 놓여 있어야 한다. 우리는 사르방가아사나를 담요 단 위에서 하기 때문에 무릎이 공중에 떠 있다(만약 그렇지 않다면 억지로 무릎을 바닥에 놓기 위해서 몸을 무너뜨릴 것이다). 머리 양옆에 블록을 놓으면 무릎을 지탱하고 자세를 좀 더 편안하게 만든다.

32. 파치모타나아사나

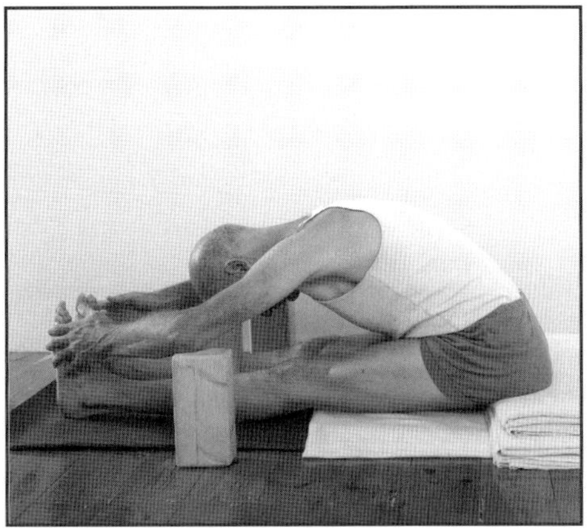

이 변형은 스트레칭이 목적이 아닌 (후굴 자세 후에) 몸의 뒷부분을 이완하기 위한 것이고 사바아사나의 준비 동작으로 뇌를 안정시킨다. 담요 단 위에 앉고 이마와 팔꿈치를 블록 위에 놓는다.

33. 사바아사나

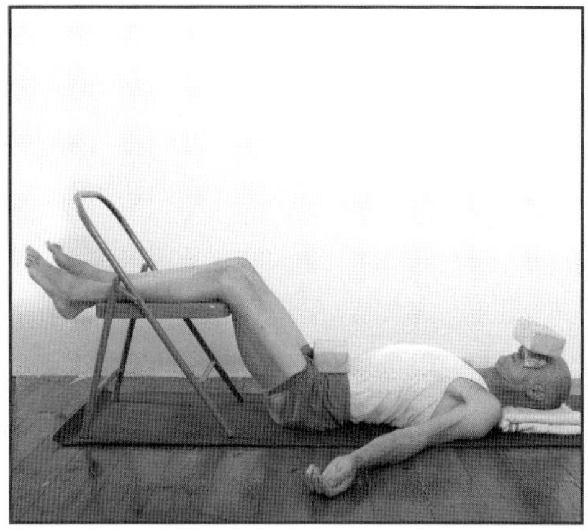

후굴은 활동적이고 활력이 넘치는 자세이다. 이것은 좋다! 그러나 수련의 마지막 단계에서는 마음을 고요하고 활동적이지 않은 상태로 가져와야 한다. 이 변형은 이 역동적인 시퀀스 후에 (마음을) 고요하게 만드는 효과적인 방법이다. 의자와 눈베게는 선택사항이다. 그러나 만약 가능하다면, 다리 아랫부분을 의자 위에 두고 요추와 복부를 넓힌다. 눈베게와 그 위에 놓인 블록은 뇌를 깊게 이완하고 마음의 사뜨빅(고요하고, 활동적이지 않으며, 순수한) 상태를 가져온다.

찾아보기

아래에 두 개의 색인을 제공한다.

- 도구 목록
- 아사나 이름 혹은 특정한 동작 목록

찾아보기 1: 도구 목록

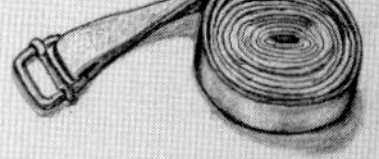

벨트(계속)

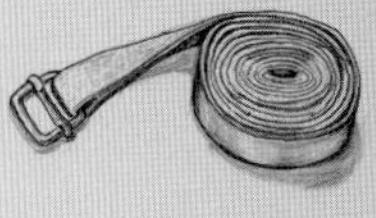

담요

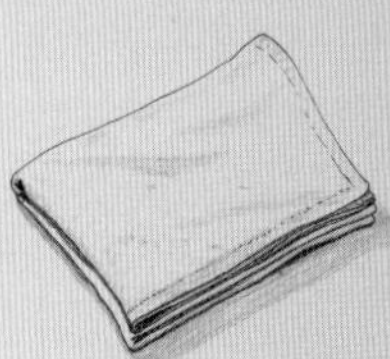

블록

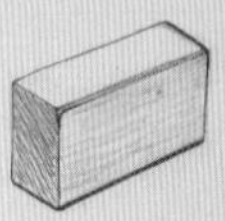

블록(계속)

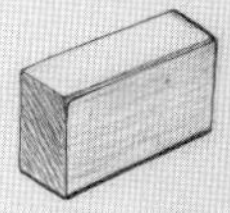

볼스터

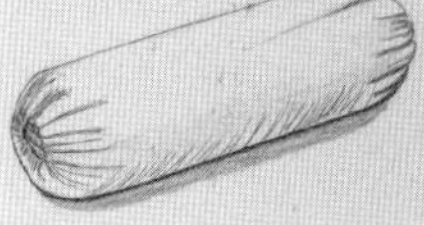

의자

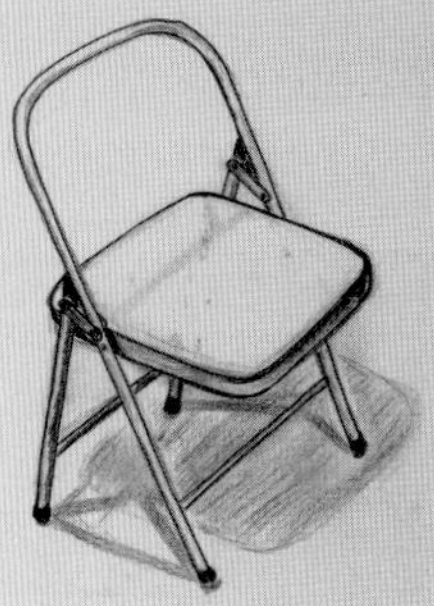

아사나	변형	쪽
비라바드라아사나 I	5–근육의 수고를 줄이기: 앞 허벅지를 의자 위에 얹고서	123
비라바드라아사나 II	3–근육의 수고를 줄이기: 의자 위에 엉덩이를 두고	112
비라바드라아사나 III	1–균형을 배우기: 손으로 지지하며	131
	2–수평적 정렬: 의자로 골반을 받치고	133
아도무카 스바나아사나	3–다리 쪽으로 무게를 이동시키기: 손바닥으로 지탱하며	46
	8–둔부를 민감하게 하기: 발을 올리며	53
	18–팔 안정시키기: 블록이나 뒤집은 의자 위에 팔꿈치를 대고	63
웃띠타 트리코나아사나	19–가슴 회전: 뒤에 있는 의자를 손으로 잡고 105	105
웃타나아사나	3–다리 안정시키기: 의자의 등받이에 기대어	72
	4–종아리 늘이기: 경사진 표면에 서서	73
	5–높은 곳에 서서, 깊게 내리기: 높인 단 위에 서서	74
	7–깊숙이 전굴하기: 등과 다리에 벨트를 두르고	76
타다아사나	9–종아리 늘이기: 경사진 곳에 서기	27
파르스보타나아사나	2–골반 정렬: 의자로 서혜부 앞을 지지하고	145

파트너

아사나	변형	쪽
비라바드라아사나 I	7–가벼움을 경험하기: 보조자들이 서혜부를 들어주기	125
비라바드라아사나 II	5–골반 위로 가슴 정렬하기: 보조자가 뒤에 있는 팔을 잡고	115
비라바드라아사나 III	1–균형을 배우기: 손으로 지지하며	131
아도무카 스바나아사나	4–등을 펴서 올리기: 파트너가 벨트를 가지고 뒤로 당긴다	48
	5–발뒤꿈치를 깊게 내리기: '개자세' 위에 앉기	50
	6–천골 움직이기: '두 마리 개'	51
	7–작용과 반작용: 파트너가 사타구니 뒤쪽을 민다	52
	11–견갑대 확장하기: 파트너가 팔의 회전을 도우며	56
	12–목을 풀어주기: 파트너가 삼두근을 당긴다	57

파트너(계속)

로프

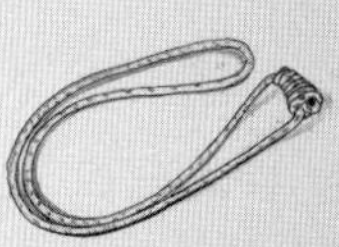

찾아보기 2: 아사나 이름 혹은 특정한 동작 목록

팔과 어깨 동작

발과 다리 동작

손바닥과 손가락 동작

과신전된 무릎 –교정하기

골반과 다리 동작

회복 동작

동작	아사나	쪽
등을 벽에 지탱하기	웃타나아사나	79
머리 지탱하기	아도무카 스바나아사나	66
정수리 지탱하기	웃타나아사나	80
회복의 비라바드라아사나 III	비라바드라아사나 III	141

스트레칭 동작

동작	아사나	쪽
손바닥 지탱하기	아도무카 스바나아사나	46
위로 뻗은 팔로 벽 로프 잡기	웃띠타 트리코나아사나	108
천정 로프로 스트레칭하기	브륵샤아사나	42

몸통과 상체 동작

동작	아사나	쪽
뒤쪽 다리를 안정시키면서 앞쪽 다리의 서혜부 당기기	웃띠타 트리코나아사나	101
등 뒤에서 팔을 잡기	비라바드라아사나 I	129
몸통 양 측면의 길이 유지	웃띠타 트리코나아사나	98
벨트를 팔꿈치 주변에 두르기	비라바드라아사나 I	126
블록 잡기	비라바드라아사나 I	127
앞으로 뻗은 손을 벽에 대기	웃띠타 트리코나아사나	99
앞쪽 다리의 서혜부 당기기	웃띠타 트리코나아사나	100
위로 뻗은 손으로 무게 잡기	웃띠타 트리코나아사나	104
의자 활용하기	웃띠타 트리코나아사나	105
천정 로프 잡기	비라바드라아사나 I	128

측면으로 회전하기

동작	아사나	쪽
뒤로 걸어 자세에 들어가기	비라바드라아사나 I	118

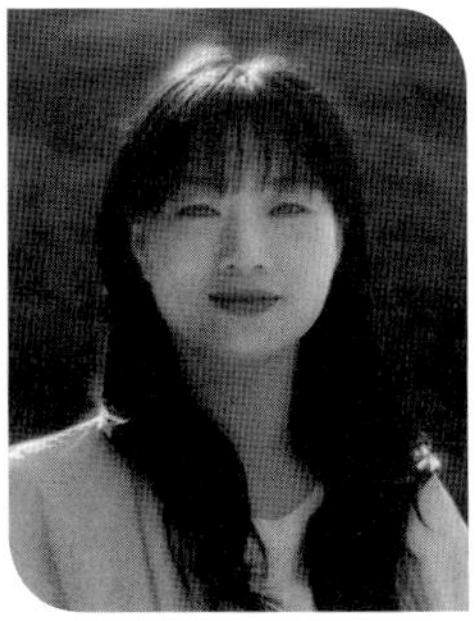

역자 이수진

- (사)한국재활요가협회 회장
- 춘해보건대 요가과 치유요가 외래교수
- 이수진요가스튜디오 운영중
- 이수진요가아카데미 운영중
- 춘해보건대 요가과 졸업
- 원광디지털대 요가 · 명상학과 졸업
- 울산대학교 대학원 체육학 석사(스포츠관리)
- 선문대학교 통합의학대학원 석사(자연치유)
- 선문대학교 일반대학원 박사 과정(통합의학)
- 역서: 『의자 활용 요가』

도구 활용 요가
Volume1 : 서서 하는 아사나

1판 1쇄 펴냄: 2018년 6월 22일

지은이: Eyal Shifroni, Ph. D
옮긴이: 이수진
펴낸이: 권오현
펴낸곳: 대성의학사

출판등록 2009년 6월 22일(제301-2013-095호)
서울특별시 중구 을지로 126-1(을지로3가, 3층)
전화 02)2279-3444 / 팩스 02)2285-0108
Homepage www.medibook.co.kr

값 18,000원

ISBN 978-89-97436-76-7(13690)